150 Jahre
Kohlhammer

Manfred Grohnfeldt (Hrsg.)

Kompendium der akademischen Sprachtherapie und Logopädie

Band 1
Sprachtherapeutische Handlungskompetenzen

Verlag W. Kohlhammer

1. Auflage 2016

Gesamtherstellung: W. Kohlhammer GmbH, Stuttgart

Print:
ISBN 978-3-17-029288-8

E-Book-Formate:
pdf: ISBN 978-3-17-029289-5
epub: ISBN 978-3-17-029290-1
mobi: ISBN 978-3-17-029291-8

Vorwort

Seit gut einem Jahrzehnt hat sich mit der Etablierung der akademischen Sprachtherapie und der fortschreitenden Akademisierung der Logopädie als junge aufstrebende Fachdisziplinen eine vollkommen neue Situation des Sprachheilwesens in Deutschland ergeben. Verbunden damit ist eine weitgehend vergleichbare Form des Studiums und der Ausbildung, die mit den Krankenkassen als Kostenträgern abgestimmt ist und sich von dem traditionellen Studium der Sprachheilpädagogik in den meisten Studienstätten deutlich absetzt.

Das vierbändige »Kompendium der akademischen Sprachtherapie und Logopädie« vermittelt die Grundlagen der in den Prüfungs- und Studienordnungen dargelegten Inhalte. Gleichzeitig ist es ein Abbild der Aufgabenbereiche in der Praxis. Dem Umfang des damit verbundenen Stoffs entsprechend wird eine Aufteilung in folgende Bände vorgenommen:

- Band 1: Sprachtherapeutische Handlungskompetenzen
- Band 2: Interdisziplinäre Grundlagen
- Band 3: Störungsbezogene Kompetenzen Sprachentwicklungsstörungen, Redeflussstörungen, Rhinophonien
- Band 4: Störungsbezogene Kompetenzen Aphasien, Dysarthrien, Sprechapraxie, Dysphagien – Dysphonien

Der vorliegende Band 1 geht auf grundlegende Arbeits- und Forschungsmethoden, Möglichkeiten der fachspezifischen Qualitätssicherung, Diagnostik und Therapiedidaktik sowie Fragen des Beratungs- und Therapeutenverhaltens ein. Damit werden Basisqualifikationen vermittelt, die in den weiteren Bänden im Hinblick auf interdisziplinäre Grundlagen der beteiligten Wissenschaften sowie Kompetenzen im Hinblick auf die einzelnen Störungsbilder und Erscheinungsformen spezifiziert werden.

Übergreifend wird hiermit ein Werk angeboten, das in übersichtlicher Form den aktuellen Stand der sprachtherapeutischen Fachdisziplinen in Deutschland bei einem Blick nach vorne repräsentiert. Soweit möglich wird dabei auf zusätzlich online verfügbare Materialien verwiesen. Das Kompendium ist vom Ansatz her nicht nur für das Studium und die Rezeption theoretischer Grundlagen, sondern durch die informative und kompakte Darstellung auch für die Praxis »vor Ort« gleichermaßen von Interesse.

Zu danken ist den Autorinnen und Autoren des Fachbeirats, die sich dieser anspruchsvollen Aufgabe gestellt haben sowie dem Kohlhammer Verlag und hier insbesondere Herrn Dr. Klaus-Peter Burkarth für die lange und vertrauensvolle Zusammenarbeit, die Grundlage für die Herausgabe dieser Publikation ist. Es bleibt zu wünschen, dass damit ein prospektives Standardwerk für viele Jahre vorgelegt wird.

München, im Juni 2016
Manfred Grohnfeldt

Inhalt

I Einführung

Entstehung und Wandel der Berufsgruppen des Sprachheilwesens in Deutschland

Manfred Grohnfeldt

Einleitung

Das Sprachheilwesen in Deutschland ist durch die Existenz unterschiedlicher Berufsgruppen, die sich zudem in ihren Grundlagen erheblich unterscheiden, bei teilweise je nach Bundesland verschiedenartigen Institutionen und Formen der Ausbildung weltweit einzigartig. Zudem ist es in einer ständigen Veränderung begriffen. Bereits die letzten 20 Jahre haben durch einen erheblichen Ausbau an Logopädenschulen zu einer Schwerpunktverlagerung vom pädagogischen in den klinischen Bereich geführt. Das letzte Jahrzehnt hat durch die Etablierung der akademischen Sprachtherapie als eigenständige Fachrichtung und den zunehmenden Anteil an akademischen Ausbildungsformen der Logopädie in Fachhochschulen diesen Trend verstärkt. Zudem befindet sich die Sprachheilpädagogik, die als traditionelle sonderpädagogische Fachdisziplin lange Zeit dominierend war, durch das neue Aufgabengebiet der Inklusion in einer deutlichen Veränderung, die zu einer Metamorphose und Diversifikation des Selbstverständnisses führen kann. Im Folgenden wird abrissartig aufgezeigt,

- wie es dazu gekommen ist,
- welche Merkmale die aktuelle Situation kennzeichnen und
- mit welchen Perspektiven und Aufgabenstellungen das Fachgebiet in der Zukunft zu rechnen hat.

Übergreifend geht es darum, auf der Basis einer strukturbezogenen Analyse prospektive Aufgabenstellungen für die betroffenen Fachdisziplinen und ihre Kooperation abzuleiten.

1 Vorgeschichte

Die klassischen Fachdisziplinen Sprachheilpädagogik und Logopädie berufen sich beide auf gemeinsame Wurzeln in der Pädagogik und Medizin (Grohnfeldt 2014a, Maihack 2001), die ebenso für die akademische Sprachtherapie gelten. Im Folgenden werden abrissartig wesentliche Weichenstellungen, Bezugspunkte und Entwicklungslinien der drei Fächer aufgezeigt. Genauere Angaben und Details finden sich u. a. bei Grohnfeldt (2014a, 2014b).

1.1 Sprachheilpädagogik

Als wesentlicher Initiator der Sprachheilpädagogik gilt der Gehörlosenpädagoge Albert Gutzmann (1837–1910), der mit seinem

Buch »Das Stottern und seine gründliche Beseitigung durch ein methodisch geordnetes und praktisch erprobtes Verfahren« (Gutzmann 1879) Wegbereiter einer Entwicklung wurde, bei der über die Einrichtung von Sprachheilkursen (ab 1883), Sprachheilklassen (ab 1901) und Sprachheilschulen (ab 1910) ein System pädagogischer Institutionen für sprachbehinderte Kinder und Jugendliche aufgebaut wurde. Das damit verbundene Selbstverständnis einer Verbindung von Unterricht und Therapie überdauerte die Zeit des Nationalsozialismus und wurde nach dem Zweiten Weltkrieg weitergeführt und vertieft. Für den flächendeckenden Ausbau an Sprachheilschulen waren die »Empfehlungen zur Ordnung des Sonderschulwesens« vom 16. März 1972 entscheidend. Die Sprachheilpädagogik hatte sich in den Jahren davor als »eigenständige«, von der Medizin unabhängige Fachdisziplin erklärt (Orthmann 1969) und partizipierte an dieser Grundsatzentscheidung für den Ausbau von Sonderschulen in Deutschland. Eine erhebliche Unterstützung erfolgte dabei durch die »Deutsche Gesellschaft für Sprachheilpädagogik« (dgs).

Die nächsten beiden Jahrzehnte zwischen 1970 und 1990 kann man als Höhepunkt einer Entwicklung ansehen, bei der die Sprachheilpädagogik innerhalb des Sprachheilwesens in Deutschland rein quantitativ und von ihrem pädagogischen Selbstverständnis her eindeutig dominierte. Einen Paradigmenwechsel brachten die »Empfehlungen zur sonderpädagogischen Förderung in Schulen in der Bundesrepublik Deutschland« vom 6. Mai 1994 mit sich, da hier integrative Einrichtungen und behinderungsübergreifende Förderzentren (Lernen, Verhalten, Sprache) favorisiert wurden. In den meisten Bundesländern führte dies zu einem gravierenden Abbau von Sprachheilschulen. Gleichzeitig wandelte sich das Selbstverständnis des Faches, wobei die parallel laufenden Entwicklungen in der Logopädie und akademischen Sprachtherapie ebenso eine Rolle spielten. Diese Entwicklung wurde vertieft und beschleunigt durch den Beschluss der Kultusministerkonferenz »Inklusive Bildung von Kindern und Jugendlichen in Schulen« vom 20.10.2011, der zu neuen Aufgabenstellungen im Kontext mit der Regelschulpädagogik führte, die auf die Standortbestimmung der Sprachheilpädagogik einen erheblichen Einfluss ausübten.

1.2 Logopädie

Die Bezeichnung »Logopädie« wurde zum ersten Mal durch den Wiener Ohrenarzt Emil Fröschels (1885–1972) in seiner Veröffentlichung »Lehrbuch der Sprachheilkunde (Logopädie) für Ärzte, Pädagogen und Studierende« (Fröschels 1913) genannt. Die von ihm auf dem Kongress der »International Association of Logopedics and Phoniatrics« (IALP) 1926 in Wien geforderte eigenständige akademische Ausbildung wurde jedoch nicht weiter verfolgt. Erst 1962 kam es durch die Initiative des Mediziners Hermann Gutzmann jun. (1892–1972), dem Enkel von Albert Gutzmann, zur Gründung der ersten Logopädenschule in Berlin. Ganz anders als von der ursprünglichen Idee Fröschels her gedacht handelte es sich jedoch um eine Ausbildung in Fachschulen als Heilhilfsberuf bei einer deutlichen Abhängigkeit von der Weisungsbefugnis durch einen Mediziner (Phoniater).

1980 wurde das Logopädengesetz verabschiedet, auf dessen Grundlage eine einheitlich geregelte staatliche Ausbildung durch die »Logopädenausbildungs- und Prüfungsordnung« (LogAPro) erfolgte, die die Berufsbezeichnung gesetzlich schützte und die Abrechnung mit den Krankenkassen ermöglichte. Dies war ein Vorteil gegenüber den Sprachheilpädagoginnen/-pädagogen. Andererseits war die Ausbildung auf einem nichtakademischen Fachschulniveau. Bei einer Unterstützung durch den »Deutschen Bundesverband für Logopädie« (dbl) erfolgte ein allmählicher Ausbau an Logopädenschulen, der sich Ende der 1990er Jahre durch die Gründung privater Einrichtungen erheblich steigerte. Heute gibt es 90 Logopädenschulen, von denen über 60 auf privater Basis mit teilweise hohen Gebühren tätig sind. Parallel kam es zu einer erheblichen Schwerpunktverlagerung in den klinischen Bereich. Die Logopädie ist heute (zusammen mit der akademischen Sprachtherapie) quantitativ eindeutig dominierend im öffentlichen Bewusstsein. War sie vor 30 Jahren am Rande erwähnt, so gibt es derzeit – variierend je nach Bundesland – fünfmal so viel Angehörige klinisch tätiger Berufsgruppen im Vergleich zu Sprachheilpädagoginnen.

Gleichzeitig führte das Manko der Fachschulausbildung, die im internationalen Vergleich die totale Ausnahme darstellt, zu einem langdauernden Kampf um Akademisierung. Erfolge verspricht hier die am 26. Mai 2009 im Deutschen Bundestag verabschiedete Modellklausel (Öffnungsklausel), bei der zeitlich befristete Ausbildungskonzepte auf Hochschulniveau im Bereich der Ergotherapie, Logopädie, Hebammenkunde, Pflege und Physiotherapie bis zum Jahr 2017 erprobt werden. Erste wegweisende Entscheidungen sind jetzt gefallen (► Kap. 2).

1.3 Akademische Sprachtherapie

Von einer eigenständigen Fachrichtung der akademischen Sprachtherapie kann man seit dem Jahr 2004 sprechen. Vorausgegangen war die Gründung der »Arbeitsgemeinschaft der freiberuflichen und angestellten Sprachheilpädagogen« (AGFAS) am 23.1.1993 als *unselbständige* Untergliederung der »Deutschen Gesellschaft für Sprachheilpädagogik« (dgs). Wesentlicher Initiator war Volker Maihack (dazu: Grohnfeldt 2015). Gegen erhebliche Widerstände vertrat er die Interessen der »außerschulischen« (der damalige Ausdruck) Sprachheilpädagogen und baute den Verband zielstrebig aus. Am 23.1.1999 erfolgte eine Umbenennung der AGFAS in »Deutscher Bundesverband der Sprachheilpädagogen« (dbs) als *selbständige* Untergliederung der dgs.

Die entscheidende Statusänderung erfolgte am 24.1.2004 durch eine Umbenennung in »Deutscher Bundesverband der akademischen Sprachtherapeuten« (dbs) bei einer Loslösung von der dgs. Gleichzeitig wurden durch den dbs die Interessen der Klinischen Linguisten (BKL), Patholinguisten (vpl) und Klinischen Sprechwissenschaftler (DBKS) vertreten. Dabei wurden durch den dbs in Kooperation mit dem dbl und maßgeblichen Hochschulvertretern die Grundzüge eines einheitlichen universitären Studiums der Sprachtherapie entwickelt, das von den Krankenkassen als Kostenträgern anerkannt wurde. Nachträglich gesehen kann man von einer Geburtsstunde der akademischen Sprachtherapie als klinische Wissenschaft sprechen. Die dabei ablaufenden Ablösungsprozesse von der Sprachheilpädagogik im Kontext der sprachtherapeutischen Berufe verdeutlichen diesen Vorgang (► Abb. 1).

Schon früh zeichnete sich ab, dass die akademische Sprachtherapie mehr Berührungspunkte zur Logopädie als zur Sprachheilpädagogik hat (Grohnfeldt 2004). Heute kooperieren dbs und dbl in gemeinsamen Forschungsprojekten, Kongressen und Fachgesprächen eng miteinander. Die Landschaft des Sprachheilwesens in Deutschland hat sich nicht nur quantitativ zugunsten der klinischen Berufsgruppen, sondern auch strukturell in ihrem Selbstverständnis entscheidend gewandelt.

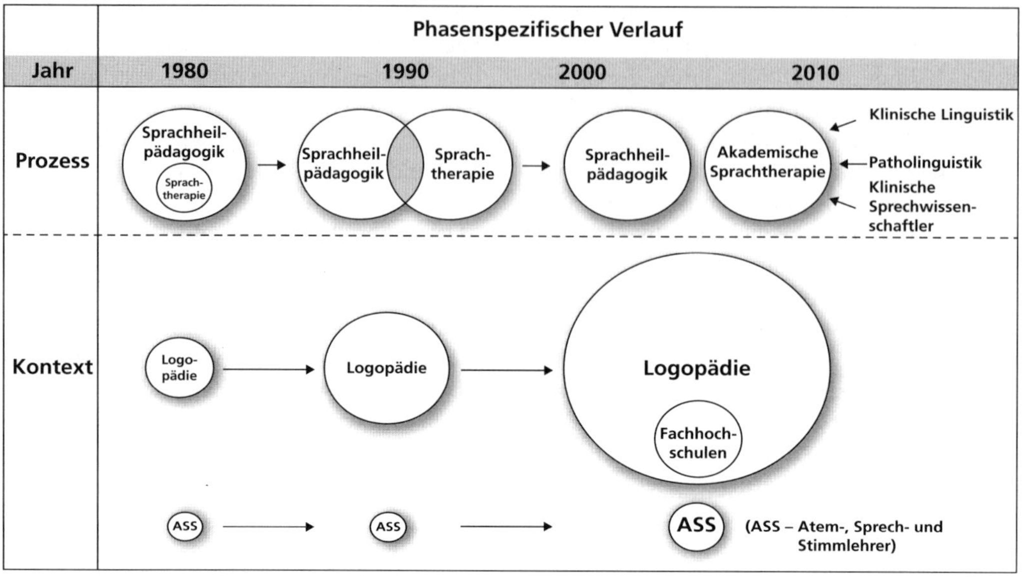

Abb. 1: Entstehungsphasen der Sprachtherapie aus der Sprachheilpädagogik im Kontext der sprachtherapeutischen Berufe (Grohnfeldt 2010, 160)

2 Die aktuelle Situation

So wie für die Sprachheilpädagogik derzeit die Inklusion das beherrschende Thema ist, so ist für die Logopädie und indirekt auch für die akademische Sprachtherapie die Modellklausel (Öffnungsklausel) von entscheidender Bedeutung (► Kap. 1, »Logopädie«). Die am 26. Mai 2009 im Deutschen Bundestag verabschiedete Erprobung für eine Akademisierung der Logopädie sieht einen Vergleich der Ausbildungsqualität in den herkömmlichen Fachschulen für Logopädie im Vergleich zu neuen Studiengängen an Fachhochschulen vor.

Erste Ergebnisse liegen aus Nordrhein-Westfalen vor. Bei einer Evaluation der Modellstudiengänge stellt der wissenschaftliche Fachbeirat fest, dass das Studium an Fachhochschulen zu einem »Kompetenzniveau mit erkennbarem Mehrwert führt« und »die akademische Ausbildung [...] in den Regelbetrieb zu überführen« (Maihack 2015, 234) ist. Damit ist eine grundlegende Weichenstellung in diesem bevölkerungsreichsten Bundesland für die Zukunft vorgenommen worden. Ebenso positiv wurde die wissenschaftliche Evaluation des Studiengangs B. Sc. Logopädie an der medizinischen Fakultät der Friedrich-Alexander-Universität Erlangen-Nürnberg in Kooperation mit der Berufsfachschule für Logopädie Erlangen vollzogen, wobei »die gelungene Verbindung der wissenschaftlichen mit der praktischen Ausbildung« (Krüger & Degenkolb-Weyers 2015, 202) besonders hervorgehoben wurde. Die Entscheidungen in anderen Bundesländern sind abzuwarten. Die Tür zu einer Akademisierung der Logopädie ist jedoch nach jahrzehntelangem Bemühen geöffnet.

Diese Situation ist Ausdruck einer Entwicklung, die sich bereits in den letzten Jahren abzeichnete. Dem extremen Anstieg auf aktuell 90 Logopädenschulen folgte die Einrichtung von 9 Bachelor-/Masterstudiengängen der akademischen Sprachtherapie sowie die Gründung von aktuell 18 Studiengängen für Logopädie an Fachhochschulen, von denen 12 auf privater Trägerschaft betrieben werden (Scharff Rethfeld & Heinzelmann 2013). Dem stehen 14 Universitäten und 2 Pädagogische Hochschulen gegenüber, an denen Sprachheilpädagogik studiert werden kann (► Abb. 2).

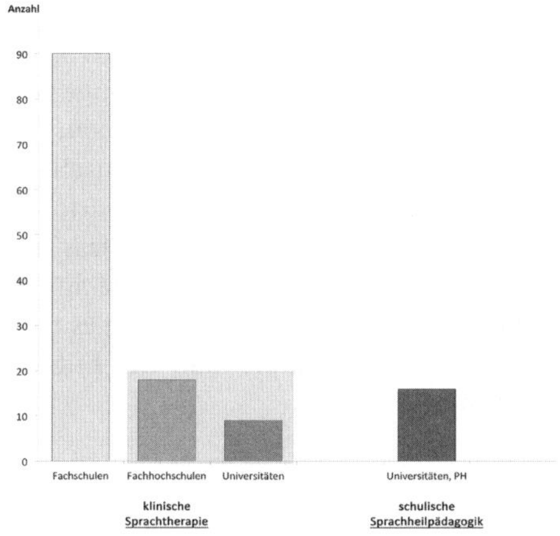

Abb. 2: Ausbildungs- und Studienmöglichkeiten im klinischen und schulischen Bereich (Grohnfeldt 2014c, 78)

Allein die Anzahl der Absolventinnen in den nächsten Jahren lässt erwarten, dass sich die bereits vor über einem Jahrzehnt festgestellte Schwerpunktverlagerung vom pädagogischen in den klinischen Bereich in den nächsten Jahren vertiefen wird. Doch es geht nicht nur um quantitative, sondern auch um qualitative Merkmale der zu erwartenden Entwicklung. Die Verbände der Logopädie (dbl) und akademischen Sprachtherapie (dbs) haben bereits 2002 einen Kooperationsvertrag abgeschlossen, der in letzter Zeit durch gemeinsame Projekte und Initiativen – auch im Hinblick auf die Modellklausel (Öffnungsklausel) – vertieft wurde. Die Zeitschrift »Logos. Die Fachzeitschrift für akademische Sprachtherapie und Logopädie« ist erklärtermaßen Publikationsorgan für beide Berufsgruppen.

Gleichzeitig befindet sich die Sprachheilpädagogik durch das neue Aufgabengebiet der Inklusion in einem erheblichen Strukturwandel. Die KMK-Empfehlungen vom 20.10.2011 haben zu einem erneuten Paradigmenwechsel geführt und die bereits durch die KMK-Empfehlungen vom 6.5.1994 eingeleiteten Veränderungen im institutionellen Bereich und des Selbstverständnisses weiter vertieft und beschleunigt. Die Umsetzung der Empfehlungen verläuft dabei in den einzelnen Bundesländern total unterschiedlich, so dass es zu einer erheblichen Diversifikation kommt. Die Sprachheilpädagogik steht vor der Aufgabe, ihre Identität unter Wahrung bestimmter grundsätzlicher Merkmale neuanpassend zu definieren.

Sieht man sich übergreifend die Stellung der beteiligten Fachdisziplinen des Sprachheilwesens in Deutschland an, so ist eine Einschätzung »zwischen Konkurrenz und Kooperation« (Huber 2013, 30) der pädagogischen und klinischen Berufsgruppen realistisch. Aktuell zu konstatieren ist die Tendenz des Auseinanderdriftens. Es erfolgt keine offene aktive Abgrenzung der Verbände untereinander. Die Gemeinsamkeiten nehmen aber eher ab. Die Anzahl der Fachvertreter/innen sinkt, die sich in beiden Bereichen zu Hause fühlen. Bedenken sollte man jedoch, dass ein Verständnis des Gesamtkontextes die Kenntnis beider Perspektiven voraussetzt. Eins hängt vom anderen ab. So hat ein Erfolg der Modellklausel (Öffnungsklausel) für die Sprachheilpädagogik ebenfalls erhebliche Auswirkungen, auch wenn manche/r Pädagogin/Pädagoge von deren Existenz kaum etwas weiß. Und ebenso wird die für die Sprachheilpädagogik geradezu existenzielle Inklusion auch Auswirkungen auf die Sprachtherapie haben – wahrscheinlich mehr, als viele derzeit vermuten.

3 Perspektiven und Aufgabenstellungen für die Zukunft

Es ist nicht ausgeschlossen, dass im Zusammenhang mit einer weiteren Schwerpunktverlagerung in den klinischen Bereich auch eine Auseinanderentwicklung der Interessen im Bereich der Sprachheilpädagogik und akademischen Sprachtherapie/Logopädie erfolgt. Die aktuelle Aufgabenstellung der Modellklausel (Öffnungsklausel) auf der einen Seite und die Inklusion auf der anderen Seite sind jedoch nur die herausgehobenen Spitzen von Eisbergen. Dahinter liegen komplexe Zusammenhänge, deren Merkmale sich aufeinander beziehen und den klinischen und pädagogischen Bereich miteinander vernetzen. Es besteht die Notwendigkeit, Kontexte zu erkennen, um auf die Vielfalt an Strukturen eingehen zu können, die sich auf das Gesamtsystem auswirken. Eine gemeinsame Aufgabenstellung ist sicher das Zusammenwirken von Sprachheilpädagoginnen und Sprachtherapeutinnen mit Regelschulpädagoginnen im Bereich der Inklusion. Dazu gibt es prospektive Ansätze (Grohnfeldt & Lüdtke 2013), deren Umsetzung je nach den lokalen Bedingungen »vor Ort« erfolgt.

Aktuell ist jedoch eher die Situation einer unverbindlichen Koexistenz zu beobachten. Die Sprachheilpädagogik und die klinischen Berufe haben zwar inhaltlich, durch ihre finanziellen Grundlagen in der Kultusbürokratie bzw. im Krankenkassensystem jedoch formal wenige Bezugspunkte. Dieses Nebeneinander kann in Krisenzeiten oder bei einem regionalen Überangebot zu einer latenten Konkurrenz werden. Ein Aufruf zur Kooperation (Grohnfeldt 2013, 10: »Gemeinsam sind wir stärker«) hängt weniger von theoretischen Konzeptionen, sondern eher von den beteiligten Menschen in den Verbänden und praktischen Einrichtungen ab. Bedenken sollte man, dass man Weichenstellungen für die Zukunft am besten dann vornehmen kann, solange es einem gutgeht. Ansonsten läuft man der Entwicklung hinterher.

Literatur

Beschluss der Kultusministerkonferenz vom 20.10.2011 (KMK): Inklusive Bildung von Kindern und Jugendlichen in Schulen. Verfügbar unter http://www.kmk.org/fielad-min/veroeffentlichungen_Beschluesse/2011/2011_10_20-Inklusive Bildung.pdf.

Empfehlungen zur Ordnung des Sonderschulwesens. Beschlossen von der Ständigen Konferenz der Kultusminister der Länder in der Bundesrepublik Deutschland am 16. März 1972.

Empfehlungen zur sonderpädagogischen Förderung in den Schulen in der Bundesrepublik Deutschland. Beschluß der Kultusministerkonferenz vom 6.5.1994.

Fröschels, E. (1913): Lehrbuch der Sprachheilkunde (Logopädie) für Ärzte, Pädagogen und Studierende. 3., erw. Auflage 1931. Leipzig/Wien: Franz Deuticke.

Grohnfeldt, M. (2004): Merkmale und Veränderungen im Berufsfeld von Sprachheilpädagogik und Logopädie. Die Sprachheilarbeit 49, 141–148.

Grohnfeldt, M. (2010): Sprachheilpädagogik und akademische Sprachtherapie als kooperierende Fachdisziplinen?! Analyse und weiterführende Überlegungen. Vierteljahresschrift für Heilpädagogik und ihre Nachbargebiete (VHN) 79, 158–168.

Grohnfeldt, M. (2013): 100 Jahre Logopädie. Die Logopädie im Kontext der sprachtherapeutischen Berufe in Deutschland. Forum Logopädie 27 (5), 6–11.

Grohnfeldt, M. (2014a): Gemeinsame Wurzeln der beteiligten Fachdisziplinen. In: Grohnfeldt, M. (Hrsg.): Grundwissen der Sprachheilpädagogik und Sprachtherapie (127–134). Stuttgart: Kohlhammer.

Grohnfeldt, M. (2014b): Weichenstellungen und Perspektiven der neueren Geschichte. In: Grohnfeldt, M. (Hrsg.): Grundwissen der Sprachheilpädagogik und Logopädie (134–140). Stuttgart: Kohlhammer.

Grohnfeldt, M. (2014c): Sprachheilpädagogik und Sprachtherapie als komplementäres System. Praxis Sprache 59, 77–82.

Grohnfeldt, M. (2015): Ungeschehene Geschichte der Sprachheilpädagogik, Logopädie und akademischen Sprachtherapie. Praxis Sprache 60, 155–161.

Grohnfeldt, M. & Lüdtke, U. (2013): Sprachtherapie in inklusiven schulischen Kontexten. Logos. Die Fachzeitschrift für akademische Sprachtherapie und Logopädie 21, 117–121.

Gutzmann, A. (1879): Das Stottern und seine gründliche Beseitigung durch ein methodisch geordnetes und praktisch erprobtes Verfahren. Berlin: Staude.

Huber, W. (2013): Akademisierung der Logopädie in Konkurrenz und Kooperation mit akademischer Sprachtherapie. Forum Logopädie 27 (1), 30–33.

Krüger, A. & Degenkolb – Weyers, S. (2015): Wissenschaftliche Evaluation des Studiengangs B. Sc. Logopädie der medizinischen Fakultät der Friedrich – Alexander – Universität Erlangen – Nürnberg (FAU) in Kooperation mit der Berufsfachschule für Logopädie Erlangen. Logos. Die Fachzeitschrift für akademische Sprachtherapie und Logopädie 23, 202.

Maihack, V. (2001): Sprachheilpädagogik und Sprachtherapie. Zur historischen Entwicklung klinisch therapeutischer Handlungsfelder von Sprachheilpädagogen unter besonderer Berücksichtigung der Zeit von 1945 bis 1990. Unveröffentlichte Dissertation: Universität Dortmund.

Maihack, V. (2015): Evaluation der Modellstudiengänge: Studieren lohnt sich! Logos. Die Fachzeitschrift für akademische Sprachtherapie und Logopädie 23, 234.

Orthmann, W. (1969). Die Eigenständigkeit der Sprachheilpädagogik. In: Deutsche Gesellschaft für Sprachheilpädagogik e. V. (dgs) (Hrsg.): Die Eigenständigkeit der Sprachheilpädagogik (13–26). Hamburg: Wartenberg & Söhne.

Scharff Rethfeld, W. & Heinzelmann, B. (2013): Vergleich europäischer Standards und der deutschen Ausbildungssituation zur Primärqualifikation. Forum Logopädie 27 (1), 22–24.

II Wissenschaftliche Arbeits- und Forschungsmethoden

Wissenschaftstheoretische Grundlagen

Manfred Grohnfeldt

Einleitung

Wissenschaftstheorie ist eine Teildisziplin der Philosophie. Dementsprechend weit zurück lassen sich auch aktuelle Diskussionen in ihren Anfängen und Grundlagen zurückverfolgen, wobei ein wissenschaftstheoretischer Diskurs im engeren Sinne als Metatheorie vor allem seit Mitte des 20. Jahrhunderts geführt wird. Übergreifend geht es dabei um *Methoden, Ziele und Kernfragen zur Erkenntnisgewinnung.*

Die damit verbundenen Gedankengänge sind außerordentlich vielfältig und kontrovers. Dabei erfolgt eine unterschiedliche Bezugnahme auf bestimmte Paradigmen, d. h. grundlegende Vorstellungen der Welt und ihres Funktionszusammenhangs. Im Folgenden soll ein Ausschnitt aus den damit verbundenen Gedankengängen im Hinblick auf ihre Bedeutung für die Sprachheilpädagogik, akademische Sprachtherapie und Logopädie thematisiert werden. Dazu erfolgt ein

- Abriss zu unterschiedlichen Richtungen in der Philosophie (▸ Kap. 1),
- eine Diskussion zur Bedeutung von Menschenbildern (▸ Kap. 2) sowie
- eine Analyse zum unterschiedlichen Selbstverständnis der Fachdisziplinen des Sprachheilwesens in Deutschland (▸ Kap. 3).

Übergreifend werden Grundlagen und Querverbindungen zu den nachfolgenden Artikeln, insbesondere zur Forschungsmethodologie (Stadie) sowie zur Qualitätssicherung (Beushausen, Kohler, Hartmann) aufgezeigt. Die übrigen Kapitel sind indirekt davon betroffen.

1 Grundlegende Richtungen

Mit Fragen der Philosophie und wissenschaftstheoretischen Verortung im weiteren Sinne beschäftigt sich der Mensch spätestens seit der Antike und damit seit über 2500 Jahren. Dabei ist eine Vielzahl an Richtungen zu konstatieren, wobei man zusätzlich bedenken muss, dass viele der historischen Denker gar nicht überliefert oder ihre Werke verlorengegangen sind – man denke an den legendären Brand und die Zerstörung der berühmten Bibliothek in Alexandria zur Zeit des Altertums. Einige Fragen durchziehen die Jahrhunderte, wobei in der Sprache der jeweiligen Epoche neue Antworten gefunden werden, die sich jedoch in ihrem Wesen ähneln.

Im Folgenden wird eine Auswahl an philosophischen Grundrichtungen im Hinblick auf fundamentale Sichtweisen vorgenommen, die sich im historischen Verlauf als bedeutsam erwiesen haben. Sollten Filme dazu verfügbar sein, so sind die Angaben dazu in Klammern hinzugefügt.

1.1 Antike

Innerhalb der umfangreichen griechischen Philosophie soll hier auf unterschiedliche Aussagen zum Verhältnis von *Teil und Ganzem* eingegangen werden. Nach Ansicht der Atomisten, zu denen vor allem *Demokrit* (ca. 460–370 v. Chr.) gehörte,[1] besteht der Kosmos aus unteilbaren Atomen, die sich zudem in ständiger Bewegung befinden. Diese Theorie ist erstaunlich modern und wird auch heute vertreten (z. B. beim Gesetz von der Erhaltung der Energie). Gegen diese Vorstellung wendete sich u. a. *Aristoteles* (384–322 v. Chr.). Er gilt – neben *Sokrates* (470–399 v. Chr.) und *Platon* (427–347 v. Chr.) – als einer der bedeutendsten Philosophen der Antike und wurde durch seine Lehren zur Logik, nikomachischen Ethik, Metaphysik und wissenschaftlichen Methodik bekannt.[2] An dieser Stelle soll er durch den ihm zugesprochenen Ausspruch »Das Ganze ist mehr als die Summe seiner Teile« genannt werden, der in der Ganzheits- und Gestaltpsychologie des 19. Jahrhunderts aufgenommen und weitergeführt wurde.

Es ist zu fragen, inwieweit derartige Gedankengänge für das heutige Verständnis der Welt bedeutsam sind. Dabei zeigt sich, dass damit existenzielle Fragestellungen des menschlichen Seins angesprochen sind, die sich einerseits auf eine immer dezidiertere Analyse von Einzelteilen und andererseits auf das Erkennen sinnhafter Zusammenhänge von Strukturen und eines komplexen Ganzen richten. Es kommt darauf an, was man wissen möchte.

1.2 Renaissance und Aufklärung

Nachdem im Mittelalter schwerpunktmäßig Fragen des Glaubens aus theologischer Sicht reflektiert wurden, erfolgte im Zeitalter der Renaissance eine Rückbesinnung auf die Antike. Zunehmend gewannen Fragen des Empirismus an Bedeutung, indem wissenschaftliches Denken als logisches, aus der Erkenntnis gewonnenes Denken und im Experiment überprüfbares Wissen verstanden wurde. Vertreter dieser Richtung mit unterschiedlicher Schwerpunktsetzung waren u. a. *Francis Bacon* (1561–1626; »Wissen ist Macht«)[3], *René Descartes* (1596–1650; »Cogito, ergo sum« – »Ich denke, also bin ich«)[4] als Vertreter des Rationalismus, *John Locke* (1632–1704; »tabula rasa« – Der Geist ist ein unbeschriebenes Blatt«)[5] und *David Hume* (1711–1776)[6] als Vertreter eines erfahrungswissenschaftlichen Ansatzes.

Von den Philosophen des 18. Jahrhunderts soll hier vor allem auf *Immanuel Kant* (1724–1804; Kategorischer Imperativ: »Handle stets so, dass die Maxime

1 https://www.youtube.com/watch?v=TTGV7Hyinzc; https://www.youtube.com/watch?v=FGq2XFZgMcw

2 https://www.youtube.com/watch?v=9VfgS92ycF8; https://www.youtube.com/watch?v=NoxNWYtvhH8

3 https://www.youtube.com/watch?v=2eOQm9yZN3c

4 https://www.youtube.com/watch?v=Dyp21KGleRc; https://www.youtube.com/watch?v=f2OeZ8Z32VM

5 https://www.youtube.com/watch?v=M-7oQ1m7X-M; https://www.youtube.com/watch?v=uFqbwIzyvRM

6 https://www.youtube.com/watch?v=8ZQKqxdC2fA

deines Willens jederzeit zugleich als Prinzip einer allgemeinen Gesetzgebung gelten könne«)[7] mit seinem entscheidenden Einfluss auf das Verständnis von Ethik verwiesen werden.

Es versteht sich, dass die genannten Philosophen und Richtungen eine Auswahl darstellen. Der Einfluss des Empirismus und Rationalismus auf das heutige Verständnis von Forschung und Wissenschaft ist aber unmittelbar einsichtig, ebenso wie die Notwendigkeit von Ethik in der Forschung erkannt wird und durch Ethik-Kommissionen eingehalten werden soll (Grohnfeldt et al. 2016).

1.3 19. und 20. Jahrhundert

In den letzten 200 Jahren gab es eine Vielzahl an bedeutenden Philosophen, die sich verschiedenartigen Richtungen wie dem Idealismus, Materialismus, Existentialismus und der Postmoderne zuordnen lassen. Auf die dabei vertretenden Meinungen kann und soll hier nicht eingegangen werden. Im Hinblick auf das unterschiedliche Wissenschaftsverständnis der Berufsgruppen des Sprachheilwesens in Deutschland im Wandel der Zeit (► Kap. 2) erfolgt hier eine Nennung der Hermeneutik sowie des Positivismus und Kritischen Rationalismus.

Die *Hermeneutik* als Lehre vom Verstehen beschäftigt sich mit der Auslegung und Deutung von Schriften. Wesentliche Vertreter waren z. B. *Wilhelm Diltey* (1833–1911)[8] und *Hans-Georg Gadamer* (1900–2002).[9] Der Einfluss auf die Sozialwissenschaften und die Pädagogik in ihrer Phase bis ca. 1970 (Brezinka 1971) ist erheblich.

Der *Positivismus* lässt sich letztlich bis zu *Auguste Comte* (1798–1857)[10] zurückverfolgen. Die wesentliche Grundannahme besteht darin, dass wissenschaftliches Forschen durch die Aufstellung von Hypothesen erfolgt, die im Hinblick auf eine *Verifikation* zu überprüfen sind. Die meisten Forschungsarbeiten heute basieren auf diesem Grundverständnis wissenschaftlichen Arbeitens. Davon setzt sich die Richtung des *Kritischen Rationalismus* mit ihrem bedeutenden Vertreter *Karl Popper* (1902–1994)[11] ab, bei der betont wird, dass eine Verifikation im Sinne eines endgültigen Beweises letztlich unmöglich ist. Stattdessen wird auf das Prinzip der *Falsifikation* verwiesen, d. h. den Nachweis durch Widerlegung in Form eines Gegenbelegs (Bsp.: Die Vermutung »Alle Schwäne sind weiß« wird durch die Existenz eines schwarzen Schwans widerlegt.).

Die hier nur kurz genannten Richtungen haben einen erheblichen Einfluss auf das heutige Verständnis von Philosophie und Wissenschaftstheorie. Von wesentlicher Bedeutung ist dabei, inwieweit sich verschiedene Paradigmen, d. h. grundsätzlich angenommene Vorstellungen miteinander verknüpfen lassen oder im Sinne eines Axioms einmalig sind. Die Gedankengänge zur »Struktur wissenschaftlicher Revolutionen« (Kuhn 1979) und zur Paradigmenverknüpfung von *Thomas Kuhn* (1922–1996)[12] sind hier wegweisend. Ebenso ist zu fragen, ob eine »Wahrheit« bzw. »Überprüfbarkeit« überhaupt möglich ist oder nur innerhalb bestimmter Denkstile Gültigkeit hat. Die

---

7 https://www.youtube.com/watch?v=eQ2t5h6dYxs; https://www.youtube.com/watch?v=Z8b4sCTrzkE

8 https://www.youtube.com/watch?v=l4Rw8slu284

9 https://www.youtube.com/watch?v=FSTXlbLc6Rk

10 https://www.youtube.com/watch?v=ofmnGmI115E

11 https://www.youtube.com/watch?v=SuQwtZax4OE; https://www.youtube.com/watch?v=ZO2az5Eb3H0; https://www.youtube.com/watch?v=W7EnHg4RIfg

12 https://www.youtube.com/watch?v=-o_C8WQSCmI

lapidare Antwort »Anything goes« von *Paul Feyerabend* (1924–1994; Feyerabend 1984)[13] drückt das Verständnis einer postmodernen Epoche aus.

Weitere Details zu den einzelnen Richtungen und Modellvorstellungen finden sich in den genannten (Stand: 25.05.2016) sowie jeweils aktuellen Internetquellen.

2 Die Bedeutung von Menschenbildern

Menschenbilder stehen in enger Verbindung mit den genannten philosophischen und wissenschaftstheoretischen Grundlagen, sind aber anwendungsbezogener und umfassen die Handlungsebene.

> »Menschenbilder sind grundlegende Vorstellungen vom Wesen des Menschen, die zu einer umfassenden Überzeugung im Hinblick auf fundamentale Prinzipien des Menschseins führen. Da der Mensch Teil der Welt ist, sind Menschenbilder auch Merkmal übergreifender Weltbilder. Für den Einzelnen erlangen sie eine hohe subjektive Gültigkeit, obwohl es keine objektiven Beweise im Sinne eines ›richtig‹ oder ›falsch‹ geben kann. Sie führen zu grundsätzlichen Werthaltungen und Einstellungen, die nur noch selten kritisch hinterfragt werden.« (Grohnfeldt 2014b, 49 f.)

Menschenbilder haben dadurch einen geradezu prägenden Einfluss auf das Leben und werden zur Grundlage für persönliche Einstellungen und Handlungsweisen. Dies gilt zunächst einmal für den einzelnen Menschen, wobei sich ein Gefühl der Vertrautheit ergibt, wenn man mit seinem Kommunikationspartner in wesentlichen Einstellungen übereinstimmt. Es gilt aber auch für ganze Fachdisziplinen, was sich dadurch erklären lässt, dass die damit verbundenen Berufsgruppen ja letztlich aus einer Vielzahl von Individuen bestehen, die aus ähnlichen Motivationen den Beruf erwählt haben und in ihm sozialisiert werden.

Natürlich können dabei fundamentale Spannungsverhältnisse wie die bei einer Bezugnahme auf ein mechanistisches versus ganzheitliches Menschenbild auftreten, was häufig in Übergangsphasen der Fall ist. Dies lässt sich für das Selbstverständnis der Sprachheilpädagogik aufzeigen (Grohnfeldt 1987), wobei das nicht nur von akademischem Interesse ist, sondern auch die Ebene des praktischen Handelns umfasst. Die heutige Art der Sprachtherapie ist eine andere als die vor 30 bis 40 Jahren. Während damals übungstheoretische Arten des Vorgehens im Vordergrund standen, werden heute anwendungsbezogene Formen unter Einbezug eines »In-vivo-Trainings« und pragmatischer Aspekte bevorzugt. So ist auch die in Tabelle 1 abgebildete Darstellung von Subjektmodellen in einem epochalen Rahmen zu sehen.

Zudem ist zu beachten, dass es sich wie bei jeder Unterteilung um idealtypische Abgrenzungen handelt, die zudem einer ständigen Weiterentwicklung unterliegen. Weiterhin gibt es Mischformen im Sinne einer Paradigmenverknüpfung (► Kap. 1; Kuhn 1979).

13 https://www.youtube.com/watch?v=nyhLK75AC1A; https://www.youtube.com/watch?v=sE1mkIb1nmU

Tab. 1: Subjektmodelle im Vergleich (Grohnfeldt & Ritterfeld 2005, 38)

Modell	Charakteristik	Therapeut-Klient-Beziehung	Therapeutische Ansätze (Beispiele)
Medizinisches Modell	Körperliches Wachstum/Reifung	Therapeut gibt Ziel und Mittel vor; Pathologisierung des Patienten	Üben gestörter Funktionen bzw. Kompensation
Triebmodell	Psychische Kräfte wirken im Unterbewussten und sind die motivationale Grundlage jeglicher psychischer und physischer Aktivität	Therapeut ist Deuter und Führer; Klient begibt sich möglichst unkontrolliert in die Hände des Therapeuten, um auch Unbewusstes zutage treten zu lassen	Tiefenpsychologie: Psychoanalyse (Freud); Individualpsychologie (Adler); Analytische Psychologie (Jung); Bioenergetik (Lowen); Transaktionsanalyse (Berne)
Maschinenmodell	Mensch reagiert auf seine Umwelt mit Reflex, Automatismus, Informationsverarbeitung; Umwelt determiniert damit Erfahrungen und Lernen	Therapeut gestaltet Umweltbedingungen, die Umlernen oder Entwicklung ermöglichen sollen; Klient bleibt passiv in der Wahl dieser Umweltbedingungen, wird jedoch aktiv in seiner Auseinandersetzung mit ihnen gefordert	Verhaltenstherapie: lerntheoretisch fundiert (Wolpe Jacobson); kognitiv (Ellis); problemlösend (Bartling)
Handlungsmodell	Mensch ist rational, intentional und übernimmt Verantwortung für seine Entwicklung und für sein Handeln; Gedanke der Ganzheitlichkeit	Therapeut überlässt dem Klienten Entwicklungsziel und -mittel; vertraut auf dessen Selbstheilungskräfte in einem herrschaftsfreien und unideologischen Dialog, in dem der Klient sich selbst reflektiert	Humanistische Ansätze: Gestalttherapie (Perls); Gesprächspsychotherapie (Rogers)
Systemmodell	Mensch ist Teil eines Systems, beeinflusst durch jede Aktivität; das System wird aber auch durch jede Aktivität eines anderen Systemteils beeinflusst	Therapeut regt zur Reflexion der Familiendynamik an und versucht dadurch Familienmitglieder anzuregen, sich neu zu positionieren und damit die gesamte Systemdynamik aufzubrechen	Familientherapie (Stierlin; Whitaker, Papp, Satir, Minuchin; Bateson, Erickson, Watzlawick)

Ebenso sind Subjektmodelle durch epochale Sichtweisen beeinflusst. Man denke an die Entdeckung der Psychoanalyse durch Siegmund Freud zur Zeit des späten 19. Jahrhunderts unter den Bedingungen des Wiener Bürgertums. Und letztlich haben »neue« Modellbildungen fast immer Vorläufer, die sich weit zurückverfolgen lassen. So hat das heute präferierte Systemmodell Grundlagen in der Ganzheits- und Gestaltpsychologie, deren Grundannahmen sich bereits bei Aristoteles (► Kap. 1) finden lassen.

Zu fragen ist, welche Auswirkungen Menschenbilder nicht nur auf unser persönliches Handeln, sondern auch auf Vorgehen bei beruflichen Aufgabenstellungen haben. Hier zeigt es sich, dass Menschenbilder erhebliche Auswirkungen in der Sprachheilpädagogik und Sprachtherapie auf die Einschätzung unterschiedlicher Erscheinungsformen und Störungsbilder, die Art des diagnostischen und therapeutischen Vorgehens sowie letztlich der Institutionalisierung in sonderpädagogischen Organisationsformen, inklusiven oder klinischen Einrichtungen haben.

3 Auswirkungen auf das Selbstverständnis

Bezieht man die Überlegungen zu den wissenschaftstheoretischen Grundlagen sowie zu den unterschiedlichen Menschenbildern aufeinander, so lassen sich spezifische Auswirkungen auf die Forschungsmethodik, die Interdisziplinarität der Fachdisziplinen im Sprachheilwesen Deutschlands sowie das Selbstverständnis der Sprachheilpädagogik, akademischen Sprachtherapie und Logopädie aufzeigen.

3.1 Forschungsmethodik

Grundsätzlich wird zwischen einem *qualitativen* Vorgehen, das sich vorwiegend auf problemzentrierte und narrative Interviews, Gruppendiskussionen und Formen der teilnehmenden Beobachtung stützt (Mayring 2002), und einem *quantitativen* Vorgehen unterschieden, bei dem Formen der empirischen Sozialforschung angewendet werden. Der Zusammenhang mit Grundlagen der Hermeneutik und Ganzheit auf der einen Seite sowie des Empirismus und Positivismus auf der anderen Seite ist offensichtlich.

Zu fragen ist, welche Art des Vorgehen zu bevorzugen ist. Die lapidare Antwort ist erneut: Es kommt darauf an, was man wissen möchte. Bei Einzelfallstudien steht sicher die Deutung eines individuellen Beziehungsgefüges im Vordergrund. Zudem wäre es ein Kardinalfehler, aus Mittelwertvergleichen auf den Einzelnen schließen zu wollen. Bei Umfragen dagegen sind eine Mindestzahl an Probanden, die Repräsentativität der Stichprobe, die Parallelisierung zu einer Kontrollgruppe sowie eine statistische Auswertung sicherzustellen. Beide Arten des Vorgehens haben zunächst nichts miteinander zu tun. Es ist aber sicher, dass durch eine Verbindung eines quantitativen und qualitativen Ansatzes die Aussagekraft einer Studie steigt.

3.2 Die Interdisziplinarität des Fachgebietes

Sowohl die Sprachheilpädagogik als auch die akademische Sprachtherapie/Logopädie (Grohnfeldt 2012) sind Integrationswissenschaften, d.h. für das praktische Handeln sind Kenntnisse aus der Medizin, Pädagogik, Linguistik und Psychologie erforderlich. Dementsprechend ergibt sich die Notwendigkeit einer interdisziplinären Zusammenarbeit, die auch in der theoretischen Positionierung der Fachdisziplinen ihren Ausdruck findet. Sowohl ein historischer Rückblick (► Grohnfeldt in diesem Buch: »Entstehung und Wandel der Berufsgruppen des Sprachheilwesens in Deutschland«) als auch ein Vergleich der curricularen Anteile an den Studieninhalten zeigt, dass hier ganz unterschiedliche Schwerpunkte gesetzt werden. Bei der Sprachheilpädagogik (► Abb. 1) liegt der Schwerpunkt im Bereich des Unterrichts.

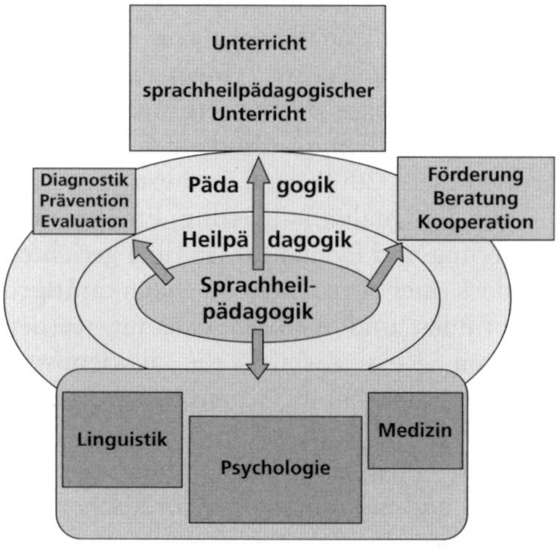

Abb. 1: Proportionen der Ausbildungsanteile und Aufgabenbereiche in der Sprachheilpädagogik (Grohnfeldt 2014a, 79)

Therapeutische Anteile sind zumindest bei den heutigen Studiengängen kaum noch vorhanden. Von den beteiligten Wissenschaften sind die Medizin und Psychologie im Vordergrund, die Linguistik hat eine Zulieferfunktion, die Medizin ist geradezu marginal. Bei der akademischen Sprachtherapie (► Abb. 2) fehlt die Unterrichtsqualifikation völlig und wird auch gar nicht angestrebt.

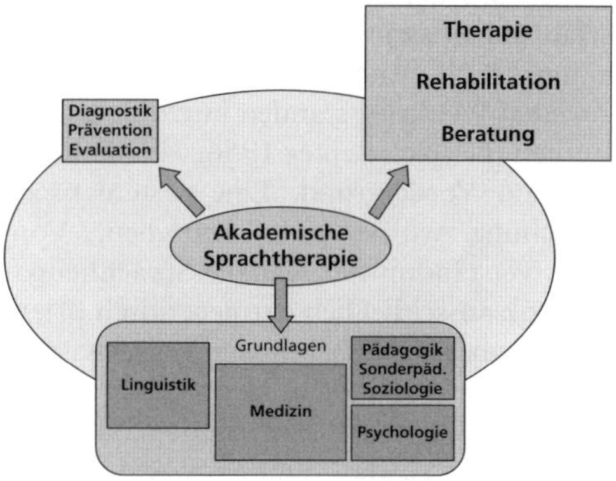

Abb. 2: Proportionen der Ausbildungsinhalte und Aufgabengebiete in der akademischen Sprachtherapie (Grohnfeldt 2014a, 79)

Stattdessen werden Inhalte zur Therapie bei Sprach-, Sprech-, Rede-, Stimm- und Schluckstörungen ausführlich in Theorie und Praxis vermittelt. Die Bezugnahme auf die Medizin ist eindeutig. Es folgen linguistische Anteile. Die Psychologie und Pädagogik stehen mit weitem Abstand im Hintergrund.

Es deutet sich an, dass damit unterschiedliche Formen der wissenschaftstheoretischen Bezugnahme verbunden sind. Dies müsste im Selbstverständnis, in der vorherrschenden Art des Forschungsdesigns, aber letztlich auch im praktischen Vorgehen innerhalb der beteiligten Berufsgruppen seinen Ausdruck finden.

3.3 Unterschiede im Selbstverständnis von Therapeuten und Pädagogen

Die Sprachheilpädagogik war in ihren Anfängen aus der Praxis erwachsen und eher erfahrungswissenschaftlich orientiert (Gutzmann 1879). Auch in der Zeit nach dem Zweiten Weltkrieg standen kurze Einzelfallstudien (Beispiel: Reuter 1956: »Ein Fall von …«) im Vordergrund. Eine systematische Forschung wurde nicht betrieben. Vom Selbstverständnis her war die Sprachheilpädagogik ausschließlich hermeneutisch orientiert, wobei sich Phasen der geisteswissenschaftlichen Pädagogik, des kritischen Rationalismus und der empirischen Bildungsforschung sowie einer wertgeleiteten Integrations- und Handlungswissenschaft (Grohnfeldt 1989, 26) aufzeigen lassen. Die heutige Situation ist durch zahlreiche empirische Forschungsaktivitäten gekennzeichnet, die sich aktuell auf Themenbereiche im Rahmen aktueller Aufgabenstellungen zur Inklusion beziehen (z. B. Mahlau 2015, Glück 2015, Spreer & Sallat 2015, Theisel 2015). Als ein Wegbereiter auf dem Gebiet der Evaluationsstudien innerhalb der Sprachheilpädagogik sollen die Evaluationsstudien von Motsch zur Kontextoptimierung (z. B. 2002) sowie in neuerer Zeit zur Therapie bei lexikalischen Störungen (z. B. Motsch & Ulrich 2012) genannt werden. Am Rande sei vermerkt, dass Hans-Joachim Motsch als Lehrstuhlinhaber für Sprachheilpädagogik sein Studium und seine Karriere an der Universität Fribourg (Schweiz) begann. Es ist symptomatisch, dass ein empirischer Forschungsaspekt eher von außen an die Sprachheilpädagogik herangetragen wurde und nicht aus der typischen Sozialisation von Sprachheillehrern erwuchs.

Dies ist bei der akademischen Sprachtherapie ganz anders. Sie entstand als Fachdisziplin nach einem Vorlauf von ca. zehn Jahren formal erst im Jahre 2004 (siehe Grohnfeldt in diesem Band: »Entstehung und Wandel der Berufsgruppen des Sprachheilwesens in Deutschland«). Nachdem sie sich in der Vorbereitungsphase ab 1994 innerhalb der »Deutschen Gesellschaft für Sprachheilpädagogik e. V. (dgs)« noch pädagogisch orientierte, wobei immer ein Spagat mit der Anerkennung als Leistungsträger bei den Krankenkassen auftrat (Pädagogische Arten des Vorgehens fallen nicht in den Leistungsbereich der Krankenkassen und werden nicht bezahlt …), ist heute die Vorherrschaft der Medizin im interdisziplinären Kontext durch die Orientierung an den Krankenkassenvorgaben bei der Konzeption der neuen Bachelor- und Masterstudiengänge für Sprachtherapie gegeben. Und so ist es kein Zufall, dass von vornherein Evaluationsstudien mit einem empirischen Forschungsdesign im Vordergrund standen. Von den jährlich stattfindenden dbs-Kongressen seit 2000 sind nahezu alle auf Fragen der Qualitätssicherung, Effektivitätssteigerung und Evaluationsstudien gerichtet, so dass hier Dutzende an hochkarätigen Autorinnen und Autoren genannt werden könnten. Kein Zweifel, die akademische Sprachtherapie hat im Gegensatz zur Sprachheilpädagogik (auch aus historischen Gründen) ein empirisches Verständnis von Forschung und wissenschaftstheoretischer Bezugnahme.

Die Logopädie in Deutschland ist aufgrund ihrer historischen Wurzeln (Fröschels 1913) und der Gründung der ersten Logopädenschule in Berlin durch den Mediziner Herrmann Gutzmann jun. eindeutig medizinisch orientiert. Vom Status her ist sie bis heute ein Heilhilfsberuf mit deutlichen Abhängigkeiten von der Phoniatrie, aber auch von den Krankenkassen. »Bezahlt wird nur, was wirkt«, sagte die ehemalige Präsidentin des »Deutschen Bundesverbandes für Logopädie (dbl)« (Rausch 2009, 74). Damit ist ein heilsamer Zwang zur Evaluation und Effektivitätsnachweisen gegeben, dem Sprachheillehrer durch ihren ganz anderen Finanzierungsträger der Kultusbürokratie in der Regel nicht unterliegen. Für die heutigen immer mehr akademisch ausgebildeten Logopädinnen an Fachhochschulen ist der Nachweis der Effektivität ihres Handelns geradezu selbstverständlich. Das 4. gemeinsame Symposium von dbs und dbl am 14.3.2015 in Berlin zum Thema »Forschungsvielfalt in der Sprachtherapie/Logopädie« unter besonderer Berücksichtigung der Evaluation in der Sprachtherapie ist dafür ein deutliches Zeichen.

4 Epilog

Es ist deutlich geworden, dass es in den letzten 2500 Jahren nicht nur ganz unterschiedliche wissenschaftstheoretische Bezugnahmen und Menschenbilder gegeben hat, sondern sich diese auch im Selbstverständnis der Sprachheilpädagogik, akademischen Sprachtherapie und Logopädie aufzeigen lassen. Erneut ist vor einer Beurteilung im Sinne eines »richtig« oder »falsch« zu warnen. Zudem kann sich vieles im Laufe der Geschichte in der Einschätzung der jeweiligen Epoche ändern.

Und was heißt »Erfolg« in der Sprachtherapie!? Manches lässt sich in einer noch so gut randomisierten Studie mit »Goldstandard« nicht messen und bleibt für den Einzelnen nur wenig aussagekräftig. Manches bleibt in einer Fallstudie auf den Einzelnen begrenzt und ist nicht verallgemeinerbar. Bei jeglichem Diskurs ist eine gewisse Toleranz notwendig. Zudem lassen sich wissenschaftstheoretische Positionen und Menschenbilder nicht so eindeutig einer bestimmten Berufsgruppe zuordnen, wie dies aufgrund des Selbstverständnisses von bestimmten Fachdisziplinen vielleicht erwartet wird. Letztlich ist es immer der einzelne Mensch mit seiner jeweiligen grundsätzlichen Ansicht zu den Fragen des Lebens – zuweilen ganz unabhängig von seiner Profession.

Literatur

Brezinka, W. (1971): Von der Pädagogik zur Erziehungswissenschaft. Weinheim und Basel: Beltz.

Feyerabend, P. (1984): Wissenschaft als Kunst. Frankfurt a. M.: edition suhrkamp.

Fröschels, E. (1913): Lehrbuch der Sprachheilkunde (Logopädie) für Ärzte, Pädagogen und Studierende. 3., erw. Aufl. 1931. Leipzig/Wien: Franz Deuticke.

Grohnfeldt, M. (1987): Menschenbilder in der Sprachbehindertenpädagogik. Situationsanalyse und Perspektiven zur Weiterentwicklung unter besonderer Berücksichtigung der Sprachtherapie. Die Sprachheilarbeit 32, 1–9.

Grohnfeldt, M. (1989): Merkmale der pädagogischen Sprachtherapie. In: Grohnfeldt, M. (Hrsg.): Grundlagen der Sprachtherapie. Handbuch der Sprachtherapie. Band 1 (13–31). Berlin: Volker Spiess.

Grohnfeldt, M. (2012): Grundlagen der Sprachtherapie und Logopädie. München: Ernst Reinhardt.

Grohnfeldt, M. (2014a): Sprachheilpädagogik und Sprachtherapie als komplementäres System. Praxis Sprache 59, 77–82.

Grohnfeldt, M. (2014b): Zur Bedeutung von Menschenbildern – Unterschiede in der Sprachheilpädagogik und Sprachtherapie? In: Grohnfeldt, M. (Hrsg.): Grundwissen der Sprachheilpädagogik und Sprachtherapie (49–54). Stuttgart: Kohlhammer.

Grohnfeldt, M. & Ritterfeld, U. (2005): Grundlagen der Sprachheilpädagogik und Logopädie. In: Grohnfeldt, M. (Hrsg.): Lehrbuch der Sprachheilpädagogik und Logopädie. Band 1: Selbstverständnis und theoretische Grundlagen. 2., veränd. Aufl. (15–46). Stuttgart: Kohlhammer.

Grohnfeldt, M., Domahs, F., Cholin, J., Heim, S, Höll, J. & Neumann, S. (2016): Die dbs – Ethikkommission. Logos. Die Fachzeitschrift für akademische Sprachtherapie und Logopädie 24, 71–72.

Glück, C. (2015): Forschung zur Inklusion von Schülern mit Sprachstörungen. In: Grohnfeldt, M. (Hrsg.): Inklusion im Förderschwerpunkt Sprache (129–144). Stuttgart: Kohlhammer.

Gutzmann, A. (1879): Das Stottern und seine gründliche Beseitigung durch ein methodisch geordnetes und praktisch erprobtes Verfahren. I. und II. Teil. Berlin: Staude.

Kuhn, Th. S.(1979): Die Struktur wissenschaftlicher Revolutionen. (Original: Chicago 1962). Frankfurt a. M.: edition suhrkamp.

Mahlau, K. (2015): Evaluationsstudie zur Effektivität von Sprachförderung und Unterricht im Rügener Inklusionsmodell bei Kindern mit Sprachentwicklungsstörungen. In: Grohnfeldt, M. (Hrsg.): Inklusion im Förderschwerpunkt Sprache (145–154). Stuttgart: Kohlhammer.

Mayring, P. (2002): Einführung in die qualitative Sozialforschung. 5., überarb. und neu ausgest. Auflage. Weinheim und Basel: Beltz.

Motsch, H.-J. (2002): Effektivitätssteigerung durch Kontextoptimierung in der Therapie spezifischer Sprachentwicklungsstörungen. In: Suchodoletz, W. von (Hrsg.): Therapie von Sprachentwicklungsstörungen – Anspruch und Realität (83–105). Stuttgart: Kohlhammer.

Motsch, H.-J. & Ulrich, T. (2012): »Wortschatzsammler« und »Wortschatzfinder« – Effektivität neuer Therapieformate im Vorschulalter. Die Sprachheilarbeit 57, 70–78.

Rausch, M. (2009): Dreiteilung wirft viele Fragen auf (Antwort der dbl – Präsidentin). Forum Logopädie 23, 2, 74.

Reuter, G. (1956): Ein Fall von universellem Stammeln und von Sprechscheu. Die Sprachheilarbeit 1, 13–15.

Spreer, M. & Sallat, S. (2015): Gesellschaftliche Teilhabe ehemaliger Schülerinnen und Schüler mit sonderpädagogischem Förderbedarf Sprache: Bildung und Berufsbiographien im Fokus. In: Grohnfeldt, M. (Hrsg.): Inklusion im Förderschwerpunkt Sprache (179–191): Stuttgart: Kohlhammer.

Theisel, A. (2015): Qualitätsmerkmale des Unterrichts mit sprachbeeinträchtigten Kindern. In: Grohnfeldt, M. (Hrsg.): Inklusion im Förderschwerpunkt Sprache (167–178): Stuttgart: Kohlhammer.

Evidenz im sprachtherapeutischen Alltag: Methodisches Vorgehen

Nicole Stadie

Überblick

> »[...] Clinicians need to be able to match individuals to effective therapy tasks now – not when research has finally enabled us to write a ›prescription guide‹ [...].« (Nickels 2002, 957)

Mit diesem Zitat beschreibt die in der angloamerikanischen Sprachtherapieforschung richtungsweisende Lyndsey Nickels eine gegenwärtig wichtige und tägliche Herausforderung für Sprachtherapeuten: *die Wahl einer Therapieaufgabe(/-methode), von der angenommen werden kann, dass sie besonders effektiv für die Behandlung einer spezifischen Sprach- bzw. Sprechstörung ist.*

Welche »Aspekte« können diesen Entscheidungsweg leiten? Es scheint gegenwärtig kaum möglich, sich ausschließlich von Ergebnissen aus der Sprachtherapieforschung leiten zu lassen, denn zahlreiche Fragen zum Einfluss individueller Faktoren auf den Behandlungserfolg sind noch ungeklärt, und es liegen bislang noch zu wenig Therapiemethoden und -materialien vor, die ausreichend empirisch erprobt sind. Folglich müssen Sprachtherapeuten selbst und für jeden Patienten individuell neu entscheiden, ob eine bestimmte Therapiemethode angemessen erscheint, und prüfen, ob das gewählte therapeutische Vorgehen für den Probanden effektiv und effizient ist. Ein klares Bekenntnis zu evidenzbasierter Praxis (EBP) ist dafür wesentlich (vgl. Roddam & Skeat 2010).

Dieser Beitrag zeigt auf, wie ein evidenzbasiertes Vorgehen in der Diagnostik, Therapieableitung und Wirksamkeitsprüfung in die sprachtherapeutische Praxis übertragen werden kann und wie der Sprachtherapeut selbst feststellen kann, ob ein Proband von der sprachtherapeutischen Behandlung profitiert. Notwendige Vorüberlegungen sowie das methodische Vorgehen im sprachtherapeutischen Handeln werden erläutert und anhand zweier Fallbeispiele (Kind mit Sprachentwicklungsstörung, SES und Erwachsener mit Aphasie) veranschaulicht. Die konkrete Umsetzung in das alltägliche sprachtherapeutische Umfeld kann mit Hilfe von Protokollbögen erfolgen, die eigens dafür entwickelt wurden (vgl. Vorlagen in Stadie & Schröder 2009, Kap. 9) und im vorliegenden Beitrag auszugsweise vorgestellt werden (► Abb. 2–4). Die Struktur der Protokollbögen leitet durch die erforderlichen Schritte einer Wirksamkeitsprüfung und unterstützt dabei die transparente und klare Dokumentation wichtiger sprachtherapeutischer Inhalte (z. B. Ziele der Therapiemethode in Bezug auf die ICF-Ebenen, Strukturierung des Materials, Registrierungskonventionen, Beurteilung des Therapieerfolgs).

Einleitung

Unser Wissen über den Erfolg einer Sprachtherapie ist vor allem implizit und wird nur selten explizit in der Fachliteratur beschrieben (Byng 1995). Tatsächlich beruhen zahlreiche Entscheidungen, die wir im Laufe einer sprachtherapeutischen Intervention treffen, auf intrinsischem Wissen und auf den individuellen, teilweise sehr unterschiedlichen, therapeutischen Erfahrungen (z. B. über die Art und Durchführung der Aufgaben, die Auswahl von Hilfen, das Therapiematerial, die Bewertung des Antwortverhaltens von Probanden). Dies liegt vor allem darin begründet, dass die Beziehung zwischen der Art sprachlicher sowie sprechmotorischer Defizite und dem tatsächlichen Nutzen spezifischer sprachtherapeutischer Interventionsmaßnahmen immer noch nicht gut und vollständig verstanden wird (z. B. Hillis 2005, Howard & Hatfield 1987). Für praktizierende Sprachtherapeuten hat dies zur Folge, dass sie therapeutische Verfahren bzw. Fördermaßnahmen größtenteils ohne entsprechende Theorie zur Rehabilitation anwenden müssen, was letztlich auch zu Interventionen mit einem gewissen »Mangel an Rationalität« führen kann (Basso & Marangolo 2000, 219).

Um sprachtherapeutische Maßnahmen auf ihre Effektivität hin für einen Probanden zu beurteilen, brauchen wir jedoch explizite, eindeutige und genaue Informationen. Nur dann können wir z. B. entscheiden, ob und wenn ja, welcher Teil einer Therapie (z. B. im Fall ausbleibender Verbesserungen) geändert werden muss: die Aufgabe, unsere Interaktion mit dem Probanden oder das Therapiematerial (vgl. Byng 1995)? Diese Entscheidung kann teilweise durch evidenzbasiertes Vorgehen geleitet werden. Evidenzbasierte Praxis (Sackett et al. 1996) erfordert die Verwendung von Therapieverfahren, deren Effektivität wissenschaftlich erwiesen wurde (sog. externe Evidenz). Evidenzbasiertes *Handeln* im therapeutischen Alltag beinhaltet noch weitaus mehr: die sinnvolle Verknüpfung externer Evidenz, individueller therapeutischer Expertise und individueller Bedürfnisse und Wünsche des Probanden (sog. interne Evidenz, vgl. Dollaghan 2007, Beushausen & Grötzbach 2011). Sprachtherapeuten müssen also relevante Diagnostikverfahren sachkundig auswählen, um sowohl gestörte als auch erhaltene Fähigkeiten so genau wie möglich zu identifizieren, damit ggf. vorhandene Ressourcen gestärkt und eine angemessene, evidenzbasierte Therapiemethode ausgewählt werden kann, in der ebenfalls die Bedürfnisse des Probanden mit einbezogen werden.

Wenn auch gegenwärtig rege darüber diskutiert wird, welche Forschungsmethodik für den Nachweis der Effektivität sprachtherapeutischer Interventionen zielführend ist (vgl. Pring 2004, Cholewa 2010, Howard et al. 2015), so ist im letzten Jahrzehnt die Anzahl veröffentlichter Studien zur Erbringung externer Evidenz in der sprachtherapeutischen Forschung dennoch deutlich gestiegen. Aus einigen Überblicksarbeiten kann der Leser mittlerweile relativ detaillierte Informationen über die Durchführung einer spezifischen Interventionsmethode, zum verwendeten Therapiematerial und zu den objektiv gemessenen Veränderungen bei den Probanden entnehmen. Allerdings können sich tätige Sprachtherapeuten zum gegenwärtigen Forschungsstand in ihrer Entscheidungsfindung für die effektivste Therapiemethode bei einem Probanden nicht ausschließlich durch veröffentlichte empirische Befunde leiten lassen. Die Gründe hierfür sind vielfältig: Der Umfang empirisch erprobter Therapiemethoden, die als »empirisch validiert« gelten (Schlosser & Sigafoos 2008, 61), ist bislang begrenzt und die zum Teil sehr heterogenen Leistungsmuster erhaltener und beeinträchtigter Fähigkeiten bei den untersuchten Probanden erschweren die Passung mit dem individuellen Probanden in der sprachtherapeutischen Praxis. Zu wenig ist auch über die Wirksamkeit spezifischer Behandlungsverfahren bei unterschiedlichen Probanden bekannt. Darüber hinaus verstehen wir noch nicht, welche der möglicherweise individuell sehr heterogenen Faktoren den Therapieverlauf in einer bedeutsamen Weise beeinflussen, wie z. B. die Dauer und Frequenz der Behandlung, die persönliche Relevanz sprachtherapeutischer Materialien, individuell unterschiedliche Lernmechanismen, die Art der Hilfestellung (vgl. Raymer et al. 2008 für die weitere Diskussion). Ebenso fehlen systematische Vergleiche hinsichtlich der Wirkweise unterschiedlicher therapeutischer Verfahren, die auf ein bestimmtes Defizit abzielen, sowohl bei einem als auch bei mehreren Probanden. Wurde bei einem Probanden mit Aphasie z. B. eine lexikalisch-phonologische Zugriffsstörung beim mündlichen Benennen diagnostiziert, stellt sich u. a. die Frage, ob eine Therapiemethode, die vornehmlich auf das besonders häufige Benennen der Zielbegriffe und semantisch naher Begriffe abzielt (z. B. Martin et al. 2004, Schröder et al. 2014), genauso erfolgversprechend ist wie das Erarbeiten semantischer Merkmale (z. B. Boyle & Coelho 1995, Kiran & Thompson 2003). Profitieren unterschiedliche Patienten mit einer lexikalischen Zugriffsstörung gleichermaßen von der Arbeit mit semantischen Merkmalen? Und wenn nicht, wie sind die ungleichen Wirkmechanismen zu erklären?

Das Wissen aus der Sprachtherapieforschung lässt gegenwärtig noch keine zweifelsfreie Entscheidung darüber zu, ob eine bestimmte therapeutische Maßnahme für einen bestimmten Probanden angemessen ist. Deshalb muss für jeden Probanden erneut geprüft werden, ob das gewählte Verfahren den Verlauf der Therapie erheblich verändert, bzw. ob es zu den gewünschten Verbesserungen führt.

1 Vorgehen bei der Evaluation therapeutischer Maßnahmen

Ein Bestandteil der evidenzbasierten Praxis ist die Evaluation und Wirksamkeitsprüfung therapeutischer Intervention. Den Einsatz und Nutzen einer sprachtherapeutischen Methode können wir bei einem Probanden bewerten, indem wir eine Vorgehensweise einsetzen, die in der sozial- und verhaltenswissenschaftlichen Forschung weit verbreitet ist, sowohl in den Bereichen der Psychologie, Pädagogik und kognitiven Neuropsychologie als auch in der Sprachtherapie (vgl. Bergin & Strupp 1970, Kazdin 1982, McReynolds & Kearns 1982, Howard et al. 2015). Für die Behandlung von aphasischen Sprachstörungen haben Franklin (1997) und Nickels (2002) relevante Maßnahmen zusammengefasst, die nicht nur in der Forschung, sondern auch in der täglichen sprachtherapeutischen Praxis angewendet werden können, um die Wirksamkeit einer Behandlung zu prüfen. Dieser Versuchsplan zur Evaluation lässt sich auch ohne Weiteres auf Fördermaßnahmen im Bereich der Kindersprache sowie auf die Behandlung sprechmotorischer Beeinträchtigungen übertragen und umfasst folgende Aufgaben:

- *Wiederholte Prüfung mit denselben Untersuchungsmaterialien vor und nach der Therapie* (zur Prüfung genau derjenigen Fähigkeiten, die in der Behandlung geübt werden sollen)

- *Durchführung von mehreren Untersuchungen vor der Therapie* (zur Prüfung der Stabilität von Leistungen vor der Behandlung)
- *Teilung des Untersuchungsmaterials in zwei vergleichbare Subsets* (Set 1: Items, mit denen geübt wird; Set 2: Items, mit denen nicht in der Therapie geübt wird)
- *Verwendung einer Kontrollaufgabe vor und nach der Therapie* (zur Prüfung von Fähigkeiten, die in der Therapie nicht geübt werden)
- *Evaluation der Ergebnisse mit Hilfe von statistischen Verfahren*

Wesentlich bei dem Vorgehen ist, dass der individuelle Leistungsstand eines Probanden zu mehreren, unterschiedlichen Zeitpunkten erhoben wird und die Ergebnisse anschließend miteinander verglichen werden, um Lernfortschritte festzuhalten. Die einfachste Variante besteht darin, zwei Untersuchungsergebnisse gegenüberzustellen: erstens das aus der Untersuchung vor der Therapie und zweitens das nach der Therapie, um zu prüfen, ob Leistungsveränderungen, bestenfalls Verbesserungen, eingetreten sind. Diese Untersuchungen müssen sensitiv genug sein, um therapeutisch intendierte Fortschritte messen zu können, d. h. es sollten Verfahren und Materialien ausgewählt werden, die speziell diejenige Funktion bzw. sprachliche Aktivität prüfen, die im Fokus der Therapie steht. Nur dann ist eine Aussage darüber möglich, inwieweit ein Proband von der aktuellen therapeutischen Intervention profitiert. Für die Erfassung stark variierender Leistungen vor Behandlungsbeginn wird in der Forschungsliteratur das individuelle Leistungsniveau zumeist mehrfach untersucht. Nur wenn ein *stabiles Leistungsmuster* vorliegt, kann es als Vergleichswert für die Wirksamkeitsprüfung nach der Behandlung herangezogen werden. Da die Evaluation in erster Linie dazu dient, *individuelle* Fortschritte sichtbar zu machen, erfolgt die Bewertung der Leistung auch auf der Grundlage einer individuellen Bezugsnorm (vgl. Rheinberg & Krug 2005, Grohnfeldt 2002). Insofern müssen die Leistungen eines Probanden nicht mit denen von anderen sprachgesunden (Kontroll-)Probanden verglichen werden, da jeder Patient sozusagen seinen »eigenen Kontrollprobanden« darstellt (Howard & Hatfield 1987). Folglich können in den Vor- und Nachuntersuchungen auch ausschließlich auf den Probanden zugeschnittene, alltagsrelevante Aufgaben und Items verwendet werden. Je nach Struktur und Einsatz des Materials kann darüber hinaus für jeden Patienten individuell entschieden werden, ob die eingetretenen Fortschritte ausschließlich bei geübtem Material (Übungseffekte) beobachtbar oder ob sie möglicherweise auch bei ungeübtem Material bzw. in ungeübten Aufgaben (Generalisierungseffekte) zu verzeichnen sind.

Obwohl sich diese Vorgehensweise zu einer Standardmethode in der Interventionsforschung entwickelt hat, besteht weiterhin eine Lücke zwischen Forschung und Praxis, insbesondere weil die für die Evaluation notwendigen Arbeitsschritte vor allem vor Beginn der Behandlung relativ zeitaufwendig und komplex sind und weil sie eine gewisse Form von Expertise erfordern. Deshalb stellt die Integration der Wirksamkeitsprüfung in den Katalog sprachtherapeutischer Handlungskompetenzen eine große Herausforderung dar, die sowohl von praktisch tätigen Sprachtherapeuten, den verantwortlichen Ausbildungseinrichtungen als auch von den Kostenträgern bewältigt werden muss. Die Komplexität dieser Aufgabenstellung bringt Nickels (2005, 184) in folgendem Zitat zum Ausdruck:

> »We have a duty to all those involved in the rehabilitation process to [...] critically evaluate the efficacy of our therapies as part of routine clinical practice. As Kearns (1993) argues failure to apply scientific thinking and measurement during the clinical process is surely as misguided as leaving our empathy, clinical intuition, and caring attitudes behind as we enter the clinical arena.«

Das Vorgehen einer Wirksamkeitsprüfung ist in Abbildung 1 exemplarisch anhand einzelner therapeutischer Sitzungen dargestellt und macht auf einen zentralen Aspekt therapeutischen Handelns aufmerksam: Für die Evaluation muss der Sprachtherapeut *vor* Beginn der therapeutischen Intervention sämtliche Aufgaben und Materialien auswählen, die in den Untersuchungen und während der Therapie mit dem Probanden bearbeitet werden (sollen). In der Abbildung sind oberhalb der Zeitachse die drei wesentlichen Phasen und die erforderliche Material- und Aufgabenstruktur dargestellt – (1) Voruntersuchung (z. B. zwei Sitzungen); (2) Therapie (z. B. zehn Sitzungen); (3) Nachuntersuchung (z. B. zwei Sitzungen) – sowie der anschließende Leistungsvergleich für eine einfache Evaluation. Unterhalb der Zeitachse sind die vom Probanden erzielten Leistungen in den verschiedenen Aufgaben aufgeführt sowie die Ergebnisse und Interpretation der Leistungsvergleiche.

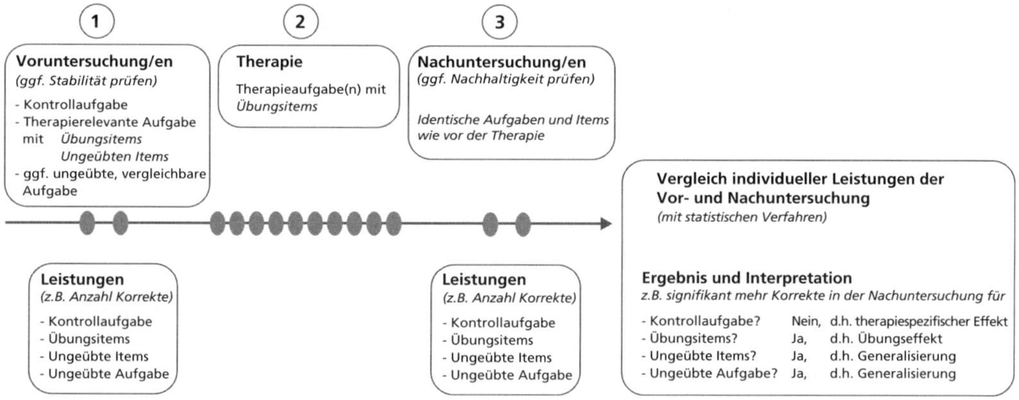

Abb. 1: Komponenten und zeitliche Abfolge einer Wirksamkeitsprüfung in der Sprachtherapie

Ein weiterer wesentlicher Bestandteil der EBP liegt in der Interpretation diagnostisch ermittelter Befunde. Eine gute Passung zwischen angebotener Therapie und dem individuellen Leistungs- und Störungsprofil eines Probanden bzw. den Lernbedürfnissen und Lernvoraussetzungen von Kindern kann nur dann erreicht werden, wenn ein profundes Verständnis der sprachlichen Defizite und Ressourcen vorliegt. Auch wenn der gegenwärtige Forschungsstand teilweise noch weit von einem solchen Verständnis entfernt ist, bieten zumindest theoretisch oder empirisch begründete Erklärungsmodelle, die Mechanismen bei der gesunden Sprach- und Sprechverarbeitung bzw. beim typisch verlaufenden Spracherwerb beschreiben, einen geeigneten interpretativen Rahmen sowohl für die Wahl relevanter Aufgaben in der Vor- und Nachuntersuchung als auch für die Ableitung von Therapie- und Fördermaßnahmen. Hierzu zählen z. B. Erklärungsmodelle zur Sprach- und Sprechverarbeitung (vgl. Patterson 1988, Stackhouse & Wells 1997, Levelt 1999), Entwicklungsmodelle, die die Chronologie des Spracherwerbs aufzeigen (z. B. Szagun 2006, Kauschke 2000), sowie auch Funktionskreise, die relevante Fähigkeiten für eine verständliche Sprechweise begreiflich machen (vgl. Ziegler & Vogel 2010). Auf der Grundlage theoretisch (und teilweise auch empirisch) begründeter Modellvorstellungen können erhaltene und defizitäre Leistungen von Probanden besser verstanden werden. Je transparenter die Architektur der Modelle notwendige Verarbeitungskomponenten und Teilleistungen für die Bewältigung unterschiedlicher sprachlicher Aufgaben bzw.

sprechmotorischer Prozesse darzustellen vermag, umso mehr sind wir in der Lage, den Zusammenhang zwischen therapiespezifischen Fortschritten und der Funktionsweise bestimmter Komponenten in den Modellen herzustellen (Stadie & Schröder 2009).

Die Auswahl sensitiver Verfahren für die Voruntersuchung (▶ Abb. 1) orientiert sich am individuellen Störungsbild und den Bedürfnissen eines Probanden sowie an evidenzbasierten Befunden aus der Literatur. In der Voruntersuchung wird das individuelle Leistungsniveau eines Probanden sowohl für therapierelevante Aufgaben als auch für mindestens eine nicht therapierelevante Aufgabe (vgl. Kontrollaufgabe, ▶ Abb. 1) ermittelt. Aufschluss darüber, ob dieses individuelle Leistungsniveau den tatsächlichen Leistungsstand des Probanden widerspiegelt (d. h. stabil ist) und nicht die Ausprägung eines ggf. variierenden Leistungsmusters darstellt, gibt die wiederholte Voruntersuchung vor Beginn der Behandlung. Mit der *Kontrollaufgabe* wird eine Fähigkeit des Probanden überprüft, die zwar beeinträchtigt ist, deren Behandlung jedoch nicht im Fokus der nachfolgenden Therapie steht. Wir erwarten deshalb, dass die Leistungen in der Kontrollaufgabe über den gesamten Therapiezeitraum stabil bleiben, bzw. sich nicht signifikant verbessern. Stabile Leistungen in der Kontrollaufgabe erlauben die Schlussfolgerung, dass beobachtete Fortschritte (z. B. bei geübten, ggf. auch bei ungeübten Items) auf die therapeutische Intervention zurückzuführen sind und höchstwahrscheinlich nicht durch spontan erfolgte Rückbildungsprozesse oder generelle Entwicklungsschübe zustande gekommen sind. Der kausale Zusammenhang zwischen Fortschritten in den Therapieaufgaben und durchgeführter Therapie wird erst durch ein unverändertes Leistungsniveau in der Kontrollaufgabe bestätigt.

Was auch immer der Fokus einer sprachtherapeutischen Maßnahme ist, wenn sie erfolgreich ist, sollten sich zumindest die Leistungen bei den geübten Items verbessern. Leistungsanstiege, die sich lediglich bei geübten Items zeigen, werden als *Übungseffekte* bezeichnet (▶ Abb. 1). So wird beispielsweise angenommen, dass häufiges, wiederholendes lautes Lesen von Wortlisten kognitive Vernetzungen von wortspezifischen orthografischen und phonologischen Einheiten fördert. Treten nach der Intervention Übungseffekte auf, werden sie auf der Grundlage eines Sprachverarbeitungsmodells (vgl. Logogenmodell; Patterson 1988) entweder als (1) verbesserter Zugriff/Abruf auf lexikalische Repräsentationen, (2) stärkere oder vervollständigte Repräsentation oder (3) (neu-)erlernte Repräsentationen gedeutet. Umfangreiche empirische Untersuchungen kommen z. B. zu dem Schluss, dass das wiederholende Lesen bei Kindern mit einer Lese-Rechtschreibschwäche eine effektive Methode zur Förderung der Leseflüssigkeit für geübte Wörter ist (vgl. Metaanalyse des National Reading Panel 2000).

Ein besonders erwünschtes Resultat ist eine *Generalisierung*. Der Begriff Generalisierung wird verwendet, wenn eine Behandlung zu verbesserten Leistungen nicht nur bei geübten, sondern auch bei *un*geübten Items, oder *un*geübten Aufgaben, oder *un*geübten Modalitäten (z. B. Produktion) führt. Man nimmt an, dass die erfolgreiche Therapie behandelter (Teil-)Funktionen auch zu verbesserten Fähigkeiten beim Lösen anderer Aufgaben führt, die dieselbe Teilfunktion erfordern. In Bezug auf das verwendete Material sollten die ungeübten Items idealerweise parallelisiert, d. h. vergleichbar mit den geübten Items sein. Die Verwendung von bereits bestehenden Testverfahren für die Messung von Generalisierung ist somit nicht besonders zuverlässig, da die ungeübten Items nicht den geübten Items angepasst sind. Während Generalisierungen auf ungeübte Wörter, z. B. nach Anwendung der Methode des häufigen lauten Lesens von Wortlisten, meist selten sind (vgl. Brunsdon et al. 2002a), werden jedoch nach einer Lesetherapie, die auf das Erlernen regelhafter Beziehungen zwischen Graphemen und Phonemen abzielt, generalisierende Lerneffekte öfter beobachtet (vgl. Brunsdon et al. 2002b). Generalisierungen, insbesondere bei Verbesserungen in einer mit der geübten Fähigkeit (z. B. Lesen von Wortlisten) vergleichbaren, aber anderen Fähigkeit (z. B. Lesen von Texten), werden auch häufig Transfereffekte genannt.

Für die Ermittlung von *therapiespezifischen* Verbesserungen, z. B. von Übungseffekten und Generalisierungen, erfolgt der Leistungsvergleich aus den Vor- und Nachuntersuchungen jeweils getrennt für die Kontrollaufgabe, die Therapieaufgabe (je für geübte und ungeübte Items) sowie ggf. für andere vergleichbare Aufgaben und bestenfalls itemspezifisch. Das bedeutet, es wird innerhalb eines Itemsets (z. B. geübte Wörter) für jedes Item geprüft, ob eine veränderte Leistung in der Nachuntersuchung vorliegt. Eine transparente Dokumentation der Untersuchungsergebnisse, aus der z. B. hervorgeht, für welches Wort eine Verbesserung aufgetreten ist und bei welchen Wörtern die Leistung sich nicht verändert bzw. verschlechtert hat, ist folglich unabdingbar. Es empfiehlt sich daher, Reaktionen des Probanden und Bewertungen des Therapeuten aus der Vor- und Nachuntersuchung parallel, auf einem Untersuchungsbogen festzuhalten (vgl. Stadie & Schröder 2009, Kap. 6, Protokollbogen 9.5). Für die geforderte *objektive Bewertung* veränderter Leistungsniveaus werden statistische Verfahren zu Hilfe genommen, die auch in der Therapieforschung Anwendung finden und im Internet frei verfügbar sind (wie z. B. der McNemar x^2 Test, der Wilcoxon Test und Verfahren zur Ermittlung von Effektstärken; für einen Überblick siehe Willmes 1990, Howard et al. 2015).

2 Beispiele zum Vorgehen einer Evaluation in der sprachtherapeutischen Praxis

Nachfolgend sind die Schritte erläutert, die zur Planung, Durchführung und Evaluation einer sprachtherapeutischen Maßnahme erforderlich sind. Für die Darstellung werden Ausschnitte von Protokollbögen (vgl. Stadie & Schröder 2009, Kap. 9) verwendet und beispielhaft für zwei Probanden (Teresa und Herr T.) ausgefüllt. Abbildung 2 fasst die jeweils zu behandelnden Defizite, die in der Therapie verwendeten Aufgaben sowie die zu erwartenden Verbesserungen zusammen. In Abbildung 3 wird das verwendete Material und vor allem die notwendige Strukturierung der genutzten Items (in diesem Fall Wörter) dokumentiert, und in Abbildung 4 sind die Ergebnisse der individuellen Wirksamkeitsprüfungen sowie die daraus folgende Interpretation der Fortschritte für Teresa und Herrn T. dargestellt.

Das Kind Teresa ist 4;9 Jahre alt und hatte zum Zeitpunkt der Intervention eine Aussprachestörung mit phonologischem Schwerpunkt, die sich in einem Alveolarisierungsprozess zeigte, der nicht mehr altersgerecht war. Obwohl sie mittlerweile in der Lage war, die Laute /k/, /g/ und /ŋ/ rezeptiv zu diskriminieren und auch korrekt lautlich zu bilden, sowohl isoliert im Einzellaut als auch auf Silbenebene (z. B. /ki/ und /ga/), produzierte Teresa auf Wortebene systematisch die typischen Ersetzungen (Tissen statt Kissen und Dabel statt Gabel, Anel statt Angel). Darüber hinaus zeigte Teresa Defizite bei der Produktion des korrekten grammatischen Genus. Mit Teresa wurde in zehn Sitzungen an der Aussprache gearbeitet, in drei weiteren Sitzungen fanden u. a. die Vor- und Nachuntersuchungen statt.

Herr T. ist 57 Jahre alt und leidet seit vier Jahren an einer Aphasie, insbesondere an starken Wortfindungsstörungen, die durch ein Defizit im Zugriff vom semantischen System zum phonologischen Output-Lexikon verursacht werden. Während Herr T. in Aufgaben, die das Verständnis prüfen (z. B. Wort-Bild-Zuordnen, Entscheiden über Synonymie) größtenteils erhaltene Fähigkeiten aufwies, zeigte er deutliche Schwierigkeiten beim mündlichen Benennen von Bildern. Wie häufig bei aphasisch bedingten Sprachstörungen hatte Herr T. auch weitere sprachliche Defizite, z. B. beim Schreiben (spontan und nach Diktat). Hingegen lagen keine Anzeichen vor, die auf das Vorliegen einer Dysarthrie oder Sprechapraxie schließen lassen. Mit Herrn T. wurde in zehn Sitzungen am Zugriffsdefizit in der mündlichen Sprachproduktion gearbeitet, und in weiteren vier Sitzungen fand u. a. die Vor- und Nachuntersuchung statt. Eine zweite Nachuntersuchung erfolgte sechs Wochen nach Abschluss der Behandlung, um Nachhaltigkeitseffekte zu prüfen.

2.1 Planung und Durchführung der therapeutischen Methode

Für die Evaluation der Intervention wurden die Therapieziele so genau wie möglich bestimmt, damit Veränderungen messbar und ggf. Generalisierungseffekte oder ein Transfer in alltagsnahe Situationen beobachtet werden können. Die Formulierung der Therapieziele orientiert sich dabei an den drei ICF-Ebenen: Funktion, Aktivität und Partizipation (vgl. WHO 2001, ICF-CY, Schauß-Golecki 2009). Je nach zugrunde liegendem Referenzmodell bzw. empirisch begründeter Evidenz durch Therapiestudien wurden zu erwartende Veränderungen formuliert und in die Abbildung 2 eingetragen.

Das zu behandelnde Defizit von Teresa wurde auf der Grundlage des Klassifikationsmodells für funktionelle Aussprachestörung ermittelt (vgl. Fox 2009) und als ein funktionales Defizit in der Verbindung zwischen phonologischen Repräsentation und den motorischen Programmen interpretiert (vgl. Sprachverarbeitungsmodell von Stackhouse & Wells 1997). Ziel der Behandlung war die Überwindung des Alveolarisierungsprozesses (Fox 2014), insbesondere beim mündlichen Benennen, damit Teresa wieder Vertrauen gewinnt, an Rollenspielen im Kindergarten teilzunehmen, wie z. B. Einkaufsladen. Die in der Therapie verwendeten Aufgaben und vor allem Hilfestellungen wurden in Anlehnung an Kauschke und Siegmüller (2006) zusammengestellt, der zu erwartende Therapieeffekt wurde in Anlehnung an Bräger und Kollegen (2007) formuliert, da die Studie einige Therapieaufgaben enthält, die mit Teresa durchgeführt wurden.

Für Herrn T. erfolgte die Ermittlung und Interpretation einer Funktionsstörung im Zugriff vom semantischen System zum phonologischen Output-Lexikon mit LEMO 2.0 (Stadie et al. 2013). Für die Behandlung der Wortabrufstörung bei Herrn T. wurde ein therapeutischer Ansatz gewählt, für den Generalisierungen beim mündlichen Benennen beobachtet wurden (Kiran 2007). Das therapeutische Vorgehen beinhaltet das Erarbeiten semantischer Merkmale (vgl. Semantische Merkmalsanalyse; Boyle & Coelho 1995). Die Strukturierung der Zielitems beruht auf der semantischen Komplexitätsannahme (Kiran & Thompson 2003), in der davon ausgegangen wird, dass sich Vertreter einer semantischen Kategorie durch ihre sog. Typizität voneinander unterscheiden (z. B. in Vertreter, die eher typisch bzw. eher atypisch für eine semantische Kategorie sind). Das Ziel auf der Partizipationsebene bestand für Herrn T. darin, selbstständig auf dem Markt seine Einkaufswünsche verbal äußern zu können.

Teresa

Fokus der Therapie	
Sprachlich-kognitive Funktionen:	Phonologische Repräsentation -> motorische Programme
Sprachliche Aktivität:	Mündliches Benennen (Wörter mit /k/ /g/)
Partizipation (Teilhabe):	Rollenspiel Einkaufsladen

Aufgaben & Hilfen	
nach:	PLAN (Kauschke & Siegmülle 2006)
Erwartete Veränderung	Übungseffekt (Bräger et al. 2007)

Aufgabe/ Instruktion
Verschiedene Spielsituationen (Memory, Puzzle, Kegeln)

»Bitte sage mir, was auf dem Bild ist!«

Hilfen
Wenn k/g fehlerhaft:
Aufforderung Wdh des Wortes mit Ziellaut
Phonetische Hilfe:
Frage nach Artikulationsort
Phonologische Hilfe:
Hervorhebung/Elizitierung des Lautkontrasts zur Verdeutlichung des Bedeutungsunterschiedes (Ist das eine Kasse oder Tasse?)
Aufforderung Whd des Wortes mit Ziellaut, ggf. korrektives Feedback. (Auflösung)

Herr T.

Fokus der Therapie	
Sprachlich-kognitive Funktionen:	Zugriff: Semantik -> phonologisches Outputlexikon
Sprachliche Aktivität:	Mündliches Benennen
Partizipation (Teilhabe):	Einkaufen auf dem Markt, Bilderbücher mit Enkelkindern

Aufgaben & Hilfen	
nach:	Sem. Merkmalsanalyse (Boyle & Coelho 1995) Komplexitätsannahme (Kiran & Thompson 2003)
Erwartete Veränderung	Übungseffekt + Generalisierung (Kiran 2007)

Aufgabe/Instruktion
1. Benennen Zielbild
2. Zuordnen semantischer Merkmale
   a) Kategoriespezifische
   b) Item spezifische (wenig Ablenker)
   c) Itemspezifische (mehr Ablenker)
3. Benennen

Hilfen
Bei korrekter und inkorrekter Benennung
(Korrektives) Feedback nach Schritt 3.

Abb. 2: Ziele der Therapie, erwartete Veränderungen und therapeutisches Vorgehen (Auszug vom Protokollbogen 9.1, Stadie & Schröder 2009)

2.2 Strukturierungen des Materials

Entsprechend der Vorgehensweise für die Evaluation (► Abb. 1) wurden für die Behandlung und Untersuchungen Materialien sowie Aufgaben zusammengestellt und die Items systematisch in geübte und ungeübte Wörter getrennt. Für den Nachweis therapiespezifischer Effekte wurde in Abhängigkeit des individuellen Störungs- und Leistungsprofil eine Kontrollaufgabe ausgewählt.

Für Teresa wurden 25 Übungswörter für das mündliche Benennen ausgewählt, die die Laute /k/ und /g/ enthielten. Für die Prüfung möglicher Generalisierung auf untrainierte Wörter wurden zwei weitere Wortlisten zusammengestellt, die mit dem Übungsset weitestgehend gleichgehalten sind. Während 25 ungeübte Wörter die geübten Laute /k/ und /g/ in vergleichbaren Positionen (initial, medial, final) enthielten, enthält ein anderes Set ungeübter Wörter den ungeübten Laut /ŋ/, der jedoch mit dem geübten Artikulationsort (velar) gebildet wird. Als Kontrollaufgabe wurde für Teresa eine Untersuchung zur Zuweisung des Genus bei Tiernamen gewählt, eine Fähigkeit, für die Teresa bereits vor der Behandlung Defizite aufwies. Da die therapeutische Intervention bei ihr auf die Überwindung eines spezifischen phonologischen Prozesses abzielt und nicht auf den Erwerb des grammatischen Genus, sollten sich die Leistungen in der Kontrollaufgabe nicht merklich verbessern und folglich den Nachweis therapiespezifischer Fortschritte erbringen.

Auf Wunsch von Herrn T. wurde in einer ersten Behandlungsphase mit der semantischen Kategorie »Obst« gearbeitet. Die Obstsorten wurden in Anlehnung an die semantische Komplexitätsannahme (Kiran & Thompson 2003) systematisch hinsichtlich semantischer Typizität ausgewählt, d. h. es wurde zwischen semantisch-komplexen Items (atypische Vertreter einer semantischen Kategorie, z. B. Litschi) und weniger komplexen Items (typische Vertreter einer semantischen Kategorie, z. B. Apfel) unterschieden. Der Grund dafür liegt in den aus einigen Therapiestudien resultierenden Beobachtungen, dass eine Behandlung des Wortabrufs mit untypischen Vertretern zu einer Generalisierung, d. h. zu verbesserten Benennleistungen bei ungeübten, weniger komplexen typischen Vertretern der geübten semantischen Kategorie führt (Kiran 2007, Kiran & Thompson 2003, Stanczak et al. 2006). Der Transfer sprachlicher Leistungen in eine andere Situation wurde bei Herrn T. mit Hilfe eines Rollenspiels geprüft, das vor und nach der Therapie durchgeführt wurde. Als Kontrollaufgabe wurde das Schreiben nach Diktat von Nichtwörtern verwendet, eine Leistung, für die keine Fähigkeiten erforderlich sind, die in der Therapie bearbeitet wurden.

Teresa

Therapiematerial für Übungseffekte			
Struktur	**Beschreibung**	**n =**	**Beispiele**
Geübte Items	- ein-bis zweisilbige Wörter - Laut + Position im Wort /k/: final, medial, initial /g/: medial, initial - Abbildbarkeit	25	Sa**ck**, ho**ck**en, **K**iwi - fe**g**en, **G**old,
Hilfen	- Mundbild - Minimalpaare	5	Tasse oder **K**asse? Bo**g**en oder Bo**d**en?
Ablenker	keine		
Material	z.T. selbsterstellt + Zwillingsbilder (Trialogo)	25	

Kontrollmaterial für Generalisierungseffekte			
Struktur	**Beschreibung**	**n =**	**Beispiele**
Ungeübte Items	1) siehe geübte Items	25	Ro**ck**, pi**ck**en, **k**ahl - lie**g**en, **G**ans
	2) Wörter mit /ŋ/ (geübter Artikulations-ort: velar)	10	e**ng**, A**ng**el, -
Andere, vergleich-bare Aufgabe	--	-	--
Vergleich-bare Fähigkeit	--	-	--
Kontroll-aufgabe	Produktion des Genus (Elizitierungsaufgabe)	15	die Maus, der Bär das Schwein

Herr T.

Therapiematerial für Übungseffekte			
Struktur	**Beschreibung**	**n =**	**Beispiele**
Geübte Items	Atypische Obstsorten	10	Litschi, Feige
Hilfen	Semantische Merkmale: passend für Übungsitems	15	weich
Ablenker	Semantische Merkmale nicht passend für Übungs-items	15	wächst in heimischen Regionen
Material	Bilder, Wortkarten	...	

Kontrollmaterial für Generalisierungseffekte			
Struktur	**Beschreibung**	**n =**	**Beispiele**
Ungeübte Items	Typische Obstsorten	20	Apfel, Erdbeere
Andere, ver-gleichbare Aufgabe	--	-	--
Vergleich-bare Fähig-keit	Rollenspiel Markt (geübte + ungeübte Wörter)	30	Litschi, Apfel
Kontroll-aufgabe	Schreiben Diktat, Neologismen (LEMO 2.0, T9)	40	GLIPF

Abb. 3: Strukturierung des Materials für die therapeutische Intervention sowie für die Vor- und Nachuntersuchung (Auszug vom Protokollbogen 9.2, Stadie & Schröder 2009)

2.3 Ergebnisvergleich und Interpretation

Für die Wirksamkeitsprüfung sind neben der Anzahl korrekter Reaktionen aus den Untersuchungen vor und nach der Behandlung auch die statistischen Ergebnisse der itemspezifischen Leistungsvergleiche dokumentiert, die mit dem McNemar-Test errechnet wurden (vgl. p-Werte, ► Abb. 4).

Für Teresa kann beobachtet werden, dass sich ihr Leistungsniveau in der Kontrollaufgabe beim Produzieren des Genus über den Therapiezeitraum von zehn Sitzungen zwar leicht verändert hat (► Abb. 4: Anzahl korrekter Reaktionen in der Voruntersuchung: 2/15 und in der Nachuntersuchung 4/15), diese Veränderung ist jedoch statistisch nicht bedeutsam (Signifikanzniveau: $p < .05$, ► Abb. 4: p-Wert =. 479). Hingegen veränderten sich Teresas Leistungen statistisch signifikant, sowohl bei der Produktion geübter Wörter als auch bei ungeübten Wörtern. Sogar ihre Leistung bei der Produktion eines ungeübten Lautes mit dem geübten Artikulationsort (► Abb. 4, Wörter mit /ŋ/) wurde signifikant besser. Den Alveolarisierungsprozess hat Teresa jedoch noch nicht vollständig in der geübten sprachlichen Aktivität überwunden, da sie in beiden Itemsets vereinzelt noch Vorverlagerungen produzierte. Die bei Teresa errechneten Leistungsunterschiede zwischen der Vor- und Nachuntersuchung sprechen für einen therapiespezifischen Übungseffekt und eine Generalisierung auf geübte Laute in ungeübten Wörtern sowie auf einen ungeübten Laut, der jedoch mit dem geübten Artikulationsort gebildet wird.

Für Herrn T. haben sich die Schreibleistungen in der Kontrollaufgabe nach der Behandlung nicht verändert. Der Leistungsvergleich zwischen 32/40 und 34/40 korrekten Reaktionen ist statistisch nicht bedeutsam, spricht für stabile Leistungen und kann als Nachweis für therapiespezifische Veränderungen bei Herrn T. verwendet werden. Die Anzahl korrekt erfolgter mündlicher Benennungen in der Nachuntersuchung liegt sowohl bei den geübten (atypische Vertreter der Kategorie »Obst«) als auch bei den ungeübten Items (typische Vertreter) deutlich höher als vor der Behandlung. Für beide Itemsets ist dieser Anstieg signifikant (► Abb. 4: geübte Items und ungeübte Items, jeweils $p = .001$). Auch die Anzahl korrekt geäußerter Obstsorten in einem anderen situativen Kontext hat sich überzufällig verbessert (► Abb. 4: ungeübte, vergleichbare Fähigkeit, $p = .002$). In der Nachhaltigkeitsuntersuchung haben sich die Leistungen von Herrn T. beim Rollenspiel signifikant verschlechtert, das von ihm erreichte Leistungsniveau beim mündlichen Benennen geübter und ungeübter Obstsorten blieb jedoch sechs Wochen nach Ende der Behandlung erhalten.

Zusammenfassend kann aus den Leistungsvergleichen entnommen werden, dass sowohl bei Teresa als auch bei Herrn T. die intendierten Verbesserungen für das geübte Material eingetreten sind (► Abb. 2). Darüber hinaus haben Teresa und Herr T. von der Behandlung insofern profitiert, als dass für beide Generalisierungen auf ungeübtes Material bzw. auf eine ungeübte Situation festgestellt wurden. Diese Lerneffekte sind aufgrund unveränderter Leistungen in den Kontrollaufgaben spezifisch auf die Therapie zurückführbar.

Teresa

Dokumentation der Ergebnisse					
			Vorher	Nachher	Stat. Ergebnis
			April 2015	Juli 2015	McNemar Test
Material		n=	Anzahl Korrekte		
Kontrollaufgabe	Produktion Genus	15	2	4	p = .479
Geübte Items	Wörter mit /k/ /g/	25	0	22	p = .000
Ungeübte Items	Wörter mit /k/ /g/	25	0	15	p = .000
	Wörter mit /ŋ/	10	0	7	p = .023
Ungeübte, vergleichbare Aufgabe	--	-	--	--	--
Ungeübte, vergleichbare Fähigkeit	--	-	--	--	--

Interpretation		
Therapiespezifischer Effekt	**ja** ☑	**nein** ☐
Übungseffekt	**ja** ☑	**nein** ☐
Generalisierungseffekte	**ja** ☑	**nein** ☐
	ja ☑	**nein** ☐
Transfereffekte	**ja** ☐	**nein** ☐
Anmerkungen:		

Herr T.

Dokumentation der Ergebnisse					
			Vorher	Nachher	
			April 2015	Mai 2015	McNemar Test
Material		n=	Anzahl korrekter		
Kontrollaufgabe	Schreiben Neologismen	40	32	34	p = ·479
Geübte Items	Atypische Obstsorten	10	0	10	p = .001
Ungeübte Items	Typische Obstsorten	20	2	14	p = .001
Ungeübte, vergleichbare Aufgabe	--	-	--	--	--
Ungeübte, vergleichbare Fähigkeit	Rollenspiel Marktstand	30	3	19	p = .002

Interpretation		
Therapiespezifischer Effekt	**ja** ☑	**nein** ☐
Übungseffekt	**ja** ☑	**nein** ☐
Generalisierungseffekte	**ja** ☑	**nein** ☐
	ja ☐	**nein** ☐
Transfereffekte	**ja** ☑	**nein** ☐
Anmerkungen: Ergebnis der Nachhaltigkeitsuntersuchungen: Übungseffekt und Generalisierung stabil, Transfer beim Rollenspiel signifikant verschlechtert.		

Abb. 4: Dokumentation und Interpretation der Evaluation (Auszug vom Protokollbogen 9.7; Stadie & Schröder 2009)

3 Zusammenfassung: Sprachtherapeutische Entscheidungen bei der Evaluation

Der Prozess, die Entscheidungswege sowie mögliche Konsequenzen bei der Evaluation einer sprachtherapeutischen Intervention sind in Abbildung 5 zusammenfassend dargestellt.

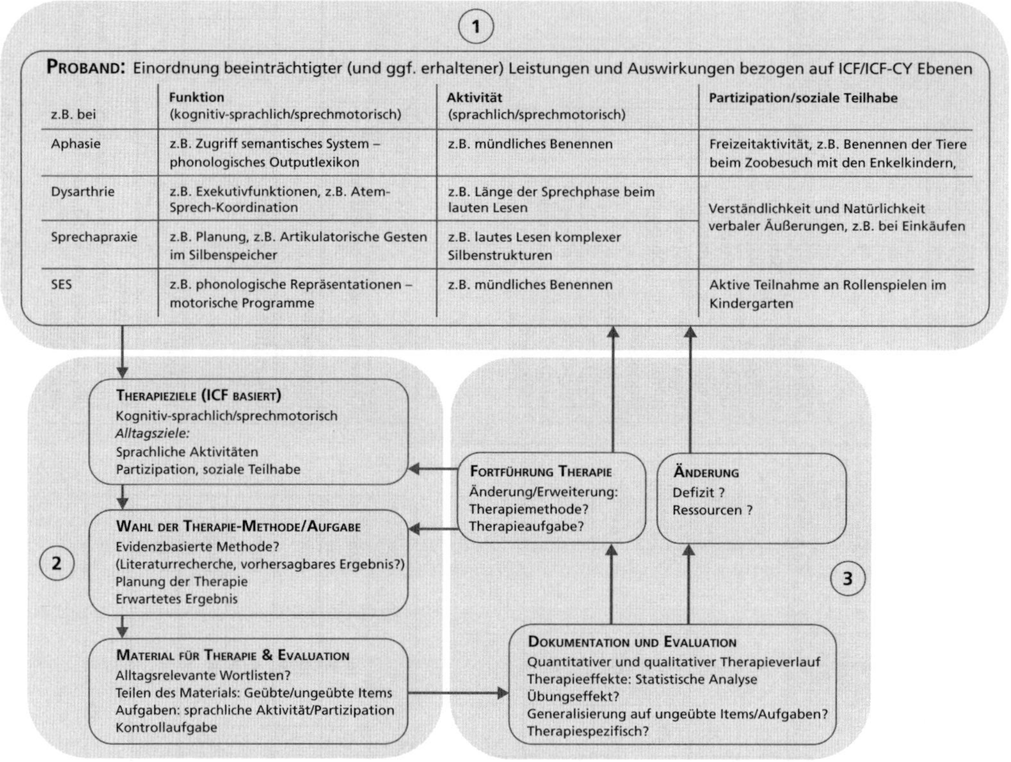

Abb. 5: Sprachtherapeutische Entscheidungswege (vgl. Stadie & Schröder 2009). ICF = International Classification of Functioning, Disability and Health; CY = Child and Youth

Für die Therapieableitung wesentlich sind ausführliche Informationen über Beeinträchtigungen und Ressourcen auf der Ebene zugrundeliegender (kognitiver) Funktionen und Prozesse und deren Auswirkungen auf sprachliche Aktivitäten und die individuelle Teilhabe des Probanden (► Abb. 5, Kasten 1). Auf dieser Grundlage können Therapieziele ausgewählt werden, die bestenfalls auf allen drei Ebenen der ICF erreicht werden sollen. Solange ein Therapieziel schwer zu umschreiben und nicht quantifizierbar ist, wird die Wahl angebrachter therapeutischer Methoden ebenfalls schwierig. Die Entscheidung über ein therapeutisches Vorgehen kann ggf. durch Befunde aus der evidenzbasierten Literatur und vor allem durch erwartete Ergebnisse (theoretisch oder empirisch begründet) geleitet und an die individuellen Bedürfnisse des Probanden angepasst werden. Kinder mit entwicklungsbedingten und Erwachsene mit erworbenen Sprach- und Sprechstörungen weisen zumeist sehr heterogene Leistungs- und Störungsbilder auf, und unser Wissen über die Gemeinsamkeiten und Unterschiede ist noch gering. Für die Messung individueller Fortschritte ist es deshalb sinnvoll und angebracht, auch patientenorientierte Aufgaben und Items für die Vor- und Nachuntersuchungen auszuwählen (► Abb. 5, Kasten 2). Die quantitative und qualitative Dokumentation und insbesondere die objektive Ermittlung von Therapieeffekten liefern maßgebliche Hinweise für den Fortgang bzw. eine ggf. erforderliche Modifikation des therapeutischen Vorgehens (► Abb. 5, Kasten 3).

Die Anwendung der im Beitrag beschriebenen Vorgehensweise zur Wirksamkeitsprüfung führt auch unweigerlich dazu, implizites und intuitives Denken im sprachtherapeutischen Handeln deutlicher und expliziter zu machen. Mit dem vorgestellten Verfahren kann die Evaluation therapeutischer Interventionen zunehmend in das Kompetenzfeld der Sprachtherapeuten selbst gerückt werden, und somit bleibt »der Beruf nicht in der bloßen Anwendung bestehender Verfahren zur Diagnostik und Therapie verhaftet« (Schrey-Dern 1999, 30). Die hier auszugsweise verwendeten Vorlagen (Stadie & Schröder 2009, Kap. 9) können den Sprachtherapeuten bei der Erbringung *praktisch basierter Evidenz* (PBE, Dobinson & Wren 2013) unterstützen und die Übertragung dieser Kompetenzen in die alltägliche sprachtherapeutische Arbeit erleichtern. Somit kann das eigenverantwortliche Vorgehen in der Sprachtherapie objektiv begründet und das Spektrum sprachtherapeutischen Handelns für Therapeuten, Probanden und Kostenträger transparent gemacht werden.

Literatur

Basso, A. & Marangolo, P. (2000): Cognitive neuropsychological rehabilitation: The emperor's new clothes? Neuropsychological Rehabilitation 10, 219–229.

Bergin, A. E. & Strupp, H. H. (1970): New directions in psychotherapy research. Journal of Abnormal Psychology 76, 13–26.

Beushausen. U. & Grötzbach, H. (2011): Evidenzbasierte Sprachtherapie. Grundlagen und Praxis. Elsevier: Urban & Fischer.

Boyle, M. & Coelho, C. A. (1995): Application of semantic feature analysis as a treatment for aphasic dysnomia. American Journal of Speech Language Pathology 4, 94–98.

Bräger, B., Nicolai, A. & Günther, T. (2007): Therapieeffektivität der Psycholinguistisch orientierten Phonologie Therapie (P.O.P.T): Eine Therapieeffektstudie mit Kindern unter 6 Jahren. Stimme, Sprache, Gehör 31, 170–175.

Brunsdon, R. K., Hannan, T. J., Coltheart, M. & Nickels, L. (2002a): Treatment of lexical processing in mixed dyslexia: a case study. Neuropsychological Rehabilitation 12, 385–418.

Brundson, R. K., Hannan, T. J., Nickels, L. & Coltheart, M. (2002b): Successful treatment of sublexical reading deficits in a child with dyslexia of the mixed type. Neuropsychological Rehabilitation 12, 199–229.

Byng, S. (1995): What is Aphasia Therapy. In: Code, C. & Müller, D. G. (Hrsg.): The Treatment of Aphasia. From Theory to Practice (3–17). London: Whurr.

Cholewa, J. (2010): Empirische Sprachheilpädagogik: Strategien der Sprachtherapieforschung bei Störungen der Sprachentwicklung. Empirische Sonderpädagogik 3, 48–68.

Dobinson, C. & Wren, Y. (Hrsg.) (2013): Creating Practice-based Evidence: A guide for SLTs. J & R Press Ltd.

Dollaghan (2007): Handbook for Evidence Based Practice in Communication Disorders. Baltimore: Brooks Publ.

Fox, A. (2009): Kindliche Aussprachestörungen. Idstein: Schulz-Kirchner.

Franklin, S. (1997): Designing single case treatment studies for aphasic patients. Neuropsychological Rehabilitation 7, 401–418.

Grohnfeldt, M. (2002): Diagnostik, Prävention und Evaluation in der Sprachheilpädagogik und Logopädie. In: Grohnfeldt, M. (Hrsg.): Lehrbuch der Sprachheilpädagogik und Logopädie Band 3 (17–29). Stuttgart: Kohlhammer.

Hillis, A. E. (2005): For a theory of cognitive rehabilitation. Progress in the decade of the brain. In: Halligan, P. W. & Wade, D. T. (Hrsg.): Effectiveness of Rehabilitation for Cognitive Deficits (271–279). Oxford: Oxford University Press.

Howard, D. & Hatfield, F. (1987): Aphasia therapy. Historical and contemporary issues. Hove: Lawrence Erlbaum.

Howard, D. Best, W. & Nickels, L. (2014): Optimising the design of intervention studies: critiques and ways forward. Aphasiology 29, 526–562.

Kauschke, C. (2000): Der Erwerb des frühkindlichen Lexikons - eine empirische Studie zur Entwicklung des Wortschatzes im Deutschen. Tübingen: Narr.

Kausche, C. & Siegmüller, J. (2006): Patholinguistische Therapie bei Sprachentwicklungsstörungen. München: Elsevier, Urban & Fischer Verlag

Kazdin, A. (1982): Single-case research designs. New York: Oxford University Press.

Kiran, S. (2007): Complexity in the treatment of naming deficits. American Journal of Speech-Language Pathology 16, 18–29.

Kiran, S. & Thompson, C. K. (2003): The role of semantic complexity in treatment of naming deficits: training semantic categories in fluent aphasia by controlling exemplar typicality. Journal of Speech, Language and Hearing Research 46, 608–622.

Levelt, W. J. (1999): Models of word production. Trends in Cognitive Sciences 3, 223–232.

Martin, N., Fink, R. & Laine, M. (2004): Treatment of word retrieval deficits with contextual priming. Aphasiology 18, 457–471.

McReynolds, L. V. & Kearns, K. P. (1982): Single subject experimental designs in communicative disorders. Baltimore: University Park Press.

National Reading Panel (2000). Report of the National Reading Panel. Washington, DC: National Institute of Child Health and Human Development.

Nickels, L. (2002): Therapy for naming disorders: Revisiting, revising, and reviewing. Aphasiology 16, 935–979.

Nickels, L. (2005): Tried, tested and trusted? Language assessment for rehabilitation. In: Halligan, P. W. & Wade, D. T. (Hrsg.): Effectiveness of Rehabilitation for Cognitive Deficits. Oxford: Oxford University Press.

Patterson, K.E. (1988): Aquired disorders of spelling. In: Denes, G., C. Semenza & Bissiachi, P. (Hrsg.): Perspectives on Cognitive Neuropsychology. London: LEA.

Pring, T. (2004): Ask a silly question: two decades of troublesome trials. International Journal of Language and Communication Disorders, 39, 285–302.

Raymer, A. M., Beeson, P., Holland, A., Kendall, D., Maher, L. M., Martin, N., Murray, L., Rose, M., Thompson, C. K., Turkstra, L., Altmann, L., Boyle, M., Conway, T., Hula, W., Kearns, K., Rapp, B., Simmons-Mackie, N. & Gonzalez Rothi, L. J. (2008): Translational research in aphasia: from neuroscience to neurorehabilitation. Journal of Speech, Language and Hearing Research 51, 259–275.

Rheinberg, F. & Krug, S. (2005): Motivationsförderung im Schulalltag. Göttingen: Hogrefe.

Roddam, H. & Skeat, J. (Hrsg.) (2010): Embedding Evidence Based Practice in Speech and Language Therapy (9–15). Chichester: Wiley-Blackwell.

Sackett, D. L., Rosenberg, W. M. C., Muir Gray, J. A., Brian Haynes, R. & Richardson, W. S. (1996): Evidence based medicine: what it is and what it isn't. British Medical Journal 312, 71–72.

Schauß-Golecki, K. (2009): ICF in der Therapie von kindlichen Aussprachstörungen unklarer Genese. In: Groetzbach, H. & Iven, C. (Hrsg.): ICF in der logopädischen Praxis (153–162). Schulze-Kirchner: Idstein.

Schlosser, R. W. & Sigafoos, J. (2008): Identifying ›evidence-based practice‹ versus ›empirically supported treatment‹. Evidence-Based Communication Assessment and Intervention, 2, 61–62.

Schrey-Dern, L. (1999): Studiengang Logopädie muss interdisziplinär angelegt werden. Forum Logopädie 3, 30.

Schröder, A. Hausmann, N. & Stadie, N. (2014): Semantisches Wiederholungspriming in der Therapie von Wortabrufstörungen. Aphasie und verwandte Gebiete 27–38.

Stackhouse, J. & Wells, B. (1997): Children's speech and literacy difficulties: A psycholinguistic framework. London: Whurr.

Stadie, N. & Schröder, A. (2009): Kognitiv orientierte Sprachtherapie. Methoden, Material und Evaluation für Aphasie, Dyslexie und Dysgraphie. München: Elsevier, Urban & Fischer.

Stadie, N., Cholewa, J. & De Bleser, R. (2013): LEMO 2.0 Lexikon modellorientiert. Diagnostik für Aphasie, Dyslexie und Dysgraphie. Hofheim: NAT Verlag.

Stanczak, L., Waters, G. & Caplan, D. (2006): Typicality-based learning and generalisation in aphasia: Two case studies of anomia treatment. Aphasiology 20, 374–383.

Szagun, G. (2006): Sprachentwicklung beim Kind. Ein Lehrbuch. Weinheim: Beltz.

WHO (2001): International Classification of Functioning, Disability and Health. Geneva: World Health Organisation.

Willmes, K. (1990): Statistical methods for a single-case study approach to aphasia therapy research. Aphasiology 4, 415–436.

Ziegler, W. & Vogel, M. (2010): Dysarthrie, verstehen – untersuchen – behandeln. Stuttgart: Thieme Verlag.

Zur Bedeutung der ICF

Holger Grötzbach & Claudia Iven

Einleitung

Die »International Classification of Functioning, Disability and Health« (ICF), auf Deutsch »Internationale Klassifikation der Funktionsfähigkeit, Behinderung und Gesundheit«, wurde 2001 von der Weltgesundheitsorganisation (WHO) verabschiedet. Das Ziel der ICF ist es, den Blick von einem »Störungsbild« oder Gesundheitsproblem darauf zu erweitern, welche Bedeutung die Störung oder das Problem in der Lebenswirklichkeit eines Betroffenen hat. Alle Mitgliedsstaaten der WHO haben sich verpflichtet, die ICF einzuführen. Die ersten Bemühungen dazu gehen in Deutschland auf das Jahr 2004 zurück (vgl. Deutscher Bundestag 2004), und seit 2006 sind Grundgedanken der ICF in der deutschen Sozialgesetzgebung (s. § 1, Sozialgesetzbuch IX) verankert.

International gültige Klassifikationsmodelle sind sinnvoll, damit sich Fachleute verschiedener Professionen weltweit verständigen und gleiche Beschreibungs- und Bewertungskriterien verwenden können. Sie sind außerdem nützlich, weil auf der Basis der Modelle Forschungsergebnisse international zugänglich werden und die Zusammenarbeit in multiprofessionellen Behandlungsteams erleichtert wird. Klassifikationen wie die ICF tragen schließlich dazu bei, dass alle Beteiligten in der rehabilitativen Versorgung professions- und länderübergreifend »die gleiche Sprache sprechen«, wenn sie sich über Krankheit, Beeinträchtigung, Gesundheits- oder Förderfaktoren austauschen.

> Die deutsche Übersetzung der ICF wurde vom Deutschen Institut für Medizinische Dokumentation und Information (DIMDI 2005) veröffentlicht und kann auf der Homepage des DIMDI kostenlos heruntergeladen werden. Dort finden sich auch vielfältige Zusatzinformationen über die ICF, über ihre Umsetzung in der Gesetzgebung und über ihre praktische Anwendung und Weiterentwicklung.
> http://www.dimdi.de/static/de/klassi/icf/index.htm

1 Das Gesundheitskonzept der ICF

Die ICF stellt eine Erweiterung und Ergänzung des bis dahin gültigen Klassifikationsmodells von Krankheiten, der »International Classification of Impairments, Disability and Handicaps (ICIDH)« dar. Die ICIDH, die als Vorläufer der ICF 1980 von der WHO verabschiedet worden ist, zielte vor allem auf eine genaue Erfassung und Beschreibung von Schädigungen, Behinderungen und Beeinträchtigungen. Dabei wurde allerdings eine sehr defizitorientierte Sichtweise eingenommen. Mit der ICIDH konnten zwar das Problem, die Erkrankung oder die gesundheitliche Störung sowie die daraus resultierenden Einschränkungen des täglichen Lebens sehr detailliert beschrieben werden, die Fähigkeiten der Betroffenen zur Bewältigung ihrer Probleme, d. h. die Ressourcen des Klientensystems, wurden jedoch nicht berücksichtigt. Ebenso wenig wurde berücksichtigt, dass trotz objektiver Gesundheitsprobleme funktional gesunde Lebensumstände vorliegen können (z. B. dann, wenn ein nierenkranker Mensch trotz Dialysepflicht an allen Aktivitäten des täglichen Lebens teilnehmen kann, seiner Arbeit nachgeht und in der Familie seiner Rolle gerecht wird etc.). Umgekehrt kann jemand in seiner sozialen Teilhabe massiv eingeschränkt sein, obwohl kein objektives Gesundheitsproblem (mehr) besteht (z. B. dann, wenn ein ehemals psychisch kranker Mensch sozial ausgegrenzt wird).

Mit der weltweiten Einführung der ICF als Beschreibungsrahmen finden eine Abwendung von der defizitorientierten Sichtweise gesundheitlicher Störungen und eine Hinwendung zum Konzept der funktionalen Gesundheit statt. Kranke oder behinderte Menschen werden als Konsequenz nicht mehr anhand ihrer gesundheitlichen oder mentalen Einschränkungen definiert (und z. B. pauschal als »Aphasiker«, »Stotterer« oder »Behinderter« etikettiert), sondern es werden auch die vorhandenen Fähigkeiten und Bewältigungsmöglichkeiten vor dem Hintergrund ihres Lebenskontextes betrachtet. Daraus ergibt sich das Bild der *funktionalen Gesundheit*, die nach den ICF-Kriterien dann vorliegt, wenn

- die körperlichen und psychischen Funktionen einer Person denen eines gesunden Menschen entsprechen (Ebene der *Funktion und Struktur*),
- die Person im Alltag wie ein Mensch ohne Gesundheitsprobleme handeln kann (Ebene der *Aktivität*),
- die Person sich in allen ihr wichtigen sozialen Lebensbereichen so entfalten kann, wie es einem Menschen ohne Gesundheitsproblem möglich wäre (Ebene der *Partizipation*).

(vgl. DIMDI 2005, 4)

Folgende Unterschiede lassen sich zwischen einem störungsorientierten und einem ressourcenorientierten Verständnis von Krankheiten oder Behinderungen ausmachen:

Im biomedizinischen Modell, das der ICIDH zugrunde liegt, führt die Diagnostik zur Feststellung eines Defizits in der Funktionsweise oder anatomischen Struktur. Die Therapie arbeitet konsequent auf eine Beseitigung, zumindest jedoch auf eine Minderung dieser Störung hin. Diese ein wenig schlichte Kausalität hat bei vermeintlich »einfachen« Gesundheitsproblemen noch ihre Berechtigung: Eine einfache Knochenfraktur lässt sich objektiv nachweisen und kann durch Ruhigstellung des Knochens in aller Regel behoben werden.

Bei komplexeren Störungen oder Behinderungen wird es allerdings deutlich schwieriger: Die Diagnostik wird vielfältiger, da unterschiedliche, vielleicht sogar widersprüchliche Ergebnisse integriert werden müssen. Symptome und Störungserleben ändern sich je nach Tagesform und nach der Persönlichkeit eines Betroffenen. Darüber hinaus erwartet jeder Patient eine individuelle Bewertung und Therapie seiner Beeinträchtigungen. Damit stößt die Vorstellung, einer diagnostizierten Störung eine für alle Betroffenen gleich wirksame Standard-Therapie zuordnen zu können, an ihre Grenzen. Beispiele aus der Logopädie/Sprachtherapie erläutern dies:

> »In der Realität ist keine Aphasie wie die andere, keine Schluckstörung hat bei allen

davon Betroffenen die gleichen Auswirkungen, nicht alle Parkinsonpatienten haben das Bedürfnis, sprachtherapeutisch versorgt zu werden, nicht alle Angehörigen sind bereit oder in der Lage, therapeutische Prozesse wirkungsvoll zu unterstützen. Da das vermeintlich gleiche (und auf der Strukturebene evtl. tatsächlich gleiche) Gesundheitsproblem also bei unterschiedlichen Menschen sehr unterschiedliche Alltagsbedeutung entfaltet und die Reaktionen der Menschen auf das Problem nicht standardisiert werden können, stößt das biomedizinische Modell rasch an seine Grenzen: Dadurch, dass wir wissen, welche Art von Sprachstörung ein Patient hat, wissen wir noch nicht, wie es ihm damit geht und welche Art der Therapie er braucht.« (Grötzbach, Hollenweger Haskell & Iven 2014b, 20)

Die ICF erweitert den diagnostischen und therapeutischen Blick auf Störungen durch die Wahrnehmung der Fähigkeiten und Kompetenzen von Betroffenen und ihrer sozialen Umwelt. Sie blickt damit neben der Problem-Definition auch auf die Beschreibung der individuellen *Gesundheits*aspekte und deren Auswirkungen auf den Alltag. Die ICF stellt dadurch ein ressourcenorientiertes, individuums- und alltagsbezogenes Klassifikationssystem dar, das sich auf alle Aspekte der funktionalen Gesundheit konzentriert. Die ICF ist durch folgende Kernmerkmale gekennzeichnet:

- Sie bietet ein Kategoriensystem als wissenschaftliche Grundlage für das Verständnis von gesundheitsbezogenen individuellen Zuständen und Bedingungen.
- Sie liefert das Gerüst für einen einheitlichen Sprachgebrauch zur Erleichterung der Kommunikation zwischen Gesundheitsberuflern, aber auch Sozial-/Gesundheitspolitikern, Forschern, Öffentlichkeit, Betroffenen.
- Sie ermöglicht den Datenabgleich und -austausch ohne begriffliche Missverständnisse.
- Sie hat für die medizinisch-therapeutische Praxis eine große Bedeutung, da sie bei der Diagnose und Therapie systematisch die Verbesserung der sozialen Teilhabe in den Vordergrund stellt. Die soziale Teilhabe lässt sich nur dann erreichen, wenn die Umgebungsbedingungen therapeutisch so verändert werden, dass sie gewünschte Aktivitäten und die Partizipation einer Person unterstützen.
- Sie erfordert die Orientierung an den individuellen realen Lebensumständen der Betroffenen und lässt sich deshalb von Bestrebungen abgrenzen, die aus Standard-Definitionen von Störungen allgemeingültige Therapieziele und -konzepte ableiten.

2 Das ICF-Modell von Gesundheit und Krankheit

Die ICF basiert auf einem *bio-psycho-sozialen Modell*, in dem die vielfältigen Wechselwirkungen im Kontinuum zwischen Krankheit und Gesundheit deutlich werden.

Ein Gesundheitsproblem basiert nach diesem Modell auf Beeinträchtigungen der Körperfunktionen und -strukturen. Es kann sich auch auf die Aktivität und Partizipation einer Person auswirken und wird dabei von den Kontextfaktoren beeinflusst. Die Beschreibung eines Gesundheitsproblems muss sich deshalb auf alle Komponenten des Modells beziehen und sowohl behindernde, gestörte Aspekte (z. B. Aphasie nach Apoplex) als auch förderliche Aspekte (z. B. unterstützendes soziales Umfeld) erfassen. Das ICF-Modell besteht aus folgenden Komponenten:

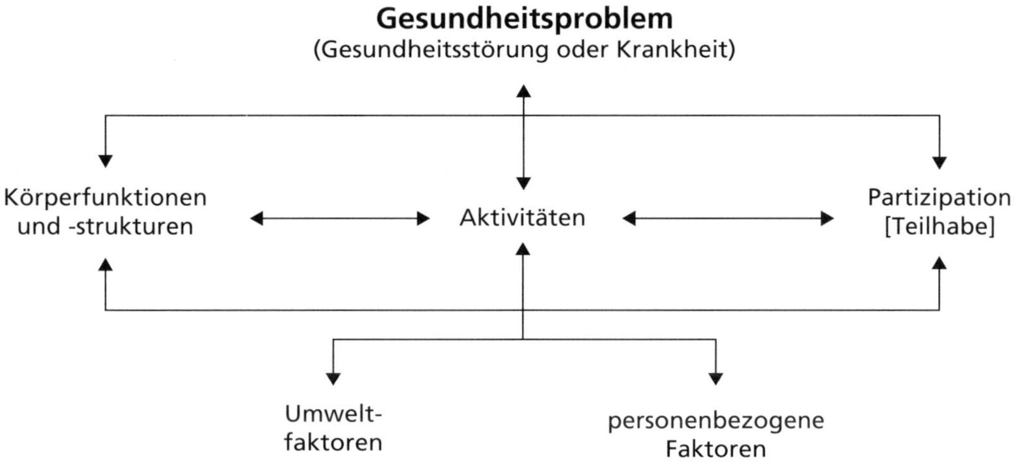

Abb. 1: ICF-Modell der bio-psycho-sozialen Komponenten von Gesundheit und Krankheit (DIMDI 2005, 23)

Tab. 1: Begriffserläuterung zur ICF-Systematik (vgl. Grötzbach, Hollenweger Haskell & Iven 2014, 14)

Ebene der Funktionsfähigkeit und Behinderung	
Körperfunktion	• physiologische und psychologische Funktionen, z. B. Motorik, Muskelkraft, Sehen, Stimme, Sprechen • Funktionsschädigung: Erschwernis oder Unmöglichkeit einer Körperfunktion
Körperstruktur	• anatomische Bestandteile des Körpers, z. B. Gehirn, Muskel, Kehlkopf, Zunge • Strukturschädigung: Abweichung oder Verlust der Organstruktur
Aktivität	• selbstständige Durchführung einer Aufgabe oder Handlung, z. B. radfahren, eine Unterhaltung führen, lesen • Beeinträchtigung der Aktivität: Es ist unmöglich oder erschwert, eine Handlung selbstständig zu initiieren oder auszuführen
Partizipation	• Einbezug in soziales Leben, in Gesellschaft und Umwelt, z. B. Hobbys, Rolle im Familienleben, Arbeit, Schule • Beeinträchtigung der Partizipation: Einschränkungen beim Wahrnehmen sozialer Rollen und beim Einbezug ins Alltagsleben
Ebene der Kontextfaktoren	
Umweltfaktoren	• physische, soziale und einstellungsbezogene Umwelt mit ihren unterstützenden oder hinderlichen Auswirkungen, z. B. Familienangehörige, Zugang zu Heil- und Hilfsmitteln, Arbeitsbedingungen • Bewertung von Barrieren (hindernd) und Förderfaktoren (unterstützend)
Personbezogene Faktoren	• individuelle Eigenschaften und Merkmale, die nicht Bestandteil des Gesundheitsproblems sind, z. B. Alter und Geschlecht, Bildung, Bewältigungsstil, Temperament • Erfassung der persönlichen Ressourcen und Erschwernisse, keine Bewertung/Klassifikation

In den ICF-Komponenten der Aktivität und Partizipation werden zusätzlich die Kategorien der Leistung und Leistungsfähigkeit unterschieden: *Leistung* umfasst die tatsächlichen Tätigkeiten/Handlungen, die eine Person in ihrer aktuellen, realen Umgebung mit allen vorhandenen fördernden oder hemmenden Einflüssen ausführt (Performanz). *Leistungsfähigkeit* beschreibt dagegen die vermutlich vorhandene Fähigkeit einer Person, eine Aufgabe oder Handlung auszuführen (Kompetenz). Im Rahmen therapeutischer Bemühungen kann man oft feststellen, dass Leistung und Leistungsfähigkeit nicht übereinstimmen müssen. So können z. B. Patienten mit einer Stimmstörung in der Therapiesituation ihre Stimmfunktionen oft wesentlich besser kontrollieren (grundsätzliche Leistungsfähigkeit) als unter den realen Bedingungen des beruflichen oder familiären Alltags (tatsächliche Leistung).

3 Aufbau und Anwendung der ICF-Codierung

Die ICF bietet ein alphanumerisches Codierungssystem, mit dem die relevanten Themen zu sinnvollen Gruppen zusammengestellt werden. Die Gruppierungen beziehen sich hierarchisch auf die

- Hauptkomponenten der Funktion, Struktur, Aktivität/Partizipation und Umweltfaktoren
- Domänen der möglicherweise betroffenen Bereiche
- Kategorien der zugeordneten Gesundheitsthemen

Die Codierung besteht aus mehreren Elementen:

- 1. Stelle: ein Buchstabe, und zwar für die Komponenten
  - *b* (für Körperfunktion)
  - *s* (für Körperstruktur)
  - *d* (für Aktivität und Partizipation) und
  - *e* (für Umweltfaktoren)

Mitunter findet man anstelle des »d« auch ein »a« (für Aktivität) oder ein »p« (für Partizipation), wenn diese Aspekte besonders im Vordergrund stehen.

- 2. bis 6. Stelle: numerischer Code mit den Elementen
  - Domänen-Nummer (2. Stelle)
  - Kategorie der zweiten Ebene (3. und 4. Stelle)
  - Items der dritten Ebene, falls weitere Unterteilungen erforderlich sind (5. und 6. Stelle)

Tab. 2: Codierungsstruktur der ICF am Beispiel der Funktionsstörung »Stottern«

Komponente	Domäne	Kategorie	Item
b (Körperfunktion)	b1: Mentale Funktionen		
	b2: Sinnesfunktionen und Schmerz		
	b3: Stimm- und Sprechfunktionen	b310: Funktionen der Stimme b320: Artikulationsfunktionen *b330: Funktionen des Redeflusses und Sprechrhythmus* …	 *3300: Sprechflüssigkeit, Funktionsstörungen wie z. B. Stottern*
	b4: Kardiovaskuläre Funktionen		
	b5: Stoffwechselfunktionen		
	b6: Funktionen des Urogenitalsystems		
	b7: Bewegungsfunktionen		
	b8: Funktionen der Haut		
d (Aktivität und Partizipation)	d3: Kommunikation	d350: Konversation	d3504: Eine Unterhaltung mit mehreren Personen führen

Neben der beschreibenden Codierung bietet die ICF ein Bewertungssystem, das sich auf den gesundheitsbezogenen Zustand oder den Schweregrad einer Beeinträchtigung bezieht. Diese Bewertung wird mit einem Punkt und einer Ziffer hinter der Codierung angeschlossen. Dabei gelten folgende Kriterien:

- xxx.0: Problem nicht vorhanden
- xxx.1: Problem leicht ausgeprägt
- xxx.2: Problem mäßig ausgeprägt
- xxx.3: Problem erheblich ausgeprägt
- xxx.4: Problem voll ausgeprägt
- xxx.8: nicht spezifiziert
- xxx.9: nicht anwendbar
  (vgl. DIMDI 2005, 95)

Nach dieser Systematik würde z. B. die Codierung *d3504.3* bedeuten, dass ein erheblich ausgeprägtes Problem der Fähigkeit besteht, eine Gruppenunterhaltung zu beginnen und sich daran zu beteiligen.

Bei den Sprach-, Sprech-, Stimm-, Schluck- und Kommunikationsstörungen können die Schweregrade einer Beeinträchtigung jedoch nicht immer objektiv und mit standardisierten Verfahren festgestellt werden. Die Bewertungs-Codierung ist deshalb in unserem Tätigkeitsfeld oft nicht einsetzbar: »Es ist in vielen Fällen unklar, was genau die subjektive Einschätzung ›mäßig ausgeprägte Störung‹ von einer Bewertung ›erheblich ausgeprägte Störung‹ unterscheidet, solange objektive Kriterien fehlen« (Grötzbach, Hollenweger Haskell & Iven 2014b, 18).

Im Bereich der Kontextfaktoren ermöglicht die ICF-Codierung Angaben darüber, ob hinderliche oder förderliche Bedingungen vorliegen und in welchem Ausmaß sie auf die Funktionsfähigkeit, Aktivität und Partizipation einwirken. Diese Bewertungen werden in Barrieren und Förderfaktoren unterteilt und an die Codierung angeschlossen (vgl. DIMDI 2005, 123 f.). So bedeutet beispielsweise eine Codierung *e310+4*, dass eine Person sehr viel Unterstützung im engsten Familienkreis erhält.

ICF-Core-Sets

Die ICF-Codierung hat bereits für etliche Störungsbilder zu »Core-Sets« geführt, bei denen in Kurzlisten alle für ein bestimmtes Störungsphänomen relevanten Codierungen auf der Ebene der Körperstruktur, -funktion, der Aktivität, Partizipation und der Kontextfaktoren zusammengestellt werden. Die Core-Sets liefern dem Nutzer der ICF eine sinnvolle Vorstrukturierung und erleichtern die Suche nach den bedeutsamen Kategorien in der Gesamt-ICF. Core-Sets dienen also der Komplexitätsreduktion, bilden aber immer nur einen Teil der möglichen Kategorien ab, die nicht immer für jeden Patienten die richtigen sein müssen. Möglicherweise werden für den Patienten wichtige Aspekte nicht erfasst, weil sie außerhalb der im Core-Set gelisteten Kategorien liegen. Trotz der grundsätzlichen Arbeitserleichterung, die Core-Sets schaffen können, müssen Diagnostiker also einen Überblick über die Gesamt-ICF haben und in der Lage sein, außerhalb der Core-Sets liegende relevante Aspekte zu erkennen.

Überblicke über die Erstellung und Anwendung der Kurzlisten finden sich z. B. in Bickenbach et al. (2012) oder in Rentsch & Buchner (2005).

Auf der Homepage des DIMDI (http://www.dimdi.de/static/de/index.htm) werden in der Datenbankrecherche unter dem Suchbegriff »core set icf« relevante Artikel aus Fachjournalen und Informationen zu aktuellen Projekten angezeigt.

4 Die Erweiterung der ICF für Kinder und Jugendliche: Die ICF-CY

Die Children and Youth Version (ICF-CY), d. h. die Erweiterung der ICF auf die speziellen Belange der Kinder und Jugendlichen, wurde 2007 von der WHO vorgestellt. Unter Herausgeberschaft von Hollenweger & Kraus de Camargo (2011) liegt eine deutsche Übersetzung vor.

Die Version für Kinder und Jugendliche bezieht die besondere Lebenssituation von Kindern in ihren Familien und sozialen Kontexten ein. Die Tatsache, dass sich die Funktionsfähigkeiten abhängig vom Lebensalter und der Entwicklung des Kindes verändern können und dass ein und dasselbe Phänomen in Abhängigkeit von diesen Entwicklungsfaktoren einmal als physiologisch ›normal‹, einmal als Störungsmerkmal interpretiert werden kann und muss, wird dabei besser berücksichtigt als in der ICF für Erwachsene. So ist z. B. das Phänomen, dass ein Kind /t/ statt /k/ ausspricht, bei einem zweijährigen Kind in der Norm, beim fünfjährigen eventuell schon Zeichen einer phonetischen oder phonologischen Störung. Die ICF-CY berücksichtigt darüber hinaus zentrale kinderspezifische Lebenskontexte, z. B. das Spielen als Lernmedium, den graduellen *Erwerb* von Funktionen (gegenüber dem *Vorhandensein* in der ICF), der Erwerb von Kulturtechniken, die Bedeutung der Bezugspersonen, die Bedingungen in Krippe, Kita, Schule etc. Bei Kindern und Jugendlichen wird mit der ICF-CY ihre Funktionsfähigkeit im Kontext von Lebensalter, Entwicklung und aktuellem Lebenskontext erfasst (Hollenweger Haskell 2014).

4.1 Bedeutung der ICF für die Praxis

Die ICF hat seit ihrer Verabschiedung durch die WHO 2001 in Deutschland zunehmend an Bedeutung gewonnen (Grötzbach & Iven 2014). Dafür gibt es mehrere Belege. So ist der Gedanke, therapeutische Maßnahmen vor allem an dem Ziel einer verbesserten Teilhabe auszurichten, sowohl in die Sozialgesetzgebung (vgl. § 1 Sozialgesetzbuch IX) als auch in die ambulante neurologische Rehabilitation (Fries 2007) eingegangen. Die ICF liegt auch dem Formular des Musters 61 zugrunde, mit dem eine stationäre Rehabilitationsmaßnahme zulasten der gesetzlichen Krankenversicherung beantragt wird. Da das Muster 61 die Kenntnis der ICF-Terminologie voraussetzt, darf es nur von Ärzten ausgefüllt werden, die eine 16-stündige ICF-Schulung erfolgreich absolviert haben (s. §§ 92 und 135 Sozialgesetzbuch V). Die ICF ist außerdem in die Verordnung von Heil- und Hilfsmitteln eingegangen (Nüchtern 2005), und sie findet sich schließlich in der Diagnose und Therapie von Sprach-, Sprech-, Stimm- und Schluckstörungen wieder (für eine Übersicht s. Grötzbach, Hollenweger Haskell & Iven 2014a).

Die größte Bedeutung kommt der ICF jedoch als ein wichtiges Element des Qualitätsmanagements zu, das nach dem Willen der Kostenträger von allen stationären und teilstationären Rehabilitationseinrichtungen durchgeführt werden muss. Die ambulanten Praxen sind zurzeit zwar (noch) nicht verpflichtet, am Qualitätsmanagement teilzunehmen, es ist jedoch zu erwarten, dass sich dies in Zukunft ändern wird (siehe Beitrag von Beushausen in diesem Buch). Die Qualitätssicherung schreibt vor, dass klinische Einrichtungen in jeweils dreijährigen Abständen nachweisen müssen, dass sie eine Reihe von Qualitätskriterien erfüllen, um eine Zertifizierung zu erhalten (BAR 2009). Zu den Kriterien gehört, dass die ICF im Leitbild und im indikationsspezifischen Behandlungskonzept einer Einrichtung verankert ist (► Tab. 1). Dadurch soll sichergestellt werden, dass

- nicht allein Funktionsschädigungen (z. B. Recurrensparese, phonetische Störung, beeinträchtigte Schluckreflexauslösung), sondern auch Aktivitätsstörungen (z. B. sich nicht mehr ohne Hilfe unterhalten zu können) und Beeinträchtigungen der Teilhabe (z. B. Freizeitinteressen nicht mehr ausüben zu können) therapeutisch berücksichtigt werden;
- der Einfluss derjenigen Umweltfaktoren reduziert wird, die sich als Barrieren einer erfolgreichen Teilhabe in den Weg stellen (z. B. Vorurteile gegenüber Personen mit einer Aphasie), und gleichzeitig diejenigen Faktoren gestärkt werden, die für eine gewünschte Teilhabe förderlich sind (z. B. Unterstützung einer Person mit Dysarthrie durch die Angehörigen);
- die Zusammenarbeit zwischen den Professionen Medizin, Pflege und Therapie auf der Basis des ICF-Modells interdisziplinär organisiert wird;
- die Patienten als Experten ihrer Erkrankung in alle Entscheidungsprozesse konsequent eingebunden werden.

Bei der Beteiligung der Patienten an klinischen Entscheidungen geht es insbesondere um ihre Mitbestimmung bei der Definition der Therapieziele (Pössl & Schellhorn 2002). Idealerweise findet der Zielsetzungsprozess, der zu Recht als Kernelement einer erfolgreichen Rehabilitation gilt (Wade 2009), als gemeinsame Absprache zwischen den Betroffenen und den Therapeuten statt (Pfeiffer & Schillikowski 2015). Zu den Vorteilen der gemeinsamen Zielabsprache gehört, dass sie zu

- einer hohen Therapietreue,
- einer gestärkten Selbstwirksamkeit der Patienten,
- einem verbesserten Behandlungsergebnis und
- einer erhöhten Zufriedenheit von Patienten und Therapeuten

führt (Grötzbach 2004, 2010, Kirk & Hennig 2014). Die ICF unterstützt die gemeinsame Zielabsprache, indem sie einen Rahmen für die inhaltliche und zeitliche Definition von Therapiezielen zur Verfügung stellt.

Tab. 3: Qualitätskriterien in der stationären Rehabilitation (nach BAR 2009)

Qualitätsindikator	Inhalt	Erläuterung
Unternehmenszweck	teilhabeorientiertes Leitbild	Teilhabeorientierung der Rehabilitationseinrichtung wird in ihrem Leitbild deutlich
Leistungsspektrum	Einrichtungskonzept	das gesamte Spektrum der möglichen Leistungen zur Rehabilitation und Teilhabe wird dargestellt
ICF-basiert und teilhabeorientiert	indikationsspezifisches Rehabilitationskonzept	Leistungen basieren auf dem bio-psycho-sozialen Modell Anforderungen an die Teilhabe werden in der Klinik umgesetzt

4.2 Der ICF-basierte Zielsetzungsprozess

Im ICF-Modell stellen diejenigen Therapieziele, die in der Komponente der Teilhabe (Partizipation) definiert werden, übergeordnete Ziele dar. Sie werden daher im ICF-Zielsetzungsprozess als erste bestimmt. Beispiele für Teilhabe-Ziele sind der 16-jährige Lukas, der mit einer Poltersymptomatik eine Ausbildung als Bauzeichner beginnen möchte, die Eltern des fünfjährigen Jonas, die sich trotz der Sprachentwicklungsstörung eine Einschulung ihres Sohns in die Regelschule wünschen, oder Herr Heinel, der sich trotz einer Aphasie eine Rückkehr in sein Ehrenamt als Kassierer des örtlichen Bergwachtvereins erhofft. Die übergeordneten Teilhabe-Ziele sind langfristige Ziele, die sich nur in einem längeren Zeitraum von Monaten oder Jahren erreichen lassen.

Von den Teilhabe-Zielen werden im nächsten Schritt die Ziele in der Komponente der Aktivitäten abgeleitet, indem danach gefragt wird, was eine Person daran hindert, eine gewünschte Teilhabe-Rolle einzunehmen. So mag dem 16-jährigen Lukas das Zutrauen fehlen, sich mit seinen neuen Arbeitskollegen zu unterhalten oder in der Berufsschule vor seiner Klasse zu sprechen. Die Aktivitäts-Ziele stellen mittelfristig zu erreichende Ziele dar, d. h. sie sollten in zwei bis drei Monaten erreichbar sein.

Als letzter Schritt im ICF-Zielsetzungsprozess werden die Ziele in der Komponente der Funktionen definiert. Dabei geht es um die Frage, welche gestörten (sprachlichen) Funktionen die Durchführung einer bestimmten (sprachlichen) Aktivität verhindern. Für Lukas kann dies bedeuten, dass seine hohe Sprechgeschwindigkeit ihn daran hindert, ein verständliches Referat vor der Klasse zu halten. Die Funktions-Ziele stellen kurzfristige Ziele dar, die in einigen Wochen erreicht werden sollten (Grötzbach 2010).

Der ICF- Zielsetzungsprozess wird durch die Definition von Zielen in der Komponente der Umweltfaktoren ergänzt. Dabei interessieren in erster Linie diejenigen Faktoren, die sich als Barriere auf eine Person auswirken. So mag es für Lukas darum gehen, dass seine zukünftigen Berufsschullehrer über die Ursache und Bedeutung seiner Poltersymptomatik aufgeklärt werden, damit sie Hilfen im Umgang mit der Störung geben können. Eine Zusammenfassung des ICF-basierten Zielsetzungsprozesses ist in Tabelle 4 zu sehen.

Tab. 4: ICF-orientierter Zielsetzungsprozess (nach Grötzbach 2010)

ICF-Komponente	Zeitachse	Beispiel(e)
Teilhabe (Partizipation)	langfristig (Monate oder Jahre)	Patient möchte wieder als Kraftfahrer arbeiten können
Aktivität	mittelfristig (zwei bis drei Monate)	traut sich nicht, sich mit Fremden zu unterhalten; kann Fahraufträge nicht lesen; kann das Navigationsgerät nicht bedienen
Funktion	kurzfristig (einige Wochen)	Patient beschreibt Wortfindungsstörungen, ein eingeschränktes Sehfeld und Konzentrationsdefizite
Umweltfaktoren	mittelfristig	Patient erfährt keine Unterstützung durch seinen Arbeitgeber und stößt auf Ablehnung bei seinen Arbeitskollegen

Mit der schrittweisen Überführung von Teilhabe- in zunächst Aktivitäts- und dann Funktions-Ziele verläuft der ICF-Zielsetzungsprozess in einer *top-down*-Struktur, bei der mit dem langfristigen Teilhabe-Ziel begonnen und mit dem kurzfristigen Funktionsziel geendet wird (Frommelt & Grötzbach 2007). Dadurch wird der übliche *bottom-up*-Zielsetzungsprozess umgekehrt, der ausgehend von der Funktion über die Aktivität zur Teilhabe fortschreitet. Im Vergleich zum *bottom-up*-Prozess erfordert das *top-down*-Vorgehen somit kein Neulernen. Vielmehr ist ein Umdenken notwendig, da es im Zielsetzungsgespräch zunächst nicht um die Frage nach sprachlich funktionellen Defiziten geht, sondern um die Bestimmung von Teilhabebeeinträchtigungen und Aktivitätsstörungen (Grötzbach & Iven 2014). Unglücklicherweise fällt das Umdenken nicht leicht: Wie einige Untersuchungen zeigen, dominieren in der Sprachtherapie nach wie vor rein funktionell ausgerichtete Therapieziele. Im Vergleich dazu fehlen häufig Angaben zu den Teilhabe- und Aktivitäts-Zielen (Bühler, Grötzbach & Frommelt 2005, Dallmeier & Thies 2009, Glindemann, Pössl, Ziegler & Goldenberg 2004).

Um das Umdenken zu erleichtern, hat die Arbeitsgruppe Aphasie des Deutschen Bundesverbands für Logopädie eine Broschüre erstellt, die nicht nur eine Beschreibung des ICF-Zielsetzungsprozesses, sondern auch konkrete Zielbeispiele für Personen mit einer Aphasie enthält (Lauer, Grötzbach & Abel 2013). In der Broschüre gibt es insgesamt fünf Teilhabe-Bereiche (Teilnahme an Fort- und Weiterbildungen, Teilnahme am Straßenverkehr, Ausübung von Hobbys und Ehrenämtern, selbstständige Lebensführung und Rolle als Familienmitglied), denen exemplarisch jeweils 30 Aktivitäts-Ziele zugeordnet worden sind. Die Aktivitäts-Ziele sind so formuliert, dass sie zum einen evaluierbar und zum anderen mittelfristig erreichbar sind. Sie differieren außerdem im Schweregrad der Teilhabebeeinträchtigung: Jeweils zehn Aktivitäts-Ziele pro Teilhabe-Bereich beziehen sich auf eine schwere, eine mittlere und eine leichte Beeinträchtigung der Teilhabe. Die Broschüre enthält schließlich auch Hinweise darauf, wie sich die Aktivitätsziele therapeutisch erreichen lassen.

Die Durchführung des *top-down*-Zielsetzungsprozesses auf der Basis der ICF setzt allerdings voraus, dass Patienten Auskunft über ihre Teilhabe-Wünsche und Aktivitätsstörungen geben können. Da sie es in der Mehrheit jedoch nicht gewohnt sind, nach ihren Zielen gefragt zu werden (Meyer, Pohontsch & Raspe 2009), und ihnen in der Regel auch kaum Zeit gegeben wird, über ihre Wünsche und Hoffnungen zu erzählen (Heath 2005), muss die gemeinsame Zielabsprache vorbereitet werden (Grötzbach 2004, Grötzbach & Iven 2014). Dazu ist es auf der Seite der Therapeuten notwendig, sich Fragen zu den Teilhabe- und Aktivitäts-Zielen zurechtzulegen. Denn die simple Frage »Was ist Ihr Ziel in der Sprachtherapie?« reicht dafür sicherlich nicht aus. Die Antworten der Patienten müssen zudem dokumentiert werden, ein Vorschlag dafür ist in Tabelle 5 zu sehen.

Tab. 5: Exemplarische ICF-basierte Zieldokumentation

ICF-Komponente	Beispiel
Teilhabe-Ziele	Frau Hein gibt an, ihr wichtigstes Ziel sei es, ihren Mann bei seinen Verkäufen auf dem Flohmarkt zu unterstützen. Außerdem sei es ihr wichtig, Kontakt zu ihrer Tochter aufrechtzuerhalten, die in den USA verheiratet sei. Schließlich gehe es ihr noch darum, den Haushalt wie gewohnt führen zu können.
Gründe, die der Teilhabe im Wege stehen	Frau Hein berichtet, dass sie vor allem Schwierigkeiten mit der Sprache habe. Sie könne sich nicht richtig ausdrücken, weil ihr die Wörter fehlten. Zudem habe sie Schwierigkeiten mit dem Schreiben und Rechnen. Sie traue sich daher Verkaufsgespräche auf dem Flohmarkt nicht zu und könne an ihre Tochter keine E-Mails mehr schicken. Sie habe auch Angst davor, einkaufen zu gehen, weil ihr die richtigen Wörter in den Geschäften nicht einfielen.
Aktivitäts-Ziele	Frau Hein möchte ein Flohmarkt-Verkaufsgespräch von fünf Minuten Dauer so führen können, dass keine Missverständnisse auftreten. Sie möchte außerdem ein Mal pro Woche eine E-Mail an ihre Tochter mit einem Umfang von fünf Sätzen schicken können. Außerdem möchte sie ohne Hilfe einkaufen gehen können.
Funktions-Ziele	Frau Hein soll 50 Objekte, bevorzugt aus dem Geschäft ihres Mannes, mit Hilfe von Umschreibungen benennen können. Sie soll eine E-Mail mit fünf Sätzen ohne Fehler schreiben und eine Einkaufsliste mit zehn Begriffen fehlerfrei erstellen und vorlesen können.
Kontext-Ziele	Frau und Herr Hein sollen Freunde und Familienangehörige über das Störungsbild »Aphasie« aufklären und informieren. Gesprächspartner sollen dabei darauf hingewiesen werden, Frau Hein aussprechen zu lassen und im Gespräch vermehrt Geduld zu haben.

Auf die Patienten kommt die Aufgabe zu, sich am Zielsetzungsprozess aktiv zu beteiligen. Dies kann aus drei Gründen schwierig sein: Zum einen können die Patienten erwarten, dass die Therapeuten für sie die richtigen Ziele (und Maßnahmen) wählen (Heath 1999). Zum anderen können sie mit ihrer aktiven Rolle im Zielsetzungsprozess (völlig) überfordert sein, da sie häufig über keine oder nur geringe Vorerfahrungen mit der Bestimmung von Therapiezielen verfügen (Meyer, Pohontsch & Raspe 2009). Schließlich liegt ein Problem darin, dass Ziele vor allem mit Hilfe des Mediums Sprache definiert werden. Dies wirkt sich dann als nachteilig aus, wenn beispielsweise im Falle einer Aphasie die sprachlichen Fähigkeiten so weit reduziert sind, dass sie eine gemeinsame

Zielabsprache verhindern. Zwar gibt es die Möglichkeit, den Zielsetzungsprozess mit Bildern zu unterstützen (Raab 2014), dennoch ist auch dafür ein ausreichendes Sprachverständnis nötig. Trotz der Schwierigkeiten gibt es zum *top-down*-Vorgehen jedoch keine Alternative: Denn nur er garantiert, dass die Interessen der Patienten von Beginn an berücksichtigt werden.

5 Schluss

Die Umsetzung der ICF in die sprachtherapeutische Praxis führt vor allem dazu, dass – wie vom Gesetzgeber gewünscht – die Teilhabe in den Mittelpunkt der Therapien rückt. Diese Umorientierung stellt keinen bloßen Tapetenwechsel dar, sondern ist mit einigen Vorteilen verbunden. So wird die interdisziplinäre Teamarbeit gestärkt, da sich Teilhabe-Ziele häufig nicht durch die Bemühungen einer einzigen Berufsgruppe erreichen lassen. Vielmehr müssen in der Regel verschiedene Berufe zusammenarbeiten (z. B. Ergotherapie, Physiotherapie, Psychologie, Musiktherapie), um Betroffenen eine gewünschte Teilhabe zu ermöglichen. Die ICF stellt dafür sowohl ein Modell als auch eine professionsübergreifende Terminologie zur Verfügung. Da die Bestimmung der Teilhabe-Ziele darüber hinaus nur in Absprache mit den Betroffenen möglich ist, wird die typisch paternalistische Haltung von Therapeuten zugunsten einer Begegnung auf gleicher Augenhöhe aufgegeben. Außerdem lenken die Teilhabe-Ziele den therapeutischen Blick von Anfang an auf den Alltag eines Patienten. Damit liegt der therapeutische Fokus nicht nur auf sprachlich-funktionellen, sondern auch auf sprachpragmatischen Verbesserungen. Schließlich bedeutet die Bestimmung von Teilhabe- und daraus abgeleiteten Aktivitäts-Zielen, dass Betroffene und Therapeuten einen gemeinsamen Weg mit geteilter Verantwortung gehen. Zusammenfassend lassen sich die Vorteile des ICF-basierten Vorgehens wie folgt darlegen: Die Umsetzung der ICF in die Therapie

- fördert die interdisziplinäre Zusammenarbeit,
- modifiziert die typisch paternalistische Haltung von Therapeuten,
- lenkt den Blick von Beginn an auf den Alltag der Patienten,
- bedeutet einen gemeinsamen Weg mit geteilter Verantwortung.

Die Betonung der Teilhabe bedeutet jedoch nicht, dass eine Therapie gestörter (sprachlicher) Funktionen unwichtig oder überflüssig geworden ist. Das Gegenteil ist der Fall: Da im ICF-Modell die Funktionen, Aktivitäten und die Teilhabe in einem Gleichgewicht stehen, ist keine der Komponenten im Vergleich zu einer anderen von einer größeren Bedeutung. In der Therapie und Dokumentation müssen daher alle drei Komponenten gleichermaßen berücksichtigt werden (Fries 2007).

Das ICF-basierte Vorgehen gibt es allerdings nicht zum Nulltarif. Sowohl für die Vorbereitung auf das gemeinsame Zielsetzungsgespräch als auch für die Durchführung wird Zeit benötigt. Die Dokumentation der Teilhabe-, Aktivitäts- und Funktionsziele kostet ebenfalls Zeit, die vor allem in ambulanten Praxen erfahrungsgemäß am Ende eines Arbeitstages aufgebracht wird. Wenn es dafür eine Vergütung gibt, die keinesfalls fair ist, so muss dies dringend geändert werden. Neben den Faktoren Zeit und Geld wird für das ICF-basierte Vorgehen auch noch die Bereitschaft benötigt, sich dem interdisziplinären Austausch zu stellen und dabei Neues zu wagen (Grötzbach, Hollenweger Haskell & Iven 2014b). Den gemeinsamen Weg mit geteilter Verantwortung zu beschreiten, bedeutet ein Gewinn für alle, die an der Behandlung von Patienten mit einer Sprach-, Sprech-, Stimm- und Schluckstörung beteiligt sind.

Literatur

BAR (2009): Vereinbarungen zum internen Qualitätsmanagement nach § 20 Abs. 2 a SGB IX. Frankfurt/Main.

Bickenbach, J.; Cieza, A.; Rauch, A. & Stucki, G. (Hrsg.) (2012): Die ICF Core Sets. Manual für die klinische Anwendung. Bern: Hans Huber.

Bühler, S.; Grötzbach, H. & Frommelt, P. (2005): ICF-basierte Zieldefinition in der Neurorehabilitation. Neurologie & Rehabilitation, 11 (4), 204–211.

Dallmeier, P. & Thies, C. (2009): Logopädische Berichte in der Aphasietherapie – Einbindung alltagsrelevanter, klientenzentrierter Ziele. HAWK Hildesheim: Bachelor-Arbeit.

Deutscher Bundestag (Hrsg.) (2004): Bericht der Bundesregierung über die Lage behinderter Menschen und Entwicklung ihrer Teilhabe. Berlin: Drucksache 15/4575.

DIMDI (Deutsches Institut für medizinische Dokumentation und Information) (2005): Internationale Klassifikation der Funktionsfähigkeit, Behinderung und Gesundheit. Download unter www.dimdi.de/static/de/klassi/icf/index.htm.

Fries, W. (2007): Reha-Philosophie: Konzepte und Strukturen für eine Teilhabe-orientierte ambulante wohnortnahe Rehabilitation. In: Fries, W.; Lössl, H. & Wagenhäuser, S. (Hrsg.): Teilhaben! Stuttgart: Thieme, 7–16.

Frommelt, P. & Grötzbach, H. (2007): Zielsetzung in der Schlaganfallrehabilitation. In: Dettmers, C., Bülau, P. & Weiller, C. (Hrsg.): Schlaganfall Rehabilitation. Bad Honnef: Hippocampus, 121–133.

Glindemann, R., Pössl, J., Ziegler, W. & Goldenberg, G. (2004): Erfahrungen mit individuellen Therapiezielen bei Patienten mit Aphasie. Die Sprachheilarbeit, 49, 298–305.

Grötzbach, H. (2004): Zielsetzung in der Aphasietherapie. Forum Logopädie, 18 (5), 2–6.

Grötzbach, H. (2010): Therapieziele definieren: paternalistisch oder partizipativ? L.O.G.O.S. interdisziplinär, 18 (2), 119–126.

Grötzbach, H. & Iven, C. (2014): Umsetzung der ICF in den klinischen Alltag. In Grötzbach, H., Hollenweger Haskell, J. & Iven, C. (Hrsg.): ICF und ICF-CY in der Sprachtherapie. Idstein: Schulz-Kirchner, 131–148.

Grötzbach, H.; Hollenweger Haskell, J. & Iven, C. (2014a) (Hrsg.): ICF und ICF-CY in der Sprachtherapie. Idstein: Schulz-Kirchner.

Grötzbach, H., Hollenweger Haskell, J. & Iven, C. (2014b): Einführung in die ICF. In: Grötzbach, H., Hollenweger Haskell, J. & Iven, C. (Hrsg.): ICF und ICF-CY in der Sprachtherapie. Idstein: Schulz-Kirchner, 11–25.

Heath, C. (1999): Goals as reference points. Cognitive Psychology, 38, 79–109.

Heath, I. (2005): Auf der Spur von Krankengeschichten: Versorgungskontinuität in der Hausarztpraxis. In: Greenhalgh, T. & Hurwitz, B. (Hrsg.): Narrative-based Medicine – Sprechende Medizin. Bern: Huber, 115–125.

Hollenweger Haskell, J. (2014): ICF-CY: Die Anwendung der ICF in der frühen Kindheit. In: Grötzbach, H., Hollenweger Haskell, J. & Iven, C. (Hrsg.) (2014): ICF und ICF-CY in der Sprachtherapie. Idstein: Schulz-Kirchner, 27–42.

Hollenweger Haskell, J. & Kraus de Camargo, O. (Hrsg.) (2011): ICF-CY. Internationale Klassifikation der Funktionsfähigkeit, Behinderung und Gesundheit bei Kindern und Jugendlichen. Bern: Hans Huber.

Kirk, P. & Hennig, C. (2014): Narrative Zielvereinbarungsgespräche in der Neurorehabilitation – eine qualitative Studie. Neurologie & Rehabilitation, 20 (3), 133–141.

Lauer, N., Grötzbach, H. & Abel, S. (2013): Aphasie – ICF-basierte Therapieziele erstellen. Böhler: Würzburg.

Meyer, T., Pohontsch, N. & Raspe, H. (2009). Zielfestlegungen in der stationären somatischen Rehabilitation – die Herausforderung bleibt. Rehabilitation, 48, 128-134.

Nüchtern, E. (2005): Die ICF in der vertragsärztlichen Versorgung. Neurologie und Rehabilitation (11), 189–195.

Pfeiffer, G. & Schillikowski, E. (2015): Partizipative Therapiezielentwicklung bei chronischer Aphasie. Forum Logopädie, 29 (2), 32–39.

Pössl, J. & Schellhorn, A. (2002): Therapieziele in der neuropsychologischen Rehabilitation. In Goldenberg, G.; Pössl, J. & Ziegler, W. (Hrsg.): Neuropsychologie im Alltag. Stuttgart: Thieme, 12–31.

Raab, I. (2014): Empirische Erfassung der Aktivitäten von Menschen mit Aphasie zur Festlegung von Teilhabeschwerpunkten und deren Priorisierung im Sinne der ICF. Hochschule Fresenius Idstein: Bachelor-Arbeit.

Rentsch, H.-P. & Bucher, P. O. (2005): ICF in der Rehabilitation. Idstein: Schulz-Kirchner.

Sozialgesetzbuch (2007): Bücher I–XII. 34. Auflage. München: Beck.

Wade, D. T. (2009): Goal setting in rehabilitation: an overview of what, why and how. Clinical rehabilitation, 23, 291–295.

III Qualitätssicherung

Grundlagen und Merkmale der Qualitätssicherung

Ulla Beushausen

»Tun wir das Richtige, und tun wir es auf die richtige Weise?« – Das sind laut Heiner (2004, 63) die zentralen Fragen jeder Qualitätssicherung und jeder Evaluation. Ein Qualitätsmanagement stellt dabei sicher, dass die Qualität therapeutischen Handelns nicht zufällig entsteht, sondern das erwartbare, zuverlässige Ergebnis planvollen therapeutischen Handelns ist. Qualität muss jedoch nicht nur intern strukturiert, sondern auch nach außen dokumentiert und nachgewiesen werden. Qualitätssicherung erfordert eindeutige zielbezogene Qualitätskriterien, Standards und Leitlinien, an denen eine therapeutische Leistung gemessen werden kann, sowie geeignete Evaluationsverfahren zur Prüfung des gewählten Vorgehens.

1 Qualitätsbegriff der Logopädie/Sprachtherapie

Qualitätssicherung (QS, engl. quality assurance) ist ein Sammelbegriff für unterschiedliche Ansätze und Maßnahmen zur Sicherstellung festgelegter Qualitätsanforderungen in verschiedenen beruflichen Kontexten. Qualität als Zielkriterium des Gesundheitssystems ist die Relation zwischen geforderter Beschaffenheit und realisierter Beschaffenheit von Strukturen, Prozessen und Ergebnissen (Geiger & Kotte 2007). Qualität im Gesundheitswesen meint insbesondere eine »ausreichende und zweckmäßige, d. h. patienten- und bedarfsgerechte, an der Lebensqualität orientierte, fachlich qualifizierte, aber auch wirtschaftliche [...] Versorgung mit dem Ziel, die Wahrscheinlichkeit erwünschter Behandlungsergebnisse bei Individuen und in der Gesamtbevölkerung zu erhöhen« (Ruprecht 1993, 964). Qualitätsdefinitionen und die darauf aufbauenden QS-Maßnahmen stammen ursprünglich aus der Industrie. Erforderlich ist eine Anpassung an die Rahmenbedingungen von Dienstleistungen im Gesundheitswesen und insbesondere eine Konkretisierung für die logopädisch-sprachtherapeutische Praxis.

> *Qualitätssicherung* in der Logopädie/Sprachtherapie ist die (Selbst-)Verpflichtung jedes therapeutisch Tätigen zu einem hohen professionellen Standard und der Übernahme von Verantwortung für das eigene Handeln (Beushausen 2014a). Qualitätssicherung ist somit Teil des Berufsethos und der Professionalisierung der Logopädie/Sprachtherapie.

Mit Qualitätssicherung in der Logopädie/Sprachtherapie ist dabei sowohl ein Bündel an Techniken zur Umsetzung qualitätssteigender Maßnahmen als auch der Ausdruck einer professionellen Haltung dieser Berufsgruppen gemeint.

2 Gesetzliche Vorgaben zur Qualitätssicherung

Die Leistungserbringer im Gesundheitswesen sind zur Sicherung und Weiterentwicklung der Qualität der von ihnen erbrachten Leistungen verpflichtet (SGB 5 § 125a). Die Leistungen müssen dem jeweiligen Stand der wissenschaftlichen Erkenntnisse entsprechen und in der fachlich gebotenen Qualität erbracht werden. Die Krankenkassen und die Leistungserbringer haben eine bedarfsgerechte und gleichmäßige, dem allgemein anerkannten Stand der medizinisch-therapeutischen Erkenntnisse entsprechende Versorgung der Versicherten zu gewährleisten. Die Versorgung muss ausreichend und zweckmäßig sein, sie darf das Maß des Notwendigen nicht überschreiten. Alle Beteiligten haben durch geeignete Maßnahmen auf eine humane Krankenbehandlung ihrer Klienten hinzuwirken.

Die Pflicht zur regelmäßigen fachlichen Fortbildung von Therapeuten und die Prüfvereinbarung ihrer Einhaltung sind in den Rahmenverträgen über die Durchführung der Stimm-, Sprech- und Sprachtherapie (RV-S) festgeschrieben. Zur Qualitätssicherung in der therapeutischen Versorgung gehören aber auch Maßnahmen in den Bereichen Organisation und Verwaltung. Hier ist ausdrücklich die Pflicht zur Dokumentation von Diagnostik und Therapie, aber auch die Qualität der Aus- und Fortbildung genannt. Die Optimierung und fortlaufende Überprüfung der Arbeitsabläufe soll wesentlich zur Effizienz logopädisch-sprachtherapeutischer Arbeit beitragen. Die kassenseitigen Vertragspartner der Verträge nach § 125, Absatz 2 (SGB V) sind jederzeit berechtigt, im Rahmen der Qualitätssicherung die Erfüllung der sich aus den Empfehlungen ergebenden Pflichten zu überprüfen (Rahmenempfehlung über die einheitliche Versorgung mit Heilmitteln 2013).

3 Zentrale Begriffe der Qualitätssicherung

Die Versorgung im Gesundheitswesen soll an fachlichen Standards und Leitlinien orientiert sein. Auch die Klientenorientierung[1] in der Logopädie/Sprachtherapie äußert sich u. a. in der Berücksichtigung fachlicher Standards und Leitlinien zur Strukturierung von Behandlungsabläufen und in der Evaluation konkreter Ziele der Klienten.

Leitlinien sind systematisch entwickelte, wissenschaftlich begründete und praxisorientierte Entscheidungshilfen über die angemessene medizinisch-therapeutische Vorgehensweise bei Erkrankungen. Sie werden überwiegend durch wissenschaftliche Fachgesellschaften erarbeitet – idealerweise interdisziplinär – und beeinflussen den medizinisch-therapeutischen Standard. Ein Beispiel ist die Leitlinie »Diagnostik von Sprachentwicklungsstörungen (SES), unter Berücksichtigung umschriebener Sprachentwicklungsstörungen (USES)« (AWMF 2011).

1 Ein *Klient* ist in der Qualitätssicherung/dem Qualitätsmanagement der Auftraggeber oder Leistungsempfänger bestimmter Dienstleistungen. Der Begriff wird auch im Kontext der Therapie in Abgrenzung zum *Patienten* verwendet, um den Dienstleistungscharakter der therapeutischen Tätigkeit sowie die Mündigkeit des Behandelten zu betonen.

Richtlinien sind im Gegensatz zu Leitlinien Regelungen, die von einer rechtlich legitimierten Institution beschlossen und veröffentlicht werden und für den Adressaten verbindlich sind. Richtlinien legen den therapeutischen Standard insoweit fest, als eine Abweichung zumindest im rechtlichen Sinne unzulässig ist. Ein Beispiel sind die Heilmittelrichtlinie und die Richtlinien der Verbände der gesetzlichen Krankenkassen zur Durchführung von Maßnahmen der Sprachtherapie.

Eine ähnliche Struktur wie Richtlinien haben *Standards*, die als normative Vorgaben zur Erfüllung von Qualitätsanforderungen einer Profession verstanden werden und die – je exakter deren Beschreibung ist – umso verbindlicheren Charakter haben. Ein Beispiel für therapeutische Standards sind die Standards zur klinisch-praktischen Ausbildung, die von den Berufsverbänden der Logopädie und Sprachtherapie gemeinsam verabschiedet wurden (dbl/dbs 2013).

Qualitätssicherung in der Logopädie/Sprachtherapie zeigt sich auch in einer *Selbstverpflichtung* der Angehörigen der beteiligten Berufsgruppen zur Berücksichtigung neuester wissenschaftlicher Erkenntnisse sowie aktueller Leitlinien.

Ziele von Qualitätssicherung in der Logopädie/Sprachtherapie

- therapeutisches Handeln transparent zu machen
- Möglichkeiten und Grenzen therapeutischen Handelns zu definieren
- therapeutisches Handeln auf Effektivität und Effizienz zu untersuchen
- Kriterien zur Zielüberprüfung therapeutischen Handelns zu erstellen
- Ergebnisse therapeutischen Handelns zu evaluieren und nachzuweisen
- wissenschaftliche Erkenntnisse in das therapeutische Handeln zu integrieren

4 Ebenen der Qualitätssicherung

Der logopädisch-sprachtherapeutische Prozess (▶ Abb. 1) kann in Kontakt zum Klienten, Anamnese, Diagnostik, Zieldefinition und Therapie in partizipativer Entscheidungsfindung, Evaluation des Therapieeffektes und dessen Nachhaltigkeit untergliedert werden. Formen der Beratung und Gestaltung der therapeutischen Beziehung sind begleitende Rahmenbedingungen einer gelingenden Therapie. *Evaluation* und *Dokumentation* stellen dabei unverzichtbare Bestandteile in jeder Phase des Therapieprozesses und der Qualitätssicherung dar.

Die international gebräuchliche Einteilung in Struktur-, Prozess- und Ergebnisqualität als Ebenen der Qualitätsbeobachtung und -beurteilung im Gesundheitswesen geht auf Donabedian (1966, zit. nach Gerlach 2001) zurück.

Die *Strukturqualität* beschreibt die organisatorische Leistungsfähigkeit und damit die Möglichkeit der Therapeuten, aufgrund ihrer individuellen Qualifikation, im Rahmen ihres Arbeitsfeldes und unter Berücksichtigung der vorhandenen Infrastruktur qualitativ hochwertige Therapieleistungen zu erbringen. Die Strukturqualität umfasst insbesondere die organisatorischen, personellen, räumlichen und sächlichen Voraussetzungen für das Therapiegeschehen. Beispiele hierfür sind die Anzahl und die Qualifikation der Beschäftigten, das Indikationsspektrum der jeweiligen Einrichtung, die apparative und diagnostische Ausstattung

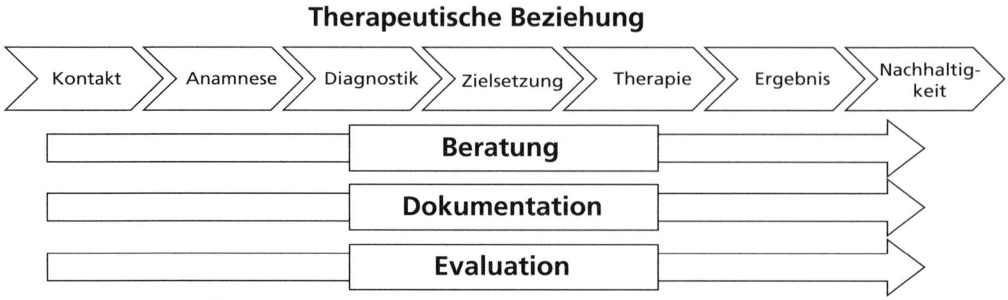

Abb. 1: Logopädisch-sprachtherapeutischer Prozess

sowie räumliche und bauliche Gegebenheiten (Beushausen 2014a).

Die *Prozessqualität* umfasst die Güte der ablaufenden Therapieprozesse und damit die Planung und Umsetzung einer Leistung. Dies sind beispielsweise die Art und Anzahl verordneter und erbrachter therapeutischer Leistungen, die Dauer von Einzel- und Gruppentherapien und deren zeitliche Abfolge oder die Priorisierung von Therapiebausteinen und pädagogischen Maßnahmen. Auch Schlüssigkeit und Systematik der Therapiedokumentation zählen hierzu (ebd.).

Die Ebene der *Ergebnisqualität* (Outcome) beschreibt die Qualität der Ergebnisse und des Nutzens von Interventionen sowie den Grad der Zielerreichung und der Zielakzeptanz bei Interventionsende. Im Behandlungsverlauf ist das Ergebnis der Heilmittelbehandlung anhand der Therapieziele und der Befunderhebung in Abgleich zu den verordneten und durchgeführten Heilmittelleistungen regelmäßig zu überprüfen. Dabei soll die Leitsymptomatik bei Beginn der Behandlungsserie mit dem tatsächlich erreichten Zustand am Ende der Behandlungsserie unter Berücksichtigung des Therapieziels gemäß der ärztlichen Verordnung sowie des Befindens und der Zufriedenheit des Klienten verglichen werden. Beispiele hierfür sind der Vergleich von angestrebten und erreichten Interventionszielen, die Effizienz der verwendeten Methoden, Risiken der durchgeführten Behandlungen sowie die Zufriedenheit des Klienten mit dem Interventionsergebnis und der therapeutischen Betreuung insgesamt.

Dem Denkmodell von Donabedian liegt die Annahme zugrunde, dass die genannten Qualitätsdimensionen miteinander interagieren. Die vorhandenen Strukturen und Ressourcen beeinflussen die Prozesse, die wiederum die gemessene Ergebnisqualität mitbestimmen. Ergänzend zur klassischen Einteilung in Struktur-, Prozess- und Ergebnisqualität kommen weitere Qualitätsdimensionen hinzu, die sich auf den gesellschaftlich-institutionellen Kontext, die professionellen Kompetenzen der Leistungserbringer oder die Ebene der Klienten beziehen. Die für die Logopädie/Sprachtherapie bedeutsamsten sind die *Konzeptqualität*, die *Dienstleistungs- oder Beziehungsqualität* und die *Lebensqualität der Klienten*.

Die Auseinandersetzung mit den Zielen und Wertvorstellungen einer Einrichtung oder Praxis gehört zur Qualitätssicherung zwingend dazu. In ihr spiegelt sich ›der Geist‹ einer Einrichtung wider, ihr Ethos. In Leitbildern von Praxen und Institutionen sowie in Konzepten therapeutischer Methoden – beispielsweise durch Aussagen zum Menschenbild in der Therapie – wird die zugrunde liegende *Konzeptqualität* deutlich.

Die erreichte Qualität einer Dienstleistung lässt sich am subjektiven Empfinden eines Menschen mit Sprachbehinderungen bemessen. Die Qualität der therapeutischen Beziehung selbst wird dabei zum Prüfstein, wenn es um die Realisierung von »Kundenorientierung« im Alltag geht. *Dienstleistungsqualität und Beziehungsqualität* lassen sich z. B. durch standardisierte Befragung der Klienten ermitteln.

Der Grad der durch Therapie erreichten subjektiven *Lebensqualität* eines Klienten mit sprachlichen Beeinträchtigungen stellt einen wichtiger Parameter zur Bestimmung der Ergebnisqualität dar und ist ein Maß für die Effizienz der Therapie. Das Konstrukt der Lebensqualität hängt dabei stark mit der kommunikativen Teilhabe eines Klienten im Alltag zusammen, wie sie auch im Rahmen der International Classification of Functioning, Disability and Health (ICF, Dimdi 2005) beschrieben wird. Zur objektiven Erfassung der Lebensqualität bei Kommunikationsstörungen stehen allerdings derzeit noch zu wenig geeignete Verfahren zur Verfügung.

Tabelle 1 zeigt Beispiele für Qualitätskriterien in der Logopädie/Sprachtherapie jeweils auf der Ebene des *institutionellen Kontextes*, der Ebene des *Kompetenzerwerbs* und der Ebene des *Klientenbezugs*.

Tab. 1: Qualitätskriterien logopädisch-sprachtherapeutischen Handelns

Ebene Kontext	Ebene Kompetenz	Ebene Klienten
Dokumentationssystem	Qualifizierter Abschluss	Umsetzung Ethikcodex
Ausstattung gemäß Diagnostikleitlinien/Therapieleitlinien	Kenntnisse Rahmenempfehlungen/Richtlinien (z. B. Verpflichtung zur Fortbildung, Hygieneverordnung, Aufbewahrungsfristen für Akten, Schweigepflicht), medizinisch-therapeutische Leitlinien	Leistung basiert auf wissenschaftlichen Theorien/Konzepten/Leitlinien
Ausbildungs- und Fortbildungsstandard	Fähigkeit zum evidenzbasierten Vorgehen	Transparenz der Leistung
Ausstattung des Arbeitsplatzes (technisch, berufsspezifisch)	Clinical Reasoning als Fähigkeit zur beruflichen Reflexion	Teilhabeziele in partizipativer Entscheidungsfindung
Zugang zu Fachliteratur/Fortbildung/Supervision	Strukturell-strategische Kompetenz	Erfassung der Lebensqualität
Konzepte zur Einrichtung und zur Therapie, Leitbild/Menschenbild/Ethikcode	Sozial-kommunikative Kompetenzen	Evaluation und Dokumentation der Zielerreichung
Struktur des logopädisch-sprachtherapeutischen Prozesses	Berufliches Selbstverständnis/Selbstorganisation	Qualität der therapeutischen Beziehung

5 Qualitätsmanagement

Der Begriff Qualitätsmanagement (QM) bezeichnet nun alle organisatorischen Maßnahmen, die der Verbesserung der therapeutischen Leistungen dienen. Solche Maßnahmen können sowohl die Qualität der Therapie als Dienstleistung selbst als auch innerorganisatorischen Abläufe einer Einrichtung/Praxis betreffen. Im Gesundheitswesen ist das Qualitätsmanagement (QM) von zentraler Bedeutung. Es soll dabei helfen, die Prozesse in der ambulanten und stationären Versorgung stetig zu verbessern. Ausgewiesenes Ziel ist dabei, vorhandene Ressourcen optimal einzusetzen und zu gewährleisten, dass die Klienten die bestmögliche Versorgung erhalten.

Ziele eines einrichtungsinternen Qualitätsmanagements

- kontinuierliche Sicherung und Verbesserung der Versorgungsqualität
- systematische Klientenorientierung
- Erhöhung der Arbeitszufriedenheit
- Transparenz der Maßnahmen
- Objektivierung und Messung von Ergebnissen der Versorgung

In stationären Einrichtungen der Gesundheitsversorgung und der medizinischen Rehabilitation ist ein Qualitätsmanagementsystem bereits zwingend vorgeschrieben, im Bereich der ambulanten therapeutischen Leistungen bisher noch optional. In den letzten Jahren wurden verschiedene Modelle zur Standardisierung des QM entwickelt – zumeist in Anlehnung an die Systeme der Deutschen Industrienorm International Standard Organisation (DIN EN ISO) und die Systeme im European Foundation for Quality Management (EFQM) – die auch therapeutischen Einrichtungen eine Zertifizierung ermöglichen sollen (Zech 2015, Fratalli 1999, Beushausen 2014a). Typische *Maßnahmen* eines QM-Systems in der Logopädie/Sprachtherapie sind:

- die Festlegung von konkreten Qualitätszielen
- systematische Überprüfung der Zielerreichung
- Umsetzung erforderlicher Anpassung der Maßnahmen
- Prozess- und Ablaufbeschreibungen typischer Vorgänge
- regelmäßige Klientenbefragungen
- Einführung eines Beschwerdemanagements
- Organigramme und Checklisten für Abläufe
- Notfallmanagement
- Dokumentation der Behandlungsverläufe und der Beratung
- qualitätsbezogene Dokumentation
- Optimierung der Kommunikationsstrukturen

Der Einsatz eines QM-Systems in einer Einrichtung/Praxis lässt sich für Außenstehende an der Umsetzung *spezifischer Merkmale* in den Bereichen Klientenversorgung und interne Organisation erkennen.

Merkmale der Klientenversorgung

- Ausrichtung der Versorgung an fachlichen Standards und Leitlinien
- Strukturierung von Behandlungsabläufen
- Mitwirkung des Klienten an Zielsetzung und Therapiegestaltung
- Evaluation des Therapieergebnisses
- strukturierte Beratung/Information

Merkmale der Praxisführung/ Mitarbeiter/Organisation

- Regelung von Verantwortlichkeiten
- Mitarbeiterorientierung (z. B. Arbeitsschutz, Fort- und Weiterbildung)
- Praxismanagement (z. B. Terminplanung, Datenschutz, Hygiene, technische Wartung)
- Gestaltung von Kommunikationsprozessen (intern/extern) und Informationsmanagement
- Kooperation und Management der Nahtstellen der Versorgung

6 Qualitätskontrolle

Vor der Einführung seines QM-Systems sollten zunächst die strukturellen Rahmenbedingungen einer Einrichtung/Praxis überprüft werden. Neben der Information und Motivation der Mitarbeiter gehören dazu die Schaffung von Personal- und Zeitressourcen, wie die Benennung eines Verantwortlichen für das Qualitätsmanagement, die Bereitstellung finanzieller Ressourcen für die Schulung der Mitarbeiter und für externe Beratung und die Festlegung von Besprechungsstrukturen sowie die Beschaffung notwendiger Arbeitsmaterialien und einer sinnvollen EDV-Lösung für die QM-Dokumentation. Im Rahmen der Vorarbeiten sollten folgende Dokumente erstellt werden:

- Praxisleitbild
- Einrichtungskonzept
- Qualitäts-/Betriebsziele
- Ablaufpläne
- Dokumentationssystem
- Konzept des QM-Handbuchs

Nach diesen systemübergreifenden Vorarbeiten kann entschieden werden, welche Zertifizierungsmodelle in Frage kommen und welche speziellen Anforderungen sie an den Aufbau des QM-Systems stellen. Bis zur Zertifizierungsreife einer Praxis/Einrichtung sollte ein gutes Jahr eingeplant werden. Die Entscheidung für ein QM-System stellt eine Chance, aber auch eine Herausforderung für Einrichtungen im Sozial- und Gesundheitsbereich dar (Zech 2015).

Verschiedene Anbieter von QM-Systemen bieten Schulungen und Beratungen im Zertifizierungsprozess an und stellen in der Regel QM-Handbücher zur Verfügung. Die QM-Dokumentvorlagen beinhalten Formulare, Checklisten, Verfahrensanweisungen und andere Dokumente, mit denen das QM-System individuell an die eigene Arbeitspraxis angepasst werden kann. Die Qualitätskontrolle – z. B. in Form von Audits im Rahmen der *Zertifizierung* – soll schließlich sicherstellen, dass vorgegebene oder selbstbestimmte Standards im Hinblick auf definierte Ziele im Rahmen der Therapie auch erreicht werden. Der Zertifizierungsprozess schließt mit der Erlangung eines Qualitäts- oder Gütesiegels ab, dessen Gültigkeit in regelmäßigen Abständen erneuert werden muss.

Potenzieller Nutzen nach Einführung eines QM-Systems

- mehr Kundenzufriedenheit
- mehr Mitarbeiterzufriedenheit
- mehr Arbeitszufriedenheit der Leitung
- mehr Wirtschaftlichkeit durch effiziente Gestaltung von Arbeitsabläufen
- Vermeidung von Fehlern und von Fehlerkosten
- mehr Zukunftssicherung durch strategische Ausrichtung, Innovation und Kreativität
- Wettbewerbsvorteile durch Optimierung der Praxis
- bessere Versorgungsqualität

7 Evaluation

Während die Einführung eines Qualitätsmanagementsystems in der Logopädie/Sprachtherapie derzeit noch freiwillig ist, besteht jedoch eine Verpflichtung, Therapieergebnisse zu evaluieren. Der Ist- und Soll-Zustand der Qualitätserreichung in der Therapie muss regelmäßig belegt werden, und nur diejenigen Interventionen werden bezahlt, die nachweislich effektiv oder wirksam sind (vgl. SGB IX; Welti & Raspe 2004, Beushausen & Grötzbach 2011).

> Evaluation ist ein systematisches Vorgehen zur Gewinnung, Auswertung und Interpretation von Daten, um Hinweise über die Qualität von Strukturen, Prozessen und Ergebnissen zu erhalten. Sie dient der Steuerung und Optimierung therapeutischer Abläufe, der Bewertung und Beurteilung der Interventionsergebnisse und damit der Legitimierung und Dokumentation einer Maßnahme (Wottawa & Thierau 2003). Evaluation ist Teil einer professionellen Arbeitskultur und ein Instrument zur Selbstkontrolle, Rechenschaftslegung und (Therapie-)Entwicklung. Dies geschieht mit Hilfe (wissenschaftlicher) Techniken und Forschungsmethoden (Beushausen 2014a, 2014c, Beushausen & Grötzbach 2011, DeGEval 2008).

Die beiden gebräuchlichsten *Formen der Evaluation* sind die formative und die summative Evaluation (Bortz & Döring 2006). Die *formative Evaluation* ist eine prozessbegleitende Evaluation, die den Entwicklungsstand von Programmen, Verfahren und Methoden systematisch überprüft und verbessert. In einer Konzeptphase (präformative Phase) wird ein Konzept entwickelt und mit einem ersten vorläufigen Programmentwurf abgeschlossen, um dann in der Entwicklungsphase (formative Phase) durch wiederholte praktische Erprobung ein endgültiges Konzept zu formen. Eine *summative Evaluation* setzt am Ergebnis einer Konzeptentwicklung an und überprüft, ob der Evaluationsgegenstand im Hinblick auf seine ursprünglichen Ziele wirksam und erfolgreich ist. Formative und summative Evaluation können auch ergänzend nacheinander eingesetzt werden und lassen sich auf allen Qualitätsebenen einsetzen (Beushausen & Grötzbach 2011).

> **Qualitätsstandards für Evaluationen**
>
> Eine Evaluation sollte
>
> - nützlich,
> - durchführbar,
> - fair,
> - genau
>
> sein (DeGEval 2008).

Qualitätskriterien für Therapieergebnisse: Therapieeffekte sind dann hochwertig, wenn sie aus Sicht des Gesundheitssystems neben Generalisierungs-, Transfer- und Langzeiteffekten (mindestens größer als ein halbes Jahr) auch nachhaltige Effekte zeitigen, also effizient im Vergleich zu anderen Vorgehensweisen sind. Zudem sollten sie ökologisch verträglich sein, das heißt die gezeigten Effekte sollten sich auf das Alltagsgeschehen der Klienten übertragen lassen. Die persönliche Relevanz der Therapieeffekte für den Klienten im Sinne ihrer individuellen sozialen Bedeutung – etwa in der Steigerung seiner individuellen Lebensqualität und Teilhabe – ist ein zentrales Qualitätskriterium.

Man unterscheidet *interne* von *externer* Evaluation, je nach Durchführendem. Abbildung 2 zeigt, wie sich eine Evaluation in Abhängigkeit vom Auftraggeber (Für wen

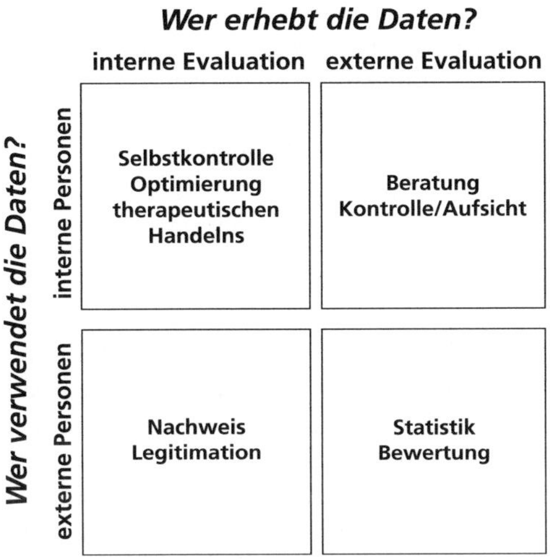

Abb. 2: Formen der Evaluation

wird evaluiert, wer erhält die Daten/Ergebnisse?) und Evaluator (Wer führt die Evaluation durch?) in ihrer Zielsetzung verändert. Wenn Evaluation vorgegebenen Zielen, z. B. der Entwicklung eines Systems oder der Optimierung von Prozessen, dienen soll, hat dies Folgen für die Wahl der optimalen Form einer Evaluation.

Ziele therapeutischer Evaluation

- Erkenntnisgewinn von Wirkungen, Einflüssen und Zusammenhängen
- gezielte Planung des Ressourceneinsatzes

Gegenstand therapeutischer Evaluation

- Fragen der Qualitätsbeurteilung
- Fragen der Effektivität in der Logopädie/Sprachtherapie

(Beushausen & Grötzbach 2011, Beushausen 2014a, 2014b)

Zur Evaluation einer Therapie können schließlich unterschiedliche Parameter herangezogen und interpretiert werden. Abhängig von den zu erwartenden Effekten muss bereits vor Therapiebeginn festgelegt werden, mit welcher Messmethode Veränderungen sinnvoll bestimmt werden können. Innerhalb eines evidenzbasierten Vorgehens wird unter Einbezug (1) der Wünsche und Bedürfnisse des Klienten, (2) der eigenen therapeutischen Expertise und (3) der Ergebnisse wissenschaftlicher Untersuchungen eine relevante, beantwortbare Frage im konkreten klinischen Fall formuliert. Diese Frage wird operationalisiert durch die Festlegung von (messbaren) Therapiezielen sowie der Planung, Durchführung und Auswertung der Evaluation der Therapie. Den Abschluss einer solchen *Evaluation als Einzelfallstudie* bilden die kritische Bewertung der Ergebnisse (Evidenz) bezüglich ihrer Validität und Brauchbarkeit für den Klienten sowie die kritische Reflexion des eigenen Vorgehens (Beushausen 2014b).

8 Dokumentation

Ohne eine systematische Dokumentation ist eine Evaluation therapeutischen Handelns und damit eine Qualitätssicherung nicht möglich. Zudem besteht eine Dokumentationspflicht sowohl als Berufspflicht als auch als vertragliche Nebenpflicht aus den Rahmenverträgen zur Erbringung sprachtherapeutischer Leistungen.

Dokumentation dient der Sicherung der Qualität in der Therapie, der Beweissicherung und der Kommunikation aller an der Therapie Beteiligten.

Alle therapierelevanten und therapiebezogenen Informationen wie Anamnese, Diagnose(n), sonstige Befunde, therapeutische Anordnungen bzw. Hinweise im Rahmen der therapeutischen Aufklärung, unerwartete Zwischenfälle, Beschwerden des Klienten, therapeutische Maßnahmen, deren Verlauf und Ergebnis, häusliche Übungen etc. sollen dokumentiert werden. Die Qualität der Dokumentation selbst bemisst sich auf der inhaltlichen Ebene an ihrer *Dokumentationswahrheit*, auf der formalen Ebene an ihrer *Dokumentationsklarheit* sowie ihrer *Lesbarkeit* und *Verständlichkeit*. Eine Dokumentation kann derzeit noch handgeschrieben oder mit einem Textverarbeitungssystem geführt werden. Zur Erhöhung der Lesbarkeit empfiehlt sich jedoch Letzteres.

Was soll dokumentiert werden?

- Stammdaten des Klienten
- diagnostische Abklärung
- anamnestische Erhebungen
- Befundberichte Dritter
- Indikationsstellung/Diagnosen
- Verordnung
- Differenzialdiagnosen
- Gesamtbehandlungsplan
- Behandlungsziele/Ziele des Klienten
- Beratung: Informationsstand des Klienten
- Sitzungsdauer und -frequenz
- Untersuchungs- und Behandlungsmethoden
- Ablauf und Dauer der einzelnen Behandlungen
- Behandlungsergebnisse
- Ergebnisse der Evaluation
- Einwilligungen/Erklärungen
- klientenbezogene Kommunikation
- atypische Verläufe

Die Dokumentation begleitet den gesamten Therapieprozess (► Abb. 1), multiprofessionelle und interdisziplinäre Teams können darauf zugreifen, aber auch der Klient selbst hat ein Recht auf Einsicht seiner Akte (BGB § 630g). Das Prinzip der Sicherung der *zeitlichen Nähe der Dokumentationsleistung zur Dienstleistung* sollte eingehalten werden.

Die Einrichtung eines einheitlichen Dokumentationssystems für eine Einrichtung/Praxis ist zu empfehlen. Dabei sollte die Orientierung an Teilhabe und Lebensqualität der Klienten als gesellschaftlich vorgegebene Ziele der Rehabilitation sich auch in der Dokumentation widerspiegeln. Es kann durchaus eine duale Dokumentation angelegt werden in Form einer objektivierten Verlaufsdokumentation mit vorgefertigten Stammdatenblättern, Anamnesebögen und Therapieverlaufsbögen und davon getrennter subjektiver persönlicher Aufzeichnungen des Therapeuten. Eine gut geführte Dokumentation bedeutet für die Therapieberufe insgesamt eine Zeitersparnis, z. B. wenn Therapiestunden oder Evaluationen geplant oder Berichte erstellt werden sollen.

Therapieberichte sind im ambulanten Bereich auf Anforderung der zuweisenden Ärzte nach Beendigung einer Verordnung zu erstellen.

Eine fehlerhafte oder unterlassene Dokumentation kann zu Behandlungsfehlern in der Therapie führen, die Zeit und Geld kosten, etwa wenn der Therapeut Behandlungsinhalte, -ziele oder -ergebnisse nicht ausreichend erinnert. In seltenen Fällen kann es auch zu gesundheitlichen Schäden des Klienten kommen.

Eine gute Dokumentation ist

- zeitsparend,
- transparent,
- evaluierbar,
- kommunizierbar,
- beweissichernd.

Literatur

Beushausen, U. (2014a): Qualitätsmanagement, Evaluation und Evidenzbasierung. In: Grohnfeldt, M. (Hrsg.): Grundwissen der Sprachheilpädagogik und Sprachtherapie (359–365). Stuttgart: Kohlhammer.

Beushausen, U. (2014b): Chancen und Risiken einer evidenz-basierten Sprachtherapie. Logos. Die Fachzeitschrift für akademische Sprachtherapie und Logopädie 22, 15–21.

Beushausen, U. (2014c): Forschungsmethoden. In: Grohnfeldt, M. (Hrsg.): Grundwissen der Sprachheilpädagogik und Sprachtherapie. Stuttgart (67–73). Stuttgart: Kohlhammer.

Beushausen, U. & Grötzbach, H. (2011): Evidenzbasierte Sprachtherapie. Grundlagen und Praxis. München: Elsevier.

Bortz, J. & Döring, N. (2006): Forschungsmethoden und Evaluation für Human- und Sozialwissenschaftler. Heidelberg: Springer.

Donabedian, A. (1966): Evaluating the quality of medical care. Milbank Mem Fund Q. (1966), 44, 166–206.

Fratalli, C. (1991): From Quality Assurance to total quality management. American Journal of Audiology, 1, 41–47.

Geiger, W. & Kotte, W. (2007): Handbuch Qualität: Grundlagen und Elemente des Qualitätsmanagements: Systeme – Perspektiven. Wiesbaden: Vieweg & Teubner.

Gerlach, F. M. (2001): Qualitätsförderung in Praxis und Klinik. Eine Chance für die Medizin. Stuttgart: Thieme.

Heiner, M. (2004): Qualitätsentwicklung durch Evaluation. In: F. Peterander, O. Speck (2004): Qualitätsmanagement in sozialen Einrichtungen (63–86), 2. Auflage. München: Ernst Reinhardt

Ruprecht, T. (1993): Von der Qualitätssicherung zum Qualitätsmanagement. Entwicklung in der vertragsärztlichen Versorgung. Zeitschrift für Allgemeinmedizin 69, 963–967.

SGB-Sozialgesetzbuch (2012): Bücher I – XII. 41. Auflage. München: Beck.

Welti, F. & Raspe, H. (2004): Rehabilitation und Teilhabe behinderter Menschen – Welche Möglichkeiten bietet das neue SGB IX? Neurologie & Rehabilitation 6, 320–322.

Wottawa, H. & Thierau, H. (2003): Lehrbuch Evaluation. Bern: Huber.

Zech, R. (2015): Qualitätsmanagement und gute Arbeit. Springer: Wiesbaden.

Online-Quellen

Arbeitsgemeinschaft der Wissenschaftlichen Medizinischen Fachgesellschaften (AWMF) (Hrsg.) (2011). Diagnostik von Sprachentwicklungsstörungen (SES), unter Berücksichtigung umschriebener Sprachentwicklungsstörungen (USES). http://www.awmf.org/uploads/tx_szleitlinien/049-006l_S2k_Sprachentwicklungsstoerungen_Diagnostik_2013-06_01.pdf (Zugriff am 1.10.2015).

Arbeitsgemeinschaft der Wissenschaftlichen Medizinischen Fachgesellschaften (2015): Leitlinienregister. http://www.awmf-online.de (Zugriff 1.10.2015).

BGB: Bürgerliches Gesetzbuch. http://www.gesetze-im-internet.de/bgb/BJNR001950896.html (Zugriff am 1.10.2015).

Dbl/dbs 2013: Standards für den Erwerb klinisch-praktischer Kompetenzen in der Logopädie/Sprachtherapie. Ein gemeinsames Grundsatzpapier von dbl und dbs. http://www.dbl-ev.de/fileadmin/Inhalte/Bilder/Service/Meldungen/2013/GRUNDSATZPAPIER_dbl_dbs_Finale_Version_Klinisch_praktische_Kompetenzen.pdf (Zugriff am 1.10.2015).

DeGEval –Deutsche Gesellschaft für Evaluation e. V. (2008) (Hrsg.): Standards für Evaluation. Mainz. (Zugriff am 1.10.2015).

DIMDI (Hrsg.) (2005): Internationale Klassifikation der Funktionsfähigkeit, Behinderung und Gesundheit. Neu-Isenburg: Medizinische Medien Informations-GmbH. (Zugriff am 1.10.2015).

(RV-S) Rahmenverträge über die Durchführung der Stimm-, Sprech- und Sprachtherapie vom 07.05.1992, in der Fassung vom 16.03.2015, http://www.aok-gesundheitspartner.de/imperia/md/gpp/by/heilberufe/vertraege/logopaedie/rv_logopaed_01_04_2015.pdf. Zugriff (Zugriff am 1.10.2015).

Rahmenempfehlung über die einheitliche Versorgung mit Heilmitteln gemäß § 125 Abs. 1 SGB V für den Bereich Stimm-, Sprech- und Sprachtherapie in der Fassung vom 01.07.2013. https://www.gkv-spitzenverband.de/media/dokumente/krankenversicherung_1/ambulante_leistungen/heilmittel/heilmittel_rahmenempfehlungen/heilmittel_logopaeden/2013-06-04_-_Empfehlungstext_U-Fassung.pdf (Zugriff am 1.10.2015).

Zur Bedeutung qualitativer Studien

Jürgen Kohler

Einleitung

Die Vielfalt an Forschungsperspektiven, theoretischen Positionen, Methoden der Datenerhebung, Aufbereitung und Auswertung innerhalb der qualitativen Sozialforschung (Flick et al. 2004) macht es schwierig, deren Bedeutung für die Sprachtherapie und deren Erforschung kompakt zu skizzieren. Die Ausführungen konzentrieren sich daher auf folgende Bedeutungen:

- Qualitative Studien und ihre Bedeutung für die praktisch handelnde Sprachtherapeutin: Welche Gemeinsamkeiten und Unterschiede gibt es zwischen einer qualitativen Studie und dem berufsalltäglichen Handeln einer Sprachtherapeutin?
- Qualitative Studien und ihre Bedeutung für die forschende Gemeinschaft im Kontext Sprachtherapie und insbesondere im Vergleich mit quantitativ-empirischen Studien: Ist die qualitative Studie die bessere oder die schlechtere Forschungsstrategie für die Sprachtherapie?
- Qualitative Studien und ihre Bedeutung bei der Qualitätssicherung. Versuch einer Konklusion: Wo sind Chancen und Grenzen von qualitativen Studien bei der Optimierung von sprachtherapeutischem Handeln?

1 Qualitative Studien und ihre Bedeutung für die praktisch handelnde Sprachtherapeutin

Qualitative Studien haben mit der Praxis der Sprachtherapie einiges gemeinsam. Dies wird schon auf abstraktem Niveau deutlich, wenn man einige Grundannahmen und Kennzeichen der qualitativen Forschung betrachtet (Flick et al. 2004) und mit der Sprachtherapie vergleicht.

1.1 Gemeinsamkeiten qualitativer Studien mit sprachtherapeutischem Handeln

Die einleitend angedeutete *Methodenvielfalt* sowie die *Gegenstandsangemessenheit der Methoden* sind kennzeichnend für qualitative Studien. Es gibt also nicht »die« eine Methode, sondern je nach Fragestellung und

Erkenntnisinteresse verschiedene, mehr oder weniger angemessene Methoden.

Auch in der Sprachtherapie wird die Methodenadäquatheit diskutiert, und es werden Methodenkombinationen proklamiert, die je nach Fall und institutionellem Kontext in unterschiedlicher Gewichtung zur Problemlösung beitragen können (z. B. Baumgartner & Giel 2000, Wendlandt 2010, Mußmann 2014). Auch wenn es sich hier um unterschiedliche Methoden handelt, nämlich auf der einen Seite um Forschungsmethoden und auf der anderen Seite um sprachtherapeutische Methoden, gilt für beide im metaphorischen Sinne: Es führen mehrere Wege nach Rom, und Umwege können durchaus wertvoll sein.

Die Analyse des *Einzelfalles*[2] ist Ausgangspunkt in qualitativen Studien. Auch Sprachtherapeutinnen betrachten ihre Klienten meist als einzigartige (ideografische) Einzelfälle (Motsch 1996, Steiner 2005). Dabei sind die *subjektiven Perspektiven der Beteiligten* relevant. Klienten in der sprachtherapeutischen Praxis kommen in der Regel, weil sie selbst oder ihre Bezugspersonen eine Abweichung von der sprachlichen Norm als auffällig oder belastend empfinden (Schulz 2011). Der Schweregrad ist kaum objektiv zu messen, denn was für den einen ein schwerwiegendes Problem darstellt, ist für den anderen nicht der Rede wert. Bewertungsprozesse im Zusammenhang mit Sprachstörungen sind extrem subjektiv. Auch in der qualitativen Studie werden vornehmlich subjektive Bewertungsprozesse von Menschen untersucht.

Das *Verstehen* der Menschen in seinem *sozialen Kontext* und die *Orientierung an deren Alltagsgeschehen und Alltagswissen* sind primäres Erkenntnisprinzip der qualitativen Forschung. Dabei werden vom Forscher *Kommunikations- und Interaktionssequenzen analysiert*. Genau das gehört auch zum Kerngeschäft der Sprachtherapeutin in Diagnostik und Therapie. Ebenso zentral für qualitative Forschung wie für die Sprachtherapie ist der Text, also die gesprochene oder geschriebene Sprache. Qualitative Forschung bezeichnet sich selbst als »*Textwissenschaft*« (Flick et al. 2004). Hauptgegenstand ihrer Analysen ist die Sprache, was selbstredend natürlich auch für die Sprachtherapie gilt. In diesem Punkt treffen sich die Sprachtherapie und die qualitative Sozialforschung in einem wesentlichen theoretischen Punkt, denn für die Auswertung von Texten haben die qualitativ orientierten Forscher Theorien aus der Psycholinguistik als Grundlage (Mayring 2003). Solche Theorien sind der Sprachtherapeutin bestens bekannt, orientieren sich doch viele sprachdiagnostischen und sprachtherapeutischen Ansätze an psycholinguistischen Modellvorstellungen (z. B. Fox-Boyer 2014, Blanken & Ziegler 2010, Siegmüller & Kauschke 2006).

Die *Reflexivität* ist grundlegendes Kennzeichen sowohl für den qualitativ orientierten Forscher als auch für die praktisch tätige Sprachtherapeutin. Praxisberatung in der Ausbildung oder (kollegiale) Supervision für die erfahrene Sprachtherapeutin (Culp & Berding 2014) gehören zur Standardforderung von Qualitätssicherung (dbl 1998) und sind Ausdruck der Reflexionsnotwendigkeit für therapeutisch Handelnde.

Schaut man sich das Handeln der Forscherin in qualitativen Studien genauer an, so wird der Bezug zur sprachtherapeutischen Arbeit noch offensichtlicher.

1.2 Ähnlichkeiten im konkreten Handeln

Ähnlichkeit bei den Formen der Beobachtung

Ein wichtiges Instrument in qualitativ orientierten Studien ist die *Beobachtung* (Lamnek

2 Die Einzelfallstudie ist nicht ausschließlich dem qualitativen Paradigma in der Sozialwissenschaft zuzuschreiben. Es gibt auch die kontrollierte Einzelfallstudie (Julius, Schlosser & Goetze 2010), die klar dem quantitativen Paradigma zuzuordnen ist.

2001a). Insbesondere in der für die qualitative Forschung typischen Rolle der *teilnehmenden Beobachterin* (Hug & Poscheschnik 2010) befindet sich auch die Sprachtherapeutin, wenn sie eine alltagsnahe Kommunikationssituation initiiert, um die Sprache ihrer Klienten zu beobachten oder auch modellieren zu können. Die Konstruktion von Kommunikationssituationen legt einen weiteren Vergleich zwischen Forscherin und Sprachtherapeutin nahe. Beide bewegen sich auf dem Kontinuum zwischen *natürlicher vs. künstlicher Beobachtungssituation* eher näher am Pol der natürlichen Situation. Die qualitativ orientierte Forscherin als »Feldforscherin« sucht Alltagssituationen der zu beobachtenden Personen auf. Die Sprachtherapeutin initiiert *in-vivo*-Übungen, um möglichst alltagsnahe Kommunikationssituationen zu schaffen, und versucht, in der Kindertherapie die natürliche Motivation im kindlichen Spiel für therapeutische Ziele zu nutzen. Sowohl Sprachtherapeutin als auch Forscherin nutzen *indirekte Beobachtungsmöglichkeiten*, indem sie Video- oder Audioaufnahmen anfertigen und analysieren. Auf dem Kontinuum zwischen *offener und verdeckter Beobachtung* bewegen sich beide gleichermaßen eher nahe dem Pol der offenen Beobachtung. Das heißt, sie erklären offen das Ziel und den Zweck der Beobachtung. Bei der verdeckten Beobachtung werden Klienten in der Sprachtherapie oder zu untersuchende Personen in sozialwissenschaftlichen Studien über Ziel und Zweck der Beobachtung bewusst im Unklaren gelassen oder gar getäuscht. Diese Beobachtungsform wird sowohl in der Sprachtherapie als auch in qualitativen Studien eher kritisch betrachtet, weil sie eine Gefahr für das notwendige und gewünschte Vertrauensverhältnis zwischen Beobachterin und zu beobachtender Person bedeutet (Lamnek 1995 für die qualitative Forschung; Baumgartner & Giel 2000 für die Sprachtherapie).

Ähnlichkeiten bei den Formen der Befragung

Die verschiedenen Formen der *Befragung*, die in der Terminologie der Forschungsmethoden beschrieben werden (Lamnek 2001b), sind für die Sprachtherapeutin gleichermaßen wichtig, um Erkenntnisse zu erlangen. Hier ist der größte Überschneidungsbereich im Setting des mündlichen Gesprächs. Häufig angewandte Form des Interviews ist in qualitativen Studien das *Leitfadeninterview*. Die Forscherin hat einen (meist aus der Theorie abgeleiteten) Leitfaden, um das Gespräch zu strukturieren. Diese Gesprächsform ist von der Struktur her mit Diagnosesettings identisch, bei denen die Sprachtherapeutin z. B. einen Anamnesebogen benutzt, um Erkenntnisse über das Sprachproblem ihrer Klienten zu erlangen.

Problemzentrierte Interviews fokussieren in der qualitativen Forschung die subjektive Einstellung von Personen zu einem gesellschaftlichen Problem. In der Sprachtherapie ist das Problem i. d. R. das sprachliche Defizit. Unter dem Begriffspaar *fokussiertes Interview* versteht man in der qualitativen Sozialforschung das Gespräch in Bezug auf einen bestimmten Stimulus. Sprachtherapeutinnen nutzen diese Gesprächsform zum Beispiel, wenn sie von ihren Klienten Filme oder Audioaufnahmen (= Stimuli) anfertigen und diese mit ihren Klienten gemeinsam analysieren und interpretieren. Aber auch das *narrative Interview* der qualitativen Studien ist durchaus ein Setting, welches die Sprachtherapie kennt. Diese Gesprächsform mit ihrem offenen, eher wenig strukturierten Vorgehen, bei der die Klienten zum Erzählen (narrare) angeregt werden, eignet sich, um z. B. die Biografie der Klienten nachvollziehen zu können.

Für die Forscherin werden ganz bestimmte *Fähigkeiten und Fertigkeiten zur Gesprächsführung* verlangt (Hopf 2004, Hermanns 2004), die unisono im Kompetenzkatalog von Logopädinnen erscheinen, z. B. Ungestörtheit schaffen, Vertrauen aufbauen, zuhören können, flexibel bleiben etc. (Büttner & Quindel 2013).

Bei so vielen Gemeinsamkeiten kann man sich fragen, wo eigentlich der Unterschied zwischen der qualitativ orientierten Forscherin und der praktisch handelnden Sprachtherapeutin liegt. Der Unterschied liegt insbesondere im Ziel der Handlungen, in der Intensität und im Grad der Systematisierung. Die bisher formulierten Gemeinsamkeiten und Ähnlichkeiten werden in Tabelle 1 komprimiert zusammengefasst.

Tab. 1: Gemeinsamkeiten von der Praxis der Sprachtherapie mit den qualitativen Studien

Praxis der Sprachtherapie	Gemeinsamkeiten zwischen	Qualitative Studie
Vielfalt an sprachtherapeutischen Methoden für ein Sprachproblem	**Methodenvielfalt**	Vielfalt an qualitativen Forschungsmethoden für ein Erkenntnisinteresse
Einzeltherapie ist wichtiges und häufiges Setting	**Ideografisches Verstehen** (Hermeneutik)	Einzelfallstudie ist prototypisches Setting
Ganzheitliche, alltagsrelevante Betrachtung	**Sozialer Kontext**	Orientierung am Alltagsgeschehen
Analyse (Diagnostik) von Pragmatik, Grammatik, Semantik, Phonologie, Phonetik etc.	**Textwissenschaft** auf (psycho-)linguistischer Grundlage	Schwerpunkt der Analyse auf der Semantik mittels Kommunikations- bzw. Interaktionsanalyse
(Kollegiale) Supervision	(Selbst-)**Reflexivität**	Vier-Augen-Prinzip
	Natürliche, offene, direkte und indirekte **Beobachtung**	
	Befragung Problemzentrierte, fokussierte und narrative Interviews Fähigkeiten und Fertigkeiten der Gesprächsführung	
Anamnesebögen		Leitfadeninterviews

1.3 Unterschiede zwischen qualitativen Studien und Sprachtherapie

Verschiedene Zielorientierung

Um die unterschiedliche Zielorientierung zu veranschaulichen, wird gleich mit einem Beispiel begonnen: Die *Gruppendiskussion* (Bohnsack 2004) kann in qualitativen Studien vom Forscher benutzt werden, um interaktive und kollektive Phänomene in der Gesellschaft (z. B. das Stottern von Jugendlichen) besser zu verstehen, als dies mit Einzelgesprächen gelingen könnte, weil solche Phänomene sich eben vor allem sozial-interaktiv konstituieren. Das Erkenntnisinteresse der Forscherin liegt hierbei vordergründig in der Sache an sich (im Beispiel: Wie wird das Stottern unter Jugendlichen diskutiert?). Wenn die Sprachtherapeutin eine therapeutische Gruppe moderiert über ein sprachtherapeutisch relevantes Thema wie z. B. das Stottern, dann hat sie ein Ziel, das über die bloße Beschreibung hinausgeht. Sie will nicht nur den Status quo in der Gruppe verstehen und nachvollziehen können, sie will auch etwas verändern. In der Diskussion in einer homogenen Gruppe mit gleichartig Betroffenen will sie z. B. den Vergleich zwischen den Betroffenen nutzen, um konstruktiv-gelingende Lösungsmöglichkeiten des Problems Stottern zu fokussieren (Katz-Bernstein & Subellok 2002). In einer heterogenen Gruppe bestehend aus Betroffenen und Nicht-Betroffenen oder auch aus Indirekt-Betroffenen (z. B. Bezugspersonen) kann sie u. a. das Verständnis füreinander fördern und Strategien des befriedigenden Umgangs mit dem Phänomen Stottern erarbeiten. Der Erkenntnisgewinn im therapeutischen Gruppen-Setting liegt bei den Teilnehmern selbst.

Sprachtherapeutisches Handeln ist primär veränderungsorientiert, qualitativ forschendes Handeln orientiert sich eher an der Beschreibung von Verhalten und ist deswegen zustandsorientiert.

Nun darf man den qualitativen Studien (und auch anderen Studien) nicht das Ziel von positiver Veränderung von Gesellschaft oder im engeren Sinne von therapeutischer Praxis absprechen. Jedoch ist dieses Ziel nicht primär im Forscherhandeln angesiedelt, sondern eher nachrangig bei der Nutzung der Erkenntnisse zu einem folgenden Zeitpunkt, z. B. wenn ein neues Diagnostikinstrument entsteht oder wenn therapeutische Verfahren optimiert werden können aufgrund der gewonnenen Erkenntnisse. Im Abstrakten bedeutet das einen unterschiedlichen Umgang mit Theorie.

> Qualitative Forschung ist eher mit der Bildung von Theorie beschäftigt, während die sprachtherapeutische Praxis eher mit der Anwendung von Theorie zu tun hat.

Eine Ausnahme bildet hier die sogenannte Handlungsforschung oder Praxisforschung, früher auch Aktionsforschung genannt (Moser 2001). Diese Forschungsstrategie bedient sich vor allem qualitativer Methoden und setzt ausdrücklich das Ziel, durch den Forschungsprozess selbst eine Veränderung in der Gesellschaft zu bewirken. In der Praxisforschung als Sonderfall der qualitativen Studie verschwimmen die Rollen zwischen Forscherin und Praktikerin. Die oben beschriebene Unterschiedlichkeit in der Zielorientierung ist in der Reinform der Praxisforschung aufgehoben. Die Sprachtherapeutin wäre zu gleichen Teilen auch Forscherin. Ein Konstellation, die man wahrscheinlich selten antrifft.

Unterschiedliche Intensität

Wenn in Kapitel 1.1 davon gesprochen wurde, dass qualitative Studien sich als eine Form von Textwissenschaft verstehen, dann wird der Unterschied zur Sprachtherapie insbesondere in der Intensität der Auswertung von Daten deutlich. Während die Sprachtherapeutin eine Gruppendiskussion oder ein Einzelgespräch mit audiovisuellen Instrumenten aufnimmt und nur teilweise verschriftlicht, um eventuell eine genaue Spontansprachanalyse nach linguistischen Kriterien zu machen (Schrey-Dern 2006), gehört es für die qualitative Forscherin i. d. R. zum Standard, das aufgenommene Gespräch vollständig zu transkribieren (Flick 2009). Je nach Fragestellung muss die Forscherin eine intensive theoretische Auseinandersetzung erbringen, welches die Praktikerin sicherlich während der Ausbildung oder Weiterbildung leistet, wenn sie viel Zeit hat, um an beispielhaften Einzelfällen zu lernen. Diese Zeit ist aber in der Regel im Praxisalltag so nicht vorhanden. Weder mehrseitige Transkriptionen noch intensives Literaturstudium für jeden einzelnen Fall sind in der Praxis möglich. Die Forscherin hat dagegen den Auftrag, sich sehr analytisch auf Details zu konzentrieren. Ihr Alltag ist von dieser Intensität geprägt.

Unterschiedliche Formen der Systematisierung bzw. Ökonomie

Wenn die qualitativ orientierte Forscherin mit Leitfäden zur Durchführung von Interviews arbeitet, diese Gespräche durch die Transkription aufbereitet und nach gewissen Regeln auswertet, so geschieht dies nach einer Systematik, die sie in der Regel selbst generieren muss, die sehr stark am Erkenntnisinteresse bzw. am Gegenstand orientiert ist und die sie mit einer gewissen Strenge einhalten muss. Die sprachtherapeutische Praktikerin folgt bei Durchführung und Auswertungen eher vorgegebenen und durch Erfahrung schon bewährten Routinen (z. B. mit Hilfe von Anamnesebögen und Diagnostiktools, Therapieansätzen oder -programmen), die neben der Systematik auch eine gewisse Ökonomie bringen sollen.

Unterschiedliche Funktion von Hypothesen

In diesem Zusammenhang zeigt sich auch ein Unterschied im Umgang mit Hypothesen. Während qualitative Studien eher einen hypothesengenerierenden Charakter haben (Hug & Poscheschnik 2010), wird der Praxis der Sprachtherapie ein hypothesengeleitetes Vorgehen (Schrey-Dern 2006) zugeschrieben. Der Unterschied ist wieder nur graduell, aber kann ungefähr so beschrieben werden:

Qualitative Studien versuchen eher die richtigen Fragen zu finden, während beim pädagogisch-therapeutischen Handeln die Suche nach passenden Antworten zum Kerngeschäft gehört. Beiden gemeinsam ist die Bewusstheit der Vorläufigkeit von Fragen und ihre potenzielle Falsifikationsmöglichkeit. Anders ausgedrückt: Eine Hypothese kann immer widerlegt werden.

An dieser Stelle lohnt es sich, die Bedeutung qualitativer Studien in Verbindung zur sprachtherapeutischen Forschung zu suchen. Die Unterschiede zwischen den qualitativen Studien und der Sprachtherapeutischen Praxis werden in Tabelle 2 zusammengefasst.

Tab. 2: Relative Unterschiede zwischen der Praxis der Sprachtherapie und den qualitativen Studien

Praxis der Sprachtherapie	Relative Unterschiede zwischen	Qualitative Studie
Primär veränderungsorientiert mittels Beschreibung	**Zielorientierung**	Primär Zustandsbeschreibung, Veränderung meist nachrangig
Theorieanwendung		Theoriebildung und -weiterentwicklung
Mittelgradig (z. B. umfassende Transkription ist Ausnahme; Theorie als Handlungsgrundlage und Routine)	**Intensität**	Extrem hoch (z. B. umfassende Transkription ist Standard; theoretische Aufarbeitung und Recherche umfassend)
Hoch unter Rückgriff auf erprobte diagnostische Instrumente und therapeutische Routinen	**Systematisierung**	Hoch mit individuell und gegenstandsbezogen-konstruiertem Instrumentarium
Weniger starke Trennung von Diagnostik und Therapie (»Förderdiagnostik«)		Hohe analytische Trennung von Planung, Durchführung, Aufarbeitung, Auswertung und Interpretation
Hypothesengeleitetes Vorgehen	**Hypothesen**	Hypothesengenerierend

2 Qualitative Studien und ihre Bedeutung für die sprachtherapeutische Forschung

Ausgangspunkt der hier dargestellten Bezüge ist die Forscherin im sprachtherapeutischen Kontext. Die Forscherin hat neben den qualitativen Methoden auch sogenannte quantitative Methoden zur Verfügung, um zu Erkenntnissen zu gelangen. Es wird an dieser Stelle darauf verzichtet, die quantitativen und qualitativen Forschungsmethoden paradigmatisch zu vergleichen. Obwohl dieser Vergleich auch für die Sprachtherapie als sozialwissenschaftliche Disziplin wichtig ist, bringt der Vergleich keinen Mehrwert, da er in den meisten Lehrbüchern zu Forschungsmethoden der Sozialwissenschaft (u. a. Lamnek 1995, Hug 2001, Bortz & Döring 2006, Flick 2009) dargestellt wird und dort nachvollzogen werden kann. Im Folgenden werden die beiden Forschungsstrategien mit einem (absichtlich trivial) konstruierten Beispiel aus dem sprachtherapeutischen Kontext nebeneinander gestellt, so dass die Bedeutung der qualitativen Studien aus der Perspektive der Forscherin beleuchtet wird. Ausgangspunkt für die Forscherin ist eine Fragestellung:

Welche Gedanken machen sich die Eltern des lese-rechtschreibschwachen Schülers über die möglichen Konsequenzen für seine schulische Laufbahn?

Sie bestimmt letztendlich die Methodenwahl. Wenn die Forscherin die Einzahl in der Fragestellung (ein einziger Schüler) wortwörtlich nimmt, wird sie sicherlich die qualitativ angelegte Einzelfallstudie präferieren. Sie kann dann sogar einen Namen in die Fragestellung einfügen, es handelt sich um den spezifischen Schüler x mit seinen Eltern. Der Einzelfall besteht aus den Eltern mit ihrem Kind in einem spezifischen sozialen Kontext. Die Forscherin kann im Gespräch (qualitatives Interview) mit den Eltern in die Tiefe des Falles eintauchen und den Fall in aller Differenziertheit verstehen. Die Auswertung und Interpretationen gelten zunächst einmal nur für diesen einen Fall. Die Forscherin kann dementsprechend nur in einem sehr geringen Grad die Ergebnisse auf andere Fälle mit derselben Problematik übertragen. Sie kann aber durchaus Hypothesen formulieren, die ein hohes Potenzial an Verallgemeinerung haben. Die Eltern haben z. B. »Sorgen um den Schulerfolg ihres Kindes« formuliert, was die Forscherin als einen Gedanken betrachtet, der ein hohes Potenzial an Verallgemeinerungsfähigkeit in sich trägt.

Um einen solchen »roten Faden« in den Gedanken von Eltern im Allgemeinen zu identifizieren, braucht sie aber eine größere Anzahl von Einzelfällen. Die Gruppe von mehreren Eltern mit ihren von Lese-Rechtschreibschwäche (LRS) betroffenen Kindern bildet dann den Fall (oder die Fallgruppe). Obwohl es sich nun nicht mehr um ein einziges Elternpaar mit ihrem einzigartigen Kind handelt, könnte man trotzdem noch von einer Fallstudie sprechen (Flick 2009). Die konstituierende Gemeinsamkeit des Falles ist das übergreifende Kennzeichen der LRS. Die Forscherin entscheidet sich wieder für das qualitative Interview als Forschungsmethode, sie kann es in ihrem Kontext leicht organisieren, mit zehn verschiedenen Eltern das Interview durchzuführen. Es gelingt ihr also, bei $n = 10$ Einzelfällen eine Fallstudie durchzuführen, und sie kann aufgrund der Verschiedenartigkeit der Fälle auch solche Ergebnisse erkennen, welche die Mehrzahl der Eltern unabhängig voneinander teilen. Sie bekommt dementsprechend verstärkende Hinweise auf mögliche generelle und verallgemeinerungsfähige Gedanken von Eltern mit Kindern, die von LRS betroffen sind. Die *Sorgen um den Schulerfolg* haben neun von zehn Elternpaaren als Gedanken im Gespräch formuliert. Sie wertet dies als eine Bestätigung ihrer Hypothese und interessiert sich nun dafür, ob diese Sorgen um den Schulerfolg von allen Eltern mit LRS-Kindern tatsächlich geteilt werden. Dafür muss die Fragestellung leicht geändert werden, um dieser allgemeinen Gesetzmäßigkeit Rechnung zu tragen. Die Fragestellung könnte nun so heißen:

Welche Gedanken machen sich Eltern von lese-rechtschreibschwachen Schülern über die möglichen Konsequenzen für deren schulische Laufbahn?

Durch die Mehrzahl (nicht »die« Eltern, sondern »Eltern«, und nicht »der« Schüler, sondern »die« Schüler) wird klar, dass in der Frage der Wunsch nach einer verallgemeinerungswürdigen Antwort steckt, was eine Forschungsmethode erfordert, die diesem Anspruch an Verallgemeinerung Rechnung trägt. Die Forscherin will sich nicht mehr mit einem einzelnen Fall begnügen, und auch zehn Fälle mit demselben konstituierenden Kennzeichen genügen ihr nicht mehr. Da es unmöglich ist, alle Eltern mit LRS-Kindern zu befragen, muss eine repräsentative Stichprobe aus der Grundgesamtheit aller Eltern mit LRS-Kindern gezogen werden. Diese Zufalls-Stichprobe sollte mit einem möglichst großen N (Anzahl der Eltern) gezogen werden, um tatsächlich sichergehen zu können, dass eine Antwort auf die Frage gefunden werden kann, die mit einer möglichst geringen Fehlerwahrscheinlichkeit verallgemeinerungswürdig und richtig ist. Da es sich auch bei solchen Stichproben um Fallzahlen von in der Regel mindesten 30 Elternpaaren handelt, ist das qualitative Interview schon aus Zeitgründen nicht mehr durchführbar. Die Forscherin entscheidet sich für eine schriftliche Befragung, die weitaus ökonomischer durchführbar ist.

Angenommenerweise antworten auf die Frage im Fragebogen »Machen Sie sich Sorgen um den Schulerfolg ihres Kindes wegen der Lese-Rechtschreibschwäche?« 85 % der Eltern mit »ja«. Mit dieser schriftlichen Befragungsmethode ist die Forscherin in den quantitativen Methodenbereich gewechselt. Sie bekommt Zahlen (hier Prozentwerte), die eine Aussage über die Wahrscheinlichkeit machen, mit der die Antwort auf ihre Frage richtig ist. Obwohl die Forscherin sich bei der Konstruktion des Fragebogens viele Gedanken gemacht hat und sich an den anerkannten Richtlinien der quantitativen Forschungsmethoden zur Fragebogenkonstruktion orientiert hat (Bühner 2011), entsteht bei der Auswertung und Interpretation des Fragebogens das Bedürfnis, noch mehr zu erfahren. Insbesondere vermutet sie eine Abhängigkeit der Sorgen vom Geschlecht (Vater oder Mutter?) und einen sehr unterschiedlichen Umgang mit den Sorgen zwischen den Elternpaaren. Es entstehen zwei neue Fragen. Die erste Frage lautet:

Hängt das Auftreten der elterlichen Sorgen vom Geschlecht der Eltern ab?

Um diese Frage zu beantworten, kann sie die im Fragebogen erhobenen Daten nutzen, denn dort wurde auch nach dem Geschlecht der Eltern gefragt. Sie kann den Unterschied zwischen Mutter und Vater bei den elterlichen Sorgen statistisch differenzieren und eine Antwort darauf erhalten, ob es einen signifikanten Unterschied zwischen Vätern und Müttern hinsichtlich des Auftretens von Sorgen gibt. Sie bedient sich in der Auswertung der Daten weiterhin der Methoden der quantitativen Strategien und nutzt das für das quantitative Paradigma charakteristische quasi-experimentelle Setting: Durch die Konfrontation der (unabhängigen) Variablen »Geschlecht« und der davon abhängigen Variablen »Sorge« hat sie mit einem relativ hohen Grad an Kontrolle einen Ursachen-Wirkungs-Zusammenhang widerlegt, denn der statistische Test fördert keinen bedeutenden Unterschied zwischen Vater und Mutter im Auftreten von Sorgen wegen der LRS ihrer Kinder zutage. Die zweite Frage lautet:

Wie gehen Eltern von LRS-Kindern mit ihren Sorgen wegen des Schulerfolgs ihres Kindes um?

Obwohl in der Fragestellung wieder ein hoher Grad an Verallgemeinerung steckt, entscheidet die Forscherin sich für ein qualitatives Interview, weil sie die Möglichkeit des Nachfragens im Dialog und die damit verbundene Flexibilität in der mündlichen Befragung des Einzelfalles dem viel höheren Grad an Struktur und Standardisierung der nichtdialogischen schriftlichen Befragung bevorzugt. Sie muss bei der Interpretation der gewonnenen Daten dann von neuem entscheiden, inwiefern diese Ergebnisse eine Plausibilität an Verallgemeinerungsfähigkeit in sich tragen oder ob sie nur für diesen einzelnen Fall Gültigkeit haben. Sie entscheidet sich für die Durchführung von zehn Interviews und setzt in der Durchführung mehrere Personen ein, um mögliche Versuchsleitereffekte zu minimieren. Sie sorgt auch in der Phase der Auswertung für eine gewisse Kontrolle der angestrebten Objektivität, indem sie für jeden Fall mindestens zwei unabhängig voneinander agierende Auswerter einsetzt. Die angefertigten Transskripte werden also von mindestens zwei Personen ausgewertet, die hinsichtlich dieser Tätigkeit keinen Kontakt miteinander haben. Die Forscherin selbst konzentriert sich mit ihren eigenen Ressourcen auf die Integration der Daten und deren Interpretation. Nach dieser Systematik der Auswertung können folgende Unterkategorien für den elterlichen Umgang mit ihren Sorgen wegen des Schulerfolgs bei LRS-Kindern formuliert werden:

- Aktive Suche nach Unterstützung (Nachhilfe, Therapie, Beratung etc.) (12 Nennungen)
- Gefühl der Hilflosigkeit (18 Nennungen)
- Aggression gegenüber Lehrern des Kindes (9 Nennungen)
- Initiieren von eigenen, zusätzlichen, häuslichen Übungen im Bereich Lesen und Rechtschreibung (14 Nennungen)

In der integrierenden Auswertung der zehn Einzelfallinterviews gebraucht sie aber auch durchaus quantitative Mittel, indem sie die Häufigkeit der vorkommenden Kategorien zählt (Anzahl der Nennungen in Klammer), da sie annimmt, dass die Häufigkeit auch etwas über die Gewichtung der Kategorie bei der Beantwortung der Forschungsfrage aussagt. An dieser Stelle soll das Beispiel nicht weiter ausgeführt werden. Es hatte den Sinn, folgendes zu zeigen:

Es gibt keine A-priori-Bevorzugung eines Forschungsparadigmas, sondern nur eine Angemessenheit und Passung der Forschungsstrategie zur Fragestellung. Die Bedeutung der qualitativen Studie für die Forscherin ist abhängig von ihrem Erkenntnisinteresse. Die qualitative Studie ist weder gut noch schlecht oder besser als eine quantitative Studie, sondern immer nur mehr oder weniger angemessen. Sie kann in der Interpretation von quantitativen Daten helfen und deren Bedeutung inhaltlich substanziell erweitern, ergänzen oder abstützen. Letzteres wird in den sogenannten *mixed-methods*-Forschungsdesigns (Kuckartz 2014) sehr zielgerichtet und ausdrücklich angestrebt.

An der oben konstruierten Fragestellung und der ebenso konstruierten Anwendung von Forschungsmethoden kann man die Bedeutung der qualitativen Studie für die Sprachtherapie-Forschung in einer Art verkürzten Vor- und Nachteilsdiskussion beispielhaft nachvollziehen. Integriert man die unter Kapitel 1 dargestellten Parallelen zwischen der praktischen Sprachtherapie und dem qualitativen Forschungsparadigma mit den Vorteilen der qualitativen Studien, entsteht ein Szenario, welches sich lohnt im

Lichte der Qualitätssicherung anzuschauen. Die folgenden Ausführungen sind daher der Versuch, den möglichen Wert der qualitativen Studie für die Praxis der Sprachtherapie als Maßnahmen der Qualitätssicherung zu skizzieren.

3 Verknüpfung von Sprachtherapie und qualitativer Forschung und ihre mögliche Bedeutung für die Qualitätssicherung

3.1 Qualitative Studien und ihre Rolle bei sprachtherapeutisch relevanten Themen

Wenn Forscherinnen, wie im konstruierten Beispiel unter Punkt 2 beschrieben, in Kooperation mit der Praxis der Sprachtherapie (Ambulatorien, logopädische Praxen, Kliniken usw.) und mit Hilfe qualitativer Methoden Erkenntnisse gewinnen, die dann zur Entwicklung neuer Methoden der Sprachtherapie führen oder auch bestehende Methoden hinsichtlich ihrer Wirksamkeit untersuchen und gegebenenfalls verbessern, dann ist das eine hochgradig anwendungsorientierte, qualitative Forschung im engeren Feld der Sprachtherapie.

Diese Bedeutung der qualitativen Studie für die Sprachtherapie ist leider wenig erforscht. Steiner (2002) stellt für die Sprachtherapie im Zeitraum 1995 bis 2001 fest, dass im deutschsprachigen Raum lediglich 12,6 % der in ausgewählten Fachzeitschriften veröffentlichten Studien Einzelfallbeschreibungen waren. Yin (2014) vermutet für die Sozialwissenschaften insgesamt eine steigende Relevanz der Einzelfallstudie, ohne dass diese den Stellenwert von Studien aus dem quantitativen Paradigma erreichen würde. Dabei wurde die Häufigkeit von Angaben über Forschungsdesigns in veröffentlichten englischsprachigen Büchern von 1980 bis 2008 mit der Suchmaschine »Google Ngram Viewer« verglichen. Für das Jahr 2008 fand er ein Verhältnis von 1 : 5 zwischen »case study research« und »experimental designs« und ein Verhältnis von 1 : 6 zwischen »case study research« und »survey research«.

In Anlehnung an den von Yin (2014) durchgeführten Vergleich wurde für diesen Beitrag bei der Suchmaschine »Google Scholar« nach dem Verhältnis zwischen Forschungsdesigns bei logopädischen Störungsbildern gesucht (Kohler 2015). Über alle logopädischen Störungsbilder (Grohnfeldt & Ritterfeld 2000) hinweg ergab sich dabei ein Verhältnis zwischen »Einzelfallstudie« und »Experiment« von 1 : 8 und zwischen »Einzelfallstudie« und »Fragebogen« von 1 : 7. Dies kann man als einen Hinweis deuten, dass bei logopädisch relevanten Phänomenen qualitative Studien (hier: Einzelfallstudien) im Vergleich zu quantitativen Designs (hier: Experiment und Fragebogen) ca. sieben- bis achtmal weniger häufig zur Anwendung kommen. Es ist wichtig festzuhalten, dass dieses Ergebnis nicht für die Sprachtherapie im engeren Sinne gilt, sondern für die Forschung mit sprachtherapeutisch relevanten Themen im Allgemeinen. Es sind also auch Studien aus der Grundlagenforschung von Medizin, Neuropsychologie und anderen Disziplinen einbezogen. Man kann abschließend vermuten, dass die qualitative Studie in der sprachtherapeutisch relevanten Forschung (ganz ähnlich wie in den Sozialwissenschaften insgesamt) einen eher geringen Stellenwert hat.

3.2 Übertragung von Gütekriterien und Wesensmerkmalen der qualitativen Studien auf die Sprachtherapie

Unter Rückgriff auf die in Kapitel 2 gemachten Erläuterungen kann man feststellen: Die Praxis der Sprachtherapie genügt grundsätzlich dem Anspruch an Qualitätssicherung aus Perspektive der qualitativen Sozialforschung, weil sie auf einer Handlungsgrundlage durchgeführt wird, die von den Strukturen her dem Erkenntnisgewinn einer qualitativen Forschungsstudie sehr ähnelt. Praktikerinnen wenden Methoden an, die man als qualitative Forschungsmethoden bezeichnen könnte (►Tab. 1). Man kann aus dieser Parallelität ableiten, dass die Frage nach Qualität in der Sprachtherapie der Frage nach der »Güte« bei den qualitativen Studien entspricht. Die folgenden Ausführungen konzentrieren sich daher nicht auf das Szenario einer Kooperation zwischen institutionalisierter Forschung und sprachtherapeutischer Praxis. Es werden stattdessen einige Gütekriterien der qualitativen Sozialforschung (in Anlehnung an Steinke 2004) und Wesensmerkmale von qualitativen Studien (Lamnek 1995; siehe auch unter Punkt 2) auf die praktische Sprachtherapie übertragen. Damit wird versucht, die grundsätzliche Bedeutung des qualitativen Paradigmas für die sprachtherapeutische Praxis weiter zu vertiefen, ganz unabhängig davon, ob ein Forschungsprojekt existiert oder nicht.

Externe Validität

Ein riesengroßer Vorteil der qualitativen Studie (auch gegenüber quantitativen Studien) ist die per se existierende *hohe externe Validität*. Da qualitative Studien oft alltags- und realitätsnah angelegt sind, sind sie für Fragen der Alltagsrelevanz hochgradig gültig. Sprachtherapie erreicht diese hohe externe Validität ebenfalls dann, wenn sie alltagsrelevant angelegt ist. Im Zuge der Implementierung der ICF-Kategorien als Kriterien für sprachtherapeutisches Handeln (Grötzbach et al. 2014) kann man vermuten, dass dies zunehmend gewährleistet ist. Es geht in diesem Zusammenhang darum, ob in Sprachdiagnostik und -therapie der Transfer von Inhalten in die Alltagskommunikation ausdrücklich implementiert ist. Konkret bedeutet das für die Diagnostik: Werden die für die Diagnostik herangezogenen Sprachproben in alltagsähnlichen Kommunikationssituationen erfasst? Für die Therapie kann man mindestens zwei Fragen stellen:

1. Sind die im geschützten Therapieraum benutzten Methoden in ihrer Konzeption zu einem großen Teil schon so nahe an der Alltagskommunikation orientiert, dass ihre Nützlichkeit für den Alltag hochplausibel ist?
2. Inwiefern werden die im geschützten Therapieraum erarbeiteten Inhalte in die Alltagskommunikation transferiert?

Intersubjektive Nachvollziehbarkeit

Die intersubjektive Nachvollziehbarkeit als Gütemerkmal qualitativer Studien ist ein Oberbegriff, den man in mehrere Qualitätsmerkmale unterteilen kann. Im Kern geht es dabei um das aus der Alltagssprache bekannte Vier-Augen-Prinzip auf mehreren Ebenen:

Unabhängigkeit von Personen in der Durchführung, Auswertung und Interpretation

Insbesondere für die Auswertung und Interpretation von Daten wird in der qualitativen

Sozialforschung eine Unabhängigkeit von verschiedenen Auswertern gefordert. Damit will man eine gegenseitige Beeinflussung bei Auswertung und Interpretation vermeiden und der Gefahr der Subjektivität des Forschers entgegenwirken. Dem steht sowohl in der Forschung als auch in der Praxis das Problem entgegen, dass verschiedene Auswerter oft gar nicht die Gelegenheit haben, dasselbe Datenmaterial zu begutachten. Nur wenn man dafür sorgt, dass viele Auswerter zur selben Zeit am selben Ort das Gleiche beobachten können, kann man deren Interpretationen wirklich vergleichen. Dies ist in der Forschung manchmal machbar, und auch in der Ausbildung zur Sprachtherapie werden therapeutische Handlungen vielerorts von mehreren Studierenden oder Ausbildern durch eine Einwegscheibe gleichzeitig beobachtet und damit vergleichbar gemacht. In der sprachtherapeutischen Praxis sind solche Settings aber in der Regel wegen geringeren räumlichen, zeitlichen und personellen Ressourcen nicht zu realisieren.

Ein oft eingesetztes Hilfsmittel sind Videoaufzeichnungen, die orts- und zeitunabhängig von verschiedenen Auswertern unabhängig voneinander angeschaut werden können. Mit der Videosupervision gelingt eine pragmatische Annäherung an eine relativ hohe Unabhängigkeit: Wenn es zeitlich und räumlich gelingt, ausgewählte Videosequenzen zunächst unabhängig voneinander anzuschauen und zu interpretieren, ist die gegenseitige Beeinflussung klar reduziert. Es kann dann sehr spannend sein, die unterschiedlichen Interpretationen zu vergleichen. In diesem Vergleich steckt ein hohes Potenzial an Erkenntnisgewinn und damit Qualitätssicherung sowohl für Forschung als auch für die Praxis. Das Problem einer zwischenmenschlichen Abhängigkeit bleibt aber auch beim Einsatz von Videomaterial bestehen. In der Forschung existiert dieses Problem dann, wenn die Auswerter in Teams zusammenarbeiten, die von hierarchischen Strukturen geprägt sind. Bei der kollegialen Videosupervision in der sprachtherapeutischen Praxis (Jenni 2007) sind die Beteiligten i. d. R. als Kolleginnen oder in einer Vorgesetzten-Mitarbeiter-Abhängigkeit miteinander verwoben. Zur Nutzung des großen Potenzials der Videoanalysen für die Qualitätssicherung im sprachtherapeutischen Feld scheinen andere Aspekte als eine absolute Unabhängigkeit wichtig zu sein, da die Verwirklichung derselben wohl unrealistisch ist. Die abduktive Haltung und die Akzeptanz der Fehlbarkeit werden dahingehend im Kapitel »Prinzip der Falsifikation, abduktive Haltung, Fehlbarkeit« diskutiert.

Kommunikative Validierung

Die kommunikative Validierung wird hier als ein Spezialfall der intersubjektiven Nachvollziehbarkeit betrachtet. Übertragen auf die Sprachtherapie geht es dabei um die Übereinstimmung zwischen Therapeutin und Klient. Das Ergebnis der Diagnostik oder Therapie oder von einzelnen Diagnostikschritten bzw. Therapieschritten wird im dialogischen Austausch auf seine Gültigkeit hin überprüft. Es ist einleuchtend, dass diese Art von Gütekriterium sowohl in Forschung als auch in der Sprachtherapie seine Grenzen hat, da es Inhalte gibt, die ob ihrer Abstraktheit nicht für jedermann nachvollziehbar sind. In der qualitativen Forschung müssten manchmal abstrakte Theorien wie der Konstruktivismus (von Glasersfeld 1996) oder die Hermeneutik (Gadamer 1990) Grundlage der kommunikativen Validierung sein. In der Sprachtherapie kann es ebenfalls aufgrund des enormen Unterschieds im Fachwissen (Linguistik, Neurologie etc.) unmöglich sein, eine kommunikative Validierung zwischen Therapeutin und Klientin durchzuführen. Kommunikative Validierung erscheint aber bei subjektiven Kriterien von Diagnostik- oder Therapieinhalten sinnvoll und geboten: Wenn es zum Beispiel um die subjektive Zufriedenheit des Klienten mit dem Redefluss bei Stottern oder um die subjektive Zufriedenheit mit der aphasischen Situation bei Betroffenen und Angehörigen geht. Durch den Abgleich der verschiedenen Perspektiven erhält die Subjektivität mehr Objektivität, oder anders formuliert: Sind sich mehrere Personen einig über den Erfolg einer Therapiemaßnahme (z. B. Erhöhung der Zufriedenheit in der aphasischen Kommunikationssituation), kann man davon ausgehen, dass die Therapie »objektiv« ihr Ziel erreicht hat.

Triangulation

Mit dem eben erwähnten Beispiel wird ein fließender Übergang von der intersubjektiven Nachvollziehbarkeit zur Triangulation als Qualitätsmerkmal angedeutet. Triangulation als Fachbegriff der qualitativen Forschungsmethodik (Flick 2008) meint im weitesten Sinne eine Perspektivenpluralität. Die oben erwähnten Beispiele zur Übereinstimmung können durchaus unter dem Begriff der Triangulation betrachtet werden. Es geht aber bei der Triangulation insbesondere um die Absicherung einer Erkenntnis durch den Einsatz verschiedener Methoden. In der Sprachtherapie kann es sich lohnen, neben dem persönlichen Gespräch mit dem Klienten auch einen schriftlichen Fragebogen zu demselben Sachverhalt einzusetzen oder nicht nur den Klienten selbst, sondern auch engere und weitere Bezugspersonen zu demselben Sachverhalt zu befragen. Interessant sind sich widersprechende Ergebnisse. Sie führen zwar zu einer vorübergehenden Ungültigkeit der Ergebnisse, fördern aber ganz im Sinne der Qualitätssicherung eine Weiterentwicklung der diagnostischen oder therapeutischen Maßnahmen, um der »Wahrheit« auf den Grund zu gehen.

Übereinstimmung anstreben und fehlende Übereinstimmung konstruktiv nutzen

Ein wesentliches Element für die Qualitätssicherung mit dem Mittel der intersubjektiven Nachvollziehbarkeit ist der Umgang mit Übereinstimmung. Dies wurde eben bei der Triangulation schon angedeutet. Die *hohe Übereinstimmung* zwischen verschiedenen Auswertern, Interpretierenden zu ein und demselben Fall wird als ein Zeichen für die Gültigkeit von Erkenntnissen betrachtet. In der qualitativen Sozialforschung spricht man dann auch von »peer debriefing« (Flick 2009) und meint damit nicht nur das Streben nach hoher Übereinstimmung, sondern auch das *konstruktive Nutzen von fehlender Übereinstimmung*, denn gerade dann besteht die Chance einer Qualitätsverbesserung. Kritische Rückmeldungen können zu Korrekturen führen, um die Güte des Handelns zu verbessern. Das ist eine Binsenweisheit aller Systeme von Qualitätssicherung (Zink 2004). Übertragen auf die Sprachtherapie heißt das: Wann immer es möglich ist, sollte eine zweite Perspektive eingeholt werden. Wie schon im Abschnitt über die »Unabhängigkeit von Personen in der Durchführung, Auswertung und Interpretation« erwähnt, hängt aber die Nutzung des Potenzials fehlender Übereinstimmung von einer zwischenmenschlichen Ebene ab. Die qualitative Sozialforschung bietet mit ihren Gütekriterien dafür keine direkten Lösungen, kann aber mit den nun im folgenden Kapitel diskutierten Begrifflichkeiten eine konstruktive Möglichkeit des Umgangs für die Sprachtherapeutin offerieren.

Prinzip der Falsifikation, abduktive Haltung, Fehlbarkeit

Das *Prinzip der Falsifikation* ist nicht nur den qualitativen Studien eigen, sondern auch Kern des quantitativen Paradigmas. Der wahre Erkenntnisgewinn liegt demnach nicht in der Bestätigung von Annahmen, sondern in deren Widerlegung. Konkret wird dieses Prinzip im therapeutischen Prozess als Qualitätssicherung dann, wenn wie oben beschrieben eine fehlende Übereinstimmung zwischen zwei Personen (z. B. der Therapeutin und der Kollegin beim Betrachten einer Videosequenz) als Falsifikation betrachtet wird und den Anstoß zur Veränderung bringt: Es werden dann aus der Erkenntnis, dass das bisherige Vorgehen ungünstig war, alternative diagnostische oder therapeutische Methoden gewählt. Eng verwandt mit dem Prinzip der Falsifikation ist das in der qualitativen Sozialforschung formulierte Gütekriterium der *abduktiven Haltung* (Steinke 2004). Damit ist gemeint, dass die Forscherin offen und bereit ist, sich von dem einmal eingeschlagenen Weg wieder zu entfernen. Man könnte es in der Übertragung auf die Sprachtherapie auch als Bewusstheit für therapeutische *Fehlbarkeit* benennen. Es geht darum, (nicht nur) den eigenen Ergebnissen von Diagnostik oder Therapie (Diagnosen, Zusammenhangshypothesen zu Verhalten, allgemeine Aussagen etc.) hinsichtlich ihres Wahrheitsgehaltes stets mit einer Portion Skepsis gegenüberzustehen. Die eigene Fehlbarkeit der Therapeutin ist ihr bewusst, sie formuliert keinen Anspruch auf absolute Wahrhaftigkeit in ihren Aussagen. Man könnte auch eher alltagssprachlich formulieren: »Es kann auch alles anders sein«.

In der Sprache der Sprachtherapeutin drückt sich diese Haltung dadurch aus, dass sie »vorläufige« Diagnosen formuliert oder deren Zeitabhängigkeit betont. Diese Haltung kann auch durch den Gebrauch von vorsichtigen Formulierungen in schriftlichen Berichten transparent gemacht werden. Die Therapeutin schreibt im Konjunktiv, gebraucht häufig die Formulierung »es kann sein« statt das festlegende »es ist« oder benutzt Worte wie »wahrscheinlich«, »eventuell«, »anscheinend« etc. Sie bringt dadurch die Relativität mancher »Wahrheiten« zum Ausdruck.

Offenheit

Die qualitative Sozialforschung betont die *Offenheit* der Forscherin gegenüber dem Gegenstand als Chance, wirklich Neues zu entdecken. Die Übertragung auf den Kontext der Sprachtherapie fällt leicht: Mit dem Einsatz von offenen Gesprächsformen (z. B. narratives Interview) kann die Therapeutin auch Dinge zu hören bekommen, die nicht im Anamnesebogen (hochstrukturierter Gesprächsleitfaden) abgefragt werden. Das empathische Zuhören als abstraktes Strukturmerkmal des Gespräches und als Teil einer offenen Haltung der Therapeutin sind dann Bedingungen eines umfassenden Erkenntnisgewinnes. Wenn Planungen für die Rhythmisierung in der Umsetzung von Diagnostik- oder Therapieinhalten einen Handlungsspielraum für Spontanität erkennen lassen, können sie ebenfalls als Zeichen dieser Offenheit gewertet werden.

Methodische Strenge

Mit dem Begriff der *methodischen Strenge* als Qualitätsmerkmal für qualitative Studien wird etwas hervorgehoben, was in engem Zusammenhang mit deren Intensität und Grad der Systematik und auch dem allgemeinen Bedürfnis der Forschung nach Genauigkeit steht. Die Übertragung auf die Praxis der Sprachtherapie ist relativ: Eine extrem hohe Nachvollziehbarkeit des Diagnostik- oder Therapiegeschehens in Form von Videomaterial jeder Lektion ist weder machbar noch erwünscht. Eine relativ hohe und absolut befriedigende Nachvollziehbarkeit kann aber durch eine saubere protokollarische Dokumentation, wie sie als Standard für die Sprachtherapie schon existiert (Giel 2005), durchaus erreicht werden.

Dokumentation und Einbezug des Kontextes

Weil in der qualitativen Forschung von einer Vergleichbarkeit der Einzelfälle im Detail aufgrund der Einzigartigkeit eines jeden

Falles nicht ausgegangen wird, bieten qualitative Studien in der Beschreibung des sozialen Kontextes eine Möglichkeit, eine relative Vergleichbarkeit zu erreichen. Sie fordern daher die *Dokumentation des Kontextes* auch für die Verallgemeinerungsfähigkeit von Einzelfallstudien. Betrachtet man die in der einschlägigen sprachtherapeutischen Fachliteratur vorgeschlagenen Anamnesebögen (z. B. Tesak 2000, Sandrieser & Schneider 2008, Kannengieser 2012), kann man leicht die hohe Relevanz des sozialen Kontextes für die Praxis der Sprachdiagnostik feststellen. Mit dem Einbezug des Kontextes besteht für die Forscherin genau wie für die Praktikerin durch Kontrastierung mit anderen Fällen oder durch Kontrastierung mit der Theorie die Möglichkeit, das Allgemeingültige von dem Spezifischen zu trennen. Die qualitativ orientierte Forscherin kann begründete Vermutungen anstellen, inwiefern die therapeutische Intervention in ihrer Nützlichkeit verallgemeinerungswürdig ist. Das gelingt dann, wenn die Nützlichkeit auch unter unterschiedlichen Kontextbedingungen erkennbar ist. Die Forscherin aus dem konstruierten Beispiel von oben stellt fest, dass die Eltern, welche sich in einem Gruppensetting über ihre Sorgen austauschen, sich weniger hilflos fühlen, und zwar völlig unabhängig von deren sozialem Kontext. Sie schließt daraus (auch ohne eine experimentelle Überprüfung dieses Zusammenhangs), dass die Bildung einer Elterngruppe für von LRS betroffene Familien im Allgemeinen eine therapeutisch sinnvolle und effektive Intervention darstellt.

Die Praktikerin kann begründete Vermutungen anstellen, ob eher die Unzulänglichkeit ihrer spezifischen sprachtherapeutischen Intervention oder eher die äußeren Umstände für fehlenden Therapieerfolg verantwortlich sind. Beispielsweise werden Konzentrationsprobleme in der Theorie als mögliche komorbide Variablen im Zusammenhang mit Sprachstörungen diskutiert (AWMF 2011). Durch den Austausch mit Lehrkräften und den Bezugspersonen erfährt die Sprachtherapeutin, dass ihr Klient in der Schule und auch bei den Hausaufgaben sich nur schwer konzentrieren kann. Für die Praktikerin kann diese Kontrastierung der Theorie mit dem sozialen Kontext ihres Einzelfalles zu einer begründeten Veränderung im Therapieansatz führen. Sie beschließt, die sprachtherapeutische Intervention in diesem Fall mit Übungen zur Verbesserung der allgemeinen Konzentrationsfähigkeit abzustimmen.

Sättigung

Während im quantitativen Paradigma die Generalisierungsfähigkeit von Aussagen u. a. von der Anzahl der untersuchten Fälle abhängt und das Mindestmaß an Fällen mit der statistischen Verrechenbarkeit begründet wird, argumentiert die qualitative Sozialforschung mit der inhaltlich begründeten Plausibilität, um eine Generalisierung von Aussagen trotz hoher Kontextgebundenheit des Einzelfalles zu ermöglichen. Das hier dargestellte Prinzip der *Sättigung* geht auch mit einer Mindestanzahl von Fällen einher, die zu ähnlichen oder gleichen Ergebnissen geführt haben. Die Anzahl der Fälle ist aber nicht quantitativ begründet, sondern inhaltlich, indem keine weiteren Gründe mehr gefunden werden, die gegen die Annahme einer Hypothese sprechen können. Die Sättigung ist insofern ein Kompromiss zwischen Gütevorstellungen aus qualitativen und quantitativen Studien. Im Beispiel oben in Kapitel 3 ist die Verallgemeinerungsfähigkeit der Existenz von »elterlichen Sorgen« bei LRS so plausibel nachvollziehbar und ausreichend häufig gefunden worden (in neun von zehn Fällen), dass eine qualitativ orientierte Forscherin sich die Erhebung und quantitative Auswertung mit einem breit gestreuten Fragebogen sparen würde. Das Prinzip der Sättigung ist wahrscheinlich für die praktizierende Sprachtherapeutin mehr oder weniger implizites Entscheidungskriterium in Diagnostik und Therapie. Wenn sie zum Beispiel den Abbruch von Beobachtungs- bzw. Diagnostikverfahren begründen kann, weil sie für die zu machenden Aussagen schon genügend Informationen gesammelt hat, steht das für effizient-ökonomisches Handeln und ist insofern Teil ihres qualitätssichernden Handelns. Das Prinzip »Sättigung« ist auch bekannt als kognitive, nicht unbedingt bewusste Entscheidungsstrategie (Jungermann et al. 2010). Für die Forscherin oder Praktikerin ist es natürlich wünschenswert, solche Mechanismen bei den vielfältigen Entscheidungstätigkeiten im beruflichen Handeln zu kennen.

3.3 Kritische Diskussion der Übertragung von qualitativen Gütekriterien auf die Sprachtherapie

Die hier aus qualitativen Studien abgeleiteten Qualitätsmerkmale für qualitative Forschung in der Sprachtherapie oder für die Praxis der Sprachtherapie sind natürlich *nicht erschöpfend.* Sie haben weder einen absoluten Anspruch noch sollen sie andere Systeme der Qualitätssicherung ersetzen.

Eine Schwierigkeit in der Handhabung der Gütekriterien liegt in ihrer *fehlenden Trennschärfe* und *gegenseitigen Abhängigkeit und Vernetzung.* Die Gütekriterien überlappen sich inhaltlich zum Teil stark. Z. B. ist das Merkmal »Sättigung« oft mit einer »Triangulation« verknüpft: Wenn mehrere Personen dasselbe zu einem Gegenstand wahrnehmen, befriedigt das sowohl das Qualitätsmerkmal »Sättigung« als auch die »Triangulation«.

Die Fähigkeit, die eigene Fehlbarkeit einzugestehen und sprachlich zu markieren, geht sicherlich mit einer Offenheit gegenüber neuen Wegen (= Abduktion) einher, und beides funktioniert wahrscheinlich als Voraussetzung zur konstruktiven Nutzung von fehlender Übereinstimmung. Auch wenn man der Relevanz der Gütekriterien von qualitativer Forschung für die Praxis der Sprachtherapie folgt, *macht es keinen Sinn, immer alle Gütemerkmale einzufordern.* Allerdings wäre es wünschenswert, eine Begründung für die Irrelevanz von dem einen oder anderen Gütekriterium für den Einzelfall liefern zu können. Überhaupt sieht die qualitative Sozialforschung im Dialog das zentrale Mittel des Erkenntnisgewinns und betrachtet daher nicht von ungefähr die *Argumentation* (Lamnek 2009) als ein wesentliches und übergreifendes Instrument zur Qualitätssicherung.

Die Eindeutigkeit der Gütekriterien und der dialogisch geführten Argumentation selbst ist aber relativ und nicht eindeutig bestimmbar. Dies kann man in Tabelle 3 beispielsweise an solchen Formulierungen wie »ausreichend« oder »plausibel« erkennen, die einen Spielraum am Grad der Erfüllung des Gütekriteriums »Sättigung« offenlassen oder für »einleuchtend«, aber eben nicht für »belegbar« stehen. Die Argumentation selbst folgt zwar im Idealfall den Postulaten der Verständlichkeit, Wahrheit, Wahrhaftigkeit und Richtigkeit (Habermas 1985), ist aber in der Realität der sprachtherapeutischen Praxis (und auch anderswo) von unterschiedlichen Interessen, einem Machtgefälle zwischen den Beteiligten, Grenzen der Fähigkeit zur absoluten Nachvollziehbarkeit etc. geprägt. Es wird also, wie schon weiter oben unter kommunikativer Validierung angedeutet, nicht immer möglich sein, einen wirklichen Diskurs zur Erlangung eines gegenseitigen, einvernehmlichen Verstehens zu führen. Solche Hemmnisse für einen Diskurs können u. U. sogar einer Qualitätssicherung im Wege stehen oder sie gar verhindern, insbesondere dann, wenn sie den Beteiligten nicht bewusst sind. Was man aber als ein Qualitätsmerkmal für eine an dem Diskursprinzip orientierte Argumentation erkennen kann, ist eine Rede- und Schreibweise, die *Vor- und Nachteile einbezieht und gegeneinander abwägt.*

Tab. 3: Übertragung der (Güte-)Merkmale von qualitativen Studien auf die Qualitätssicherung in der Sprachtherapie

(Güte-)Merkmal der qualitativen Studie …	… übertragen auf die …	… Qualitätssicherung in der Sprachtherapie
Hohe externe Validität	ist gewährleistet, wenn	ein alltagsrelevanter Diagnostik- und Therapieansatz erkennbar ist, sowie auf den Transfer viel Wert gelegt.
Intersubjektive Nachvollziehbarkeit	ist gewährleistet, wenn	Vier-Augen-Prinzip umgesetzt wird.
Eine angestrebte hohe Übereinstimmung und eine konstruktive Nutzung fehlender Übereinstimmung	ist erkennbar, wenn	(kollegiale) Supervision bzw. »peer debriefing« umgesetzt wird.
Offenheit	ist erkennbar, wenn	offene Gesprächsführung und ein mittlerer Grad an Festlegung in den Planungen ersichtlich ist.
Unabhängigkeit der beteiligten Durchführenden, Auswerter und Interpretierenden	ist annähernd gewährleistet, wenn	z. B. zeitliche und räumliche Unabhängigkeit bei Auswertung bzw. Interpretation von Videomaterial punktuell organisiert werden kann.
Kommunikative Validierung	erscheint dann sinnvoll, wenn	subjektive Wahrnehmungen relevant sind (z. B. Zufriedenheit des Klienten).
Triangulation	ist gewährleistet, wenn	ein- und derselbe Sachverhalt aus unterschiedlichen Perspektiven beleuchtet wird (z. B. mündliche und schriftliche Befragung).
Methodische Strenge	ist gewährleistet, wenn	eine saubere und genaue protokollarische Dokumentation existiert.
Dokumentation des sozialen Kontextes	ist dann gewährleistet, wenn	dem Sprachproblem angemessene Informationen zum sozialen Umfeld erhoben und beschrieben werden (z. B. Einsatz von Anamnesebögen).
Prinzip der Falsifikation, abduktive Haltung bzw. Prinzip der Fehlbarkeit	ist dann erkennbar, wenn	sich z. B. die Fehlbarkeit der Therapeutin in ihrer Sprache ausdrückt oder sie fähig ist, die eigene Wahrnehmung mit Hilfe von Fremdwahrnehmungen zu verwerfen.
Sättigung	ist dann gewährleistet, wenn	Inhalte plausibel und ausreichend häufig bestätigt wurden.
Abwägende Argumentation	ist erkennbar, wenn	bei einer Bewertung einer Sache Vor- und Nachteile gegenübergestellt werden.

Ein Beispiel für eine solche Qualität wäre das Abwägen von Vor- und Nachteilen unterschiedlicher Therapieansätze in der Beratung von Klienten, auch wenn es sich um Therapieansätze handelt, die nicht zum eigenen Repertoire gehören. Einen Rest an Subjektivität und auch Willkürlichkeit wird man aber trotz aller Bemühungen für die aus der qualitativen Sozialforschung abgeleitete Qualitätssicherung nicht eliminieren können. Das liegt wohl im Wesen der menschlichen Kommunikation (Watzlawick 1983).

Die hier vorgestellte Nutzbarmachung von Gütekriterien der qualitativen Sozialforschung bringt in einigen Teilen keine wirklich neuen Ansatzpunkte für die Qualitätssicherung der sprachtherapeutischen Praxis. Genauigkeit in der Dokumentation, Reflexionsfähigkeit oder kollegiale Supervisionen beispielsweise sind oft genannte Forderungen der Qualitätssicherung für pädagogisch-therapeutische Berufe. Dies zeigt, dass der Graben zwischen Forschung und Praxis nicht so tief ist. Es sind manchmal nur andere Begrifflichkeiten, welche die Fachlichkeit der Forschungsmethodik von der Fachlichkeit der (sprachtherapeutischen) Praxis unterscheidet.

Literatur

AWMF (Arbeitsgemeinschaft der Wissenschaftlichen Medizinischen Fachgesellschaften) (2011): Diagnostik von Sprachentwicklungsstörungen (SES), unter Berücksichtigung umschriebener Sprachentwicklungsstörungen (USES) verfügbar unter http://www.awmf.org/uploads/tx_szleitlinien/049-006l_S2k_Sprachentwicklungsstörungen_Diagnostik_2013-06_01.pdf [Aufruf am 19.08.2015].

Baumgartner, S. & Giel, B. (2000): Qualität und Sprachtherapie. In: Grohnfeldt, M. (Hrsg.): Lehrbuch der Sprachheilpädagogik und Logopädie. Band 1. Selbstverständnis und theoretische Grundlagen (274–305). Stuttgart: Kohlhammer.

Blanken, G. & Ziegler, W. (Hrsg.) (2010): Klinische Linguistik und Phonetik. Ein Lehrbuch für die Diagnose und Behandlung von erworbenen Sprach- und Sprechstörungen im Erwachsenenalter. Mainz: Hochschulverlag.

Bohnsack, R. (2004): Gruppendiskussion. In: Flick, Kardoff v. E., Steinke, I. (Hrsg.): Qualitative Forschung (369–383). Hamburg: rowohlts enzyklopädie.

Bortz, J. & Döring, N. (2006): Forschungsmethoden und Evaluation für Human- und Sozialwissenschaftler. Berlin: Springer.

Bühner, M. (2011): Einführung in die Test- und Fragebogenkonstruktion. München: Pearson-Studium.

Büttner, C. & Quindel, R. (2013): Gesprächsführung und Beratung. Sicherheit und Kompetenz im Therapiegespräch. Heidelberg: Springer.

Culp, Chr. & Berding, J. (2014): Kollegiale Beratung im Kontext von Logopädie und Ergotherapie. Forum Logopädie 5(28), 16–21.

dbl (Deutscher Bundesverband für Logopädie) (1998): *Berufsordnung*. Verfügbar unter https://www.dbl-ev.de/service/shop/dbl-publikationen/publikationen-einzelansicht.html?productId=8 [Aufruf am 08.08.2015].

Flick, U., von Kardoff, E. & Steinke, I. (2004): Qualitative Forschung. Hamburg: rowohlts enzyklopädie.

Flick, U. (2008): Triangulation. Wiesbaden. Verlag für Sozialwissenschaften.

Flick, U. (2009): Sozialforschung. Hamburg: rowohlts enzyklopädie.

Fox-Boyer, A. (2014): P.O.P.T. Psycholinguistisch orientierte Phonologie Therapie. Idstein: Schulz-Kirchner.

Gadamer, H. (1990): Theorie der hermeneutischen Erfahrung. In Gadamer, H.: Wahrheit und Methode (6. Aufl. Ges. Werke Bd. 1, 270 ff.). Tübingen: Mohr.

Giel, B. (2005): Dokumentationsbögen Sprachtherapie. Dortmund: Verlag modernes Lernen.

Glasersfeld, E. v. (1996): Radikaler Konstruktivismus: Ideen, Ergebnisse, Probleme. Frankfurt: Suhrkamp.

Grötzbach, H., Hollenweger Haskell, J. & Iven, C. (2014): ICF und ICF-CY in der Sprachtherapie. Idstein: Schulz-Kirchner.

Grohnfeldt, M. & Ritterfeld, U. (2000): Grundlagen der Sprachheilpädagogik und Logopädie. In: Grohnfeldt, M. (Hrsg.): Lehrbuch der Sprachheilpädagogik und Logopädie. Band 1. Selbstverständnis und theoretische Grundlagen (15–46). Stuttgart: Kohlhammer.

Habermas, J. (1985): Theorie des Kommunikativen Handelns. Band 1 und 2. Frankfurt am Main: Suhrkamp.

Hermanns, H. (2004): Interviewen als Tätigkeit. In: Flick, U., von Kardoff, E. & Steinke, I. (2004). Qualitative Forschung (360–368). Hamburg: rowohlts enzyklopädie.

Hopf, C. (2004): Qualitative Interviews – ein Überblick. In: Flick, U., von Kardoff, E. &

Steinke, I. (2004). Qualitative Forschung (349–359). Hamburg: rowohlts enzyklopädie.
Hug, T. (2001): Einführung in die Forschungsmethodik und Forschungspraxis. Hohengehren: Schneider.
Hug, T. & Poscheschnik, G. (2010): Empirisch Forschen. Wien: Huter & Roth.
Jenni, R. (2007): Kollegialer Austausch unter Fachleuten in heilpädagogischen und therapeutischen Berufen. Luzern: Edition szh.
Julius, H., Schlosser, R. W. & Goetze, H. (2010): Kontrollierte Einzelfallstudie. Göttingen: Hogrefe.
Jungermann, H., Pfister, H. R. & Fischer, K. (2010): Die Psychologie der Entscheidung. Heidelberg: Springer.
Kannengieser, S. (2012): Sprachentwicklungsstörungen. München: Urban & Fischer Verlag.
Katz-Bernstein, N. & Subellok, K. (2002): Gruppentherapie mit stotternden Kindern und Jugendlichen. München: Ernst Reinhardt.
Kohler, J. (2015): Das Verhältnis zwischen Forschungsdesigns bei logopädischen Störungsbildern. unveröffentlichte Recherche. Zürich: Hochschule für Heilpädagogik.
Kuckartz, U. (2014): Mixed Methods. Wiesbaden: Springer VS.
Lamnek, S. (1995): Qualitative Sozialforschung. Band 1, Methodologie. Weinheim: Beltz.
Lamnek, S. (2001a): Beobachtung. In: Hug, T. (Hrsg.): Wie kommt Wissenschaft zu Wissen. Bd. 2: Einführung in die Methodologie der Sozial- und Kulturwissenschaften (265–281). Hohengehren: Schneider.
Lamnek, S. (2001b): Befragung. In: Hug, T. (Hrsg.): Wie kommt Wissenschaft zu Wissen. Bd. 2: Einführung in die Methodologie der Sozial- und Kulturwissenschaften (282–302). Hohengehren: Schneider.
Moser, H. (2001): Einführung in die Praxisforschung. In: Hug, T. (Hrsg.): Wie kommt Wissenschaft zu Wissen. Bd. 3 Einführung in die Methodologie der Sozial- und Kulturwissenschaften (314–325). Hohengehren: Schneider.
Mayring, P. (2002): Qualitative Sozialforschung. Weinheim: Beltz.
Mayring, P. (2003): Qualitative Inhaltsanalyse. Weinheim: Beltz.
Motsch, H. J. (1996): Sprach- oder Kommunikationstherapie? Kommunikationstheoretische Grundlagen eines geänderten sprachtherapeutischen Selbstverständnisses. In: Grohnfeldt, M. (Hrsg.): Grundlagen der Sprachtherapie. Handbuch der Sprachtherapie. Bd 1, 73–95, Berlin: Edition Marhold.
Mußmann, J. (2014): Merkmale inklusiver Sprachförderung. In: Grohnfeldt, M.(Hrsg.). Grundwissen der Sprachheilpädagogik und Sprachtherapie (398–404). Stuttgart: Kohlhammer.
Sandrieser, P. & Schneider, P. (2008): Stottern im Kindesalter (3. Aufl.). Stuttgart: Thieme.
Schrey-Dern, D. (2006): Sprachentwicklungsstörungen – Logopädische Diagnostik und Therapieplanung. Stuttgart: Thieme.
Schulz, K. (2011): Ethik in der Sprachtherapie. Idstein: Schulz-Kirchner.
Siegmüller, J. & Kauschke, Chr. (2006): Patholinguistische Therapie bei Sprachentwicklungsstörungen. München: Urban & Fischer.
Steiner, J. (2002): Theorie der Sprachtherapie und wissenschaftliches Selbstverständnis. Mit einer Metaanalyse ausgewählter deutscher Fachzeitschriften (N= 709, 1995–2001). L.O.G.O.S interdisziplinär, 10/4, 244–250.
Steiner. J. (2005): Tag der Logopädie: Gedanken zur Wissenschaftlichkeit der Logopädie. SZH, 2005, 7–8/05, 25–27.
Steinke, (2004): Gütekriterien qualitativer Forschung. In: Flick, U., von Kardoff, E. & Steinke, I. (Hrsg.). Qualitative Forschung (319–331). Hamburg: rowohlts enzyklopädie.
Tesak, J. (2000): Grundlagen der Aphasietherapie. Idstein: Schulz-Kirchner.
Watzlawik, P. (1983): Anleitung zum Unglücklichsein. München: Piper.
Weinrich, M. & Zehner, H. (2011): Phonetische und phonologische Störungen bei Kindern. Heidelberg: Springer.
Wendlandt, W. (2010): Abenteuer Stottern. Köln: Demosthenes.
Yin, R. K. (2014): Case Study Research. Los Angeles: SAGE Publications.
Zink, K. J. (2004): TQM als integratives Managementkonzept. Das Europäische Qualitätsmodell und seine Umsetzung. München, Wien: Carl Hanser.

Fragen der Evidenzbasierung

Erich Hartmann

1 Worum geht es?

Profitieren aussprachegestörte Kinder von einem metaphonologischen Vorschultraining im Hinblick auf das Lesen-Lernen? Trägt Unterstützte Kommunikation zur sprachlichen Entwicklung von Personen mit Autismus-Spektrum-Störung bei? Hat die Melodische Intonationstherapie positive Effekte auf Sprachproduktion und -verstehen von Erwachsenen mit Aphasie?

Dies sind nur einige von vielen möglichen Fragen, die Sprachtherapeutinnen sich in alltäglichen klinischen oder pädagogischen Settings stellen mögen. Das explizite Formulieren solcher Fragestellungen ist ein essentieller, aber nur der erste Schritt eines komplexen Problemlösungsprozesses, der als *Evidenzbasierte Praxis* (EBP) seit einer Dekade in der internationalen Speech-Language Pathology – und seit einigen Jahren auch in der deutschsprachigen Logopädie/Sprachheilpädagogik – auf zunehmende Akzeptanz stößt und an Einfluss gewinnt.

Die in diesem Beitrag zu behandelnden »Fragen der Evidenzbasierung« sind an diese ursprünglich aus der Medizin stammende Innovation geknüpft, deren Ziele und Kernideen einführend erörtert werden. Da der wissenschaftlichen (externen) Evidenz im Kontext von EBP eine unbestreitbar wichtige, wenngleich nicht ausschließliche Rolle zukommt, wird mit Fokus auf den Aufgabenbereich der *Sprachtherapie* danach gefragt, welche Arten von Forschungsevidenz existieren, was »beste Evidenz« ausmacht und wo und wie sich externe Evidenz für sprachtherapeutische Entscheidungen auffinden lässt. Im Weiteren erfolgt ein geraffter Überblick zum Stand der empirischen Fundierung von Sprachtherapie. Implikationen für die Weiterentwicklung und Unterstützung evidenzbasierten Denkens und Handelns in der Logopädie/Sprachheilpädagogik runden den Beitrag ab.

2 Was ist und was will EBP?

EBP wird sowohl als *Philosophie* oder *Paradigma* als auch als *Konzept*, *Modell* oder *Prozess* bezeichnet, wobei sich die unterschiedliche Begrifflichkeit zumeist auf die bekannteste, prototypische Definition stützt. EBP involviert demnach die explizite und gewissenhafte Integration von drei Arten von Informationen oder *Evidenz im weiten Sinn* in der therapeutischen – auch präventiven, diagnostischen – Entscheidungsfindung:

- *externe Evidenz* als aktuell bestverfügbare Studienbefunde,
- *interne Evidenz* (klinische Expertise) als akkumuliertes professionelles Wissen und Können, Erfahrungen, Menschenbild u. a. der Fachperson und
- *Klienten-Evidenz* als einzigartige Präferenzen, Bedürfnisse, Werte, Ressourcen u. a. der zu betreuenden Personen.

Entgegen gelegentlichen Missverständnissen bilden nicht Forschungsresultate den »Dreh- und Angelpunkt« von EBP, sondern die Therapeutinnen als die »primär aktiven Bestandteile« in diesem Prozess (McCurtin & Roddam 2012, 19 f.; orig. engl.), der neben Fachkompetenz eine wissenschaftliche Grundhaltung, ein hohes Maß an kritischer Urteilsbildung, Reflexionsfähigkeit sowie spezifische *EBP-Skills* erfordert (vgl. Dollaghan 2007, Beushausen & Grötzbach 2011). EBP wird zumeist als strukturierter Prozess in fünf Schritten – »The five As of EBP« – beschrieben (Hoffmann et al. 2013, 8).

5 Schritte (»five As«) des EBP-Prozesses

1. *Ask:* Ausgangspunkt ist ein Praxisproblem, das zu einer fokussierten P(Patient)I(Intervention)C(Comparison)O(Outcome)-Frage führt, die einzelne Klienten oder Klientengruppen betrifft, z. B.: *Profitieren Kinder mit Down-Syndrom (P) stärker von einem phonologisch basierten Leseunterricht (I) als von der »Look-and-Say-Methode« (C) im Hinblick auf den Leseerwerb(O)?*
2. *Acquire:* Die Fachperson sucht gezielt nach verfügbarer empirischer Evidenz zur PICO-Frage (► Kap. 6).
3. *Appraise:* Die gefundene Evidenz wird kritisch bewertet hinsichtlich interner Validität, klinischer Relevanz und Übertragbarkeit auf individuelle Klienten.
4. *Apply:* Unter Berücksichtigung der weiteren Evidenzquellen – klinische Expertise, Klientenperspektive – entscheidet die Therapeutin im Prozess des *klinischen Reasoning* über die Anwendung der externen Evidenz bzw. einer Intervention in der Arbeit mit einzelnen Klienten und macht ihre Entscheidung transparent.
5. *Assess:* Arbeitsschritte und Ergebnisse des EBP-Prozesses werden reflektiert. Die vereinbarte Intervention wir implementiert und prozessorientiert evaluiert, um ihre Wirksamkeit im individuellen Fall überprüfen zu können.

Ziel von EBP ist es, therapeutisch tätige Fachpersonen darin zu unterstützen, Kindern, Jugendlichen oder Erwachsenen mit (Entwicklungs-)Beeinträchtigungen oder gesundheitlichen Problemen bestmögliche Interventionen zukommen zu lassen, was ein genuines Anliegen von helfenden Berufen ist. EBP will dazu beitragen, dass in der Praxis vermehrt Verfahren genutzt werden, die sich in der Forschung als effektiv, effizient und sicher bzw. als »klinisch nützlich« erwiesen haben (Mudford et al. 2012, 3). Auch als »Plattform gegen Pseudowissenschaft« bezeichnet, soll EBP nicht nur die therapeutische Versorgung verbessern, sondern ebenso Glaubwürdigkeit und Ansehen von daran beteiligten Berufen stärken sowie der »Polarisierung von wissenschaftlichen und praktischen Positionen« innerhalb der Disziplinen entgegenwirken (McCurtin & Roddam 2012, 20 f.). Diese übergeordneten Anliegen korrespondieren mit dem Selbstanspruch der Logopädie/Sprachheilpädagogik auf ethisches Handeln, professionelle Qualität und mit ihrem wissenschaftlichen Grundverständnis (siehe Beitrag »Wissenschaftstheoretische Grundlagen« in diesem Band).

EBP unterscheidet sich vom traditionellen, erfahrungs- oder autoritätsbasierten Praxismodell in erster Linie durch die konsequente Berücksichtigung von bestverfügbarer wissenschaftlicher Evidenz bei der Auswahl und Begründung von Interventionen. *Bestverfügbar* impliziert, dass Entscheidungen nicht zwingend auf – grundsätzlich erwünschte – »beste Evidenz« abzustützen sind (► Kap. 3); beim Fehlen von hochwertiger externer Evidenz können sich Fachleute auf schwächere Befunde berufen, nach dem Motto »besser Evidenz mit Einschränkungen als keine Evidenz« (Hartmann 2013, 340).

Durch den konsistenten Einbezug von Forschungsresultaten in klinische oder pädagogisch-therapeutische Entscheidungsprozesse soll weder die logopädische Expertise noch die Klientenperspektive abgewertet werden. Die drei EBP-Komponenten sind prinzipiell gleichwertig, und sie sollen alle genutzt werden, wenn es hilfreiche Maßnahmen für individuelle Klienten zu bestimmen gilt (vgl. Dollaghan 2007, Beushausen & Grötzbach 2011, Hoffmann et al. 2013).

Die nachfolgenden Ausführungen fokussieren nichtsdestotrotz auf die externe Evidenz. Dies begründet sich dadurch, dass deren Natur und Relevanz für EBP bislang eingehender erforscht und diskutiert worden sind als die Rolle der anderen beiden Kernbereiche. Zudem dürften Sprachtherapeutinnen mit dem Aspekt der wissenschaftlichen Evidenz noch weniger gut vertraut sein als mit den übrigen Informationsquellen für EBP.

3 Welche Arten von externer Evidenz gibt es, und welche ist die »beste«?

Wissenschaftliche Evidenz ist heterogen, präsentiert sich in unterschiedlicher Form und Qualität. Dies zeigt sich schon dadurch, dass in der Literatur unterschieden wird zwischen *quantitativer* und *qualitativer Evidenz* sowie zwischen *ungefilterter* (Primärstudien) und *gefilterter* (Sekundärstudien) *Evidenz*. Zudem wurde eingehend debattiert, was gute oder »beste Evidenz« für EBP ausmacht, was impliziert, dass die Qualität von Forschungsergebnissen variiert (Reilly 2004).

Um zwischen starker und schwacher Evidenz aus Interventionsstudien unterscheiden zu können, sind etliche ähnliche *Evidenzhierarchien* entwickelt worden. Tabelle 1 repräsentiert ein aktuelles Beispiel und dokumentiert die Vielfalt an potenziellen Studiendesigns in der Therapieforschung.

Tab. 1: Evidenzhierarchie für Interventionen (nach Joanna Briggs Institute 2014)

Evidenzlevel	Studientyp
Level 1: Experimentelle Studien	1a – Systematische Übersicht von RCTs 1b – Systematische Übersicht von RCTs und anderen Studiendesigns 1c – RCT 1d – Pseudo-RCTs
Level 2: Quasi-experimentelle Studien	2a – Systematische Übersicht von quasi-experimentellen Studien 2b – Systematische Übersicht von quasi-experimentellen und schwächeren Studien 2c – Quasi-experimentelle, prospektiv-kontrollierte Studie 2d – Prä-/Post-Test-Design, retrospektive Kontrollgruppenstudie

Tab. 1: Evidenzhierarchie für Interventionen (nach Joanna Briggs Institute 2014) – Fortsetzung

Evidenzlevel	Studientyp
Level 3: Analytische Beobachtungsstudien	3a – Systematische Übersicht von vergleichbaren Kohortenstudien 3b – Systematische Übersicht von Kohortenstudien und schwächeren Studien 3c – Kohortenstudie mit Kontrollgruppe 3d – Fall-Kontroll-Studie 3e – Beobachtungsstudie ohne Kontrollgruppe
Level 4: Deskriptive Beobachtungsstudien	4a – Systematische Übersicht von deskriptiven Studien 4b – Querschnittstudie 4c – Fallserien 4d – Fallstudie
Level 5: Expertenmeinungen	5a – Systematische Übersicht von Expertenmeinungen 5b – Expertenkonsens 5c – Einzelne Expertenmeinung

Während Evidenzhierarchien hinsichtlich der Anzahl von (Sub-)Levels, der berücksichtigten Evidenztypen – z. B. enthalten nicht alle die Expertenmeinungen – oder der Terminologie etwas differieren können, fokussieren sie einheitlich auf das Studiendesign als »hauptsächlichen Barometer« für die interne Validität der externen Evidenz (Ho et al. 2008, 1675). Bezogen auf die Wirksamkeitsforschung ist damit die Glaubwürdigkeit des Effekts resp. die Rigorosität des Nachweises eines Kausalzusammenhangs zwischen implementierter Intervention und gemessenem Outcome von behandelten Personen gemeint (Borgetto et al. 2015). In Evidenzhierarchien, wie in Tabelle 1 dargestellt, werden

- systematische Reviews/Metaanalysen von mindestens zwei Studien höher eingestuft als eine einzige Primärarbeit desselben Designs,
- Studien mit Randomisierung (RCTs) besser bewertet als nichtrandomisierte Studien,
- experimentelle Designs (Manipulation der unabhängigen Variable durch Forscher) höher bewertet als nichtexperimentelle Designs und
- Studien mit Kontrollgruppe(n) oder -bedingung(en) für aussagekräftiger betrachtet als nichtkontrollierte Studien.

Entsprechend dieser Logik werden systematische Reviews/Metaanalysen von RCTs gemeinhin als »beste Evidenz« angesehen (vgl. Mudford et al. 2012, Hoffmann et al. 2013). Tabelle 2 expliziert Merkmale von RCTs und von weiteren aussagekräftigen (kontrollierten) Studiendesigns, die auch in der sprachtherapeutischen Forschung genutzt werden (► Kap. 7).

An traditionellen Evidenzhierarchien wird Kritik geübt, die sich vor allem auf RCTs bezieht. Die Einwände betreffen den Sachverhalt, dass solche Hierarchien die Frage der externen Validität (Generalisierbarkeit) und der klinischen Angemessenheit von Studienbefunden ebenso unberücksichtigt lassen wie die wichtige Passung von Forschungsfrage und -design; eine RCT gilt zwar als Methode der Wahl, wenn es um den experimentellen Nachweis von Therapieeffekten geht. Dieser Studientyp ist jedoch nicht (am besten) geeignet, wenn anderweitige interventionsbezogene Fragen – betreffend Implementierung und Wirkung in der Alltagspraxis, Relevanz und Akzeptanz von Therapien

Tab. 2: Ausgewählte Studiendesigns zur Untersuchung von Therapieeffekten

Studientyp	Beschreibung
Randomisiert-kontrollierte Studie	RCTs untersuchen die (absolute oder relative) Wirksamkeit von Interventionen unter experimentellen Bedingungen. Dabei werden die Probanden per Zufall auf zwei (oder mehrere) Gruppen aufgeteilt. Die Experimentalgruppe erhält die zu evaluierende Therapie, die Kontrollgruppe keine oder eine alternative Maßnahme. Die Probanden werden einem Vor- und Nachtest und bestenfalls noch einem Follow-up unterzogen. Mittels statistischer Verfahren werden die Fortschritte der Gruppen über die Zeit verglichen und Effektstärken bestimmt. Rigorose RCTs erlauben valide Aussagen zur Effektivität von Interventionen, ihre ökologische Validität ist jedoch oft eingeschränkt. Zudem sind RCTs ressourcenintensiv und aus ethischen oder praktischen Gründen nicht immer bzw. nur schwer realisierbar.
Nichtrandomisierte, quasi-experimentelle Studie	Alternativ bieten sich kontrollierte Designs mit nichtzufälliger Methode der Gruppenzuordnung an, wobei die Gruppen nach anderen Kriterien gebildet werden (biografische Merkmale, Präferenzen von Probanden/Therapeuten u. a.), oder es werden natürlich gewachsene Gruppen (z. B. Klassen) untersucht. Ansonsten werden nichtrandomisierte Studien analog konzipiert wie RCTs. Da quasi-experimentelle Studien das Risiko für nichtäquivalente Vergleichsgruppen erhöhen resp. anfällig sind für Verletzungen der internen Validität, werden sie prinzipiell niedriger bewertet als RCTs. Demgegenüber haben quasi-experimentelle Studien im Allgemeinen eine höhere externe Validität als Goldstandardstudien.
Einzelfall-analyse	Einzelfallanalysen untersuchen Interventionseffekte auf Outcomes von Individuen, die als Analyseeinheit und als eigene Kontrolle fungieren. Typisch für diese praxisnahe Forschungsmethodik sind die Implementierung von Kontroll- (A) und Interventionsphasen (B), das wiederholte Messen der abhängigen Variable(n) und die visuelle und/oder statistische Analyse des Datenverlaufs, woraus sich Rückschlüsse auf Therapieeffekte ziehen lassen. Die methodische Komplexität der $N = 1$-Forschung differiert; sie reicht vom einfachen AB-Design bis zu Versuchsplänen mit multiplen, alternierenden Phasen (häufig ABAB) bzw. mit mehreren Subjekten bzw. Outcomes bzw. Settings. Qualitativ gute Einzelfallforschung minimiert Verletzungen der internen Validität und trägt durch Replikation zur externen Validität bei.

u. a. – interessieren, die sich adäquater mit anderen quantitativen Studien oder mit qualitativer Forschung beantworteten lassen (Petticrew & Roberts 2003; ▸Kap. 4). Zudem wird die interne Validität oder die übergeordnete Qualität einer Interventionsstudie nicht nur durch das Design bestimmt; noch viele andere Faktoren – Stichprobenmerkmale, Implementationstreue, Instrumente, Testleiter-Verblindung, Messzeitpunkte, statistische Analysen u. a. – haben einen Einfluss auf die Güte von Forschungsbefunden. Dementsprechend wäre eine mangelhafte RCT von geringerer Qualität als eine solide quasi-experimentelle Studie oder eine Einzelfallanalyse mit multipler Replikation. Aus all diesen Gründen sollten Evidenzhierarchien nicht dogmatisch angewendet werden. Sie bilden lediglich eine Orientierungsgrundlage, eine differenzierte Analyse und Bewertung von Studienbefunden können sie nicht ersetzen (vgl. Dollaghan 2007).

Forschenden und praktizierenden Fachpersonen steht eine Reihe von Tools zur Evaluation von Evidenz aus diversen Interventionsstudien zur Verfügung. Eine umfassende und hilfreiche Zusammenstellung von abrufbaren Instrumenten bietet die University of South Australia an (vgl. Hinweis am Beitragsende). Da nicht nur Primärstudien, sondern auch systematische Reviews hinsichtlich Qualität und Nützlichkeit variieren, existieren zudem Instrumente (AMSTAR, CASP u. a.) zur Beurteilung von solchen Sekundärarbeiten (vgl. Webseite der University of South Australia).

Systematische Übersichten

Als Sekundärarbeiten verfolgen systematische Reviews das Ziel, verfügbare Forschungsbefunde zu spezifischen Fragen/Themen zu identifizieren, auszuwerten, zu bewerten und zu synthetisieren. Sie können Evidenz aus quantitativen, qualitativen oder methodisch gemischten Studien adressieren (*Mixed-Methods-Reviews*; ► Kap. 5). In allen Review-Phasen wird versucht, logische und methodische Fehler durch rigorose Standards zu vermeiden. Werden Einzelbefunde (Effekte) aus Studien nicht nur deskriptiv zusammengefasst, sondern zudem statistisch zu einer übergeordneten Effektstärke aggregiert, liegt eine *Metaanalyse* vor.

Solide systematische Reviews von guten Primärstudien sind für anwendungsorientierte Disziplinen nützlich; sie a) bilanzieren die aktuelle Evidenz zu praxisrelevanten Fragen, b) identifizieren Lücken sowie Probleme bisheriger Forschung und informieren zukünftige Forschung und c) unterstützen EBP, indem sie gefilterte externe Evidenz bereitstellen, auf die bei der Entwicklung von Behandlungsleitlinien und bei Praxisentscheidungen abgestützt werden kann.

4 Was trägt qualitative Forschung zur EBP bei?

Qualitative Studien (siehe Beitrag von Kohler in diesem Band) sind nicht nur mit der Philosophie von EBP vereinbar, sondern »je nach Fragestellung die einzige angemessene Methode, um valide und nützliche Antworten erhalten zu können« (Sackett 1997, zit. nach Popay & Williams 1998, 32, orig. engl.). Qualitative Forschung ist zielführend, wenn es um Fragen geht, die sich mit quantitativer Methodik nicht beantworten lassen, d. h. um Fragen zur Implementation (*How does it work?*), Angemessenheit (*Is this the right intervention?*), Relevanz (*Does it matter?*), Akzeptanz (*How will clients take up the service?*) von Interventionen sowie zur Zufriedenheit von Beteiligten (*Are users, providers, and other stakeholders satisfied with the service?*). Die wissenschaftliche Bearbeitung solcher Fragen in qualitativen Studien kann wichtige komplementäre Informationen über Interventionen liefern (Petticrew & Roberts 2003, 528). *Mixed-Methods-Research* kombiniert quantitative und qualitative Vorgehensweisen und gilt als wertvoll, weil sie sich die jeweiligen Stärken beider Ansätze zunutze macht (Irwin et al. 2008).

Qualitative Forschung hat das Potenzial, den Wissenschaft-Praxis-Gap zu überbrücken, indem sie subjektive und kontextuelle Phänomene fokussiert und die positivistische Sicht auf Interventionen um wesentliche Gesichtspunkte ergänzen kann. In Bezug zur empirischen Forschung können qualitative Studien die Relevanz quantitativer Arbeiten erhöhen, unerwartete oder widersprüchliche Befunde verstehbar machen oder zur Hypothesengenerierung für weiterführende Forschung beitragen (Popay & Williams 1998).

Aussagekraft und Nutzen von qualitativer Evidenz sind abhängig von der Qualität der zugrunde liegenden Studien, wobei für qualitative Arbeiten »ohne Weiteres keine Evidenzhierarchie [...] angegeben werden [kann]. Der Grund liegt in den verschiedenen Perspektiven der qualitativen Forschung. [...] Außerdem wurden für die qualitative Forschung eigene Gütekriterien entwickelt, die gleichwertig nebeneinander stehen« (Borgetto et al. 2007, 61). Tatsächlich besteht eine lange Tradition zur Entwicklung von Kriterien für die wissenschaftliche Integrität qualitativer Studien, auf die sich die Kernkonzepte der quantitativen Forschung nur bedingt anwenden lassen. In einem Review von über vierzig wissenschaftlichen Beiträgen zur Frage, was Qualität in qualitativen Health-Care-Studien ausmacht, identifizierten Cohen und Crabtree (2008) folgende Kriterien: 1) Ethische und 2) relevante Forschung, 3) Klarheit/Kohärenz des Studienberichts, 4) angemessene, rigorose Methoden, 5) Reflexion von Bias, 6) Glaubwürdigkeit und 7) Verifikation. Forschende und Praktizierende sollten nicht nur mit solchen Merkmalen für gute qualitative Studien vertraut sein, sondern auch verfügbare *Quality Assessment Tools* (QARI, CASP u. a.) für qualitative Arbeiten kennen und anzuwenden wissen (vgl. Webseite der University of South Australia).

Seit einigen Jahren zeichnen sich Bemühungen ab, Methoden zur Synthese von nichtnumerischer Evidenz zu entwickeln und nutzbar zu machen. Eine qualitative Evidenzsynthese ist ein aggregierender oder interpretativer Prozess der Kombination von themenspezifischer Evidenz aus einzelnen qualitativen Studien, deren Konzepte und Befunde deskriptiv analysiert und verglichen werden, um zu einem neuen Verständnis eines Phänomens gelangen zu können (Higgins & Green 2008). Der Vorteil dieser Methodologie ist, dass qualitative Evidenz zu spezifischen Fragen systematisch evaluiert und synthetisiert wird, wodurch »eine größere Generalisierbarkeit und ein höherer Abstraktionsgrad der Ergebnisse einzelner Studien sowie die klinische Anwendung kleiner Samples hergestellt werden« (Hassler 2007, 254 f.). Qualitative Synthesen können zudem Befunde aus systematischen Übersichten von quantitativen Studien ergänzen, aber auch der Theorieentwicklung und der Validierung von empirisch hergeleiteten Modellen dienen (vgl. Harden 2010).

5 Was ist ein Pyramidenreview?

Borgetto et al. (2007) haben ein Evidenz-Modell für die Ergotherapie konzipiert und zur Diskussion gestellt, das auch für die Logopädie/Sprachheilpädagogik interessant erscheint. Es präsentiert sich in Form einer *Forschungspyramide* (► Abb. 1). Diese hat die Funktion, externe Evidenz aus verschiedenen Quellen – klinisch-experimentelle Forschung, quantitative Versorgungsforschung, qualitative Forschung – zusammenzuführen, wodurch der Komplexität von klinischen Fragestellungen besser Rechnung getragen werden soll als mit eindimensionalen Evidenzhierarchien. Jede der drei Pyramidenseiten steht für eine Forschungsdomäne und die entsprechende Evidenz. An der Basis ist jeweils die Expertenmeinung als schwächste Form angesiedelt. Die Spitze repräsentiert hingegen die höchste Evidenzstufe in Form eines *problembezogenen Pyramidenreviews* von Studien aller drei Forschungsrichtungen. Dazwischen ordnen sich die typischen Designs bzw. Ansätze der klinisch-experimentellen Forschung, der outcome-orientierten Versorgungsforschung resp. der qualitativen Forschung ein.

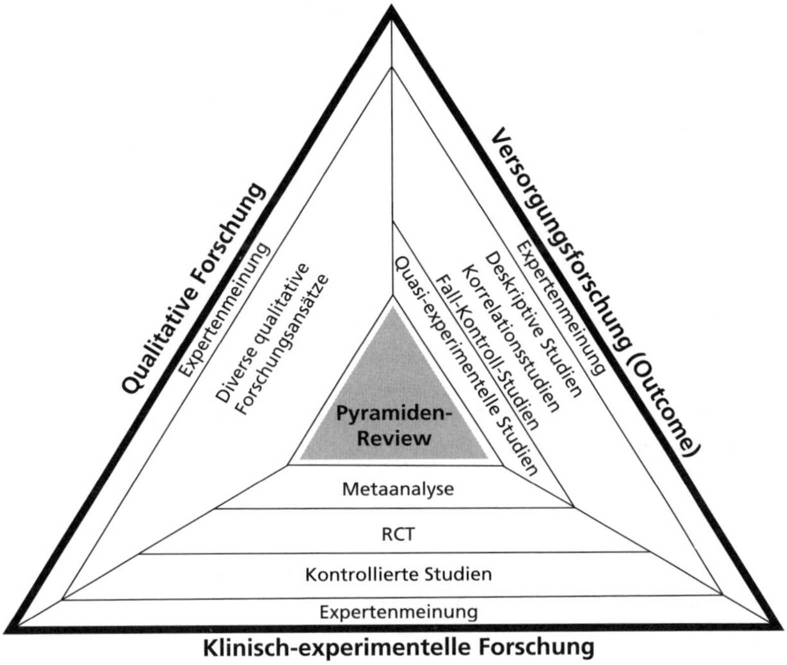

Abb. 1: Mehrdimensionale Evidenzpyramide (in Anlehnung an Borgetto et al. 2007, 62)

In einem Update präsentiert sich die Forschungspyramide mit vier Seiten, was sich aus der Ausdifferenzierung der qualitativen Dimension in qualitativ-beobachtende vs. qualitativ-experimentelle Evidenz ergibt. An der Spitze der Evidenzhierarchie steht weiterhin ein Pyramidenreview, wobei der

> »höchste Grad an externer Evidenz [vorliegt,] wenn aus allen vier Forschungsansätzen die Wirksamkeit und die Wirkungen von adäquat beschriebenen Interventionen bestätigende Studien vorliegen, die dem derzeit höchsten Standard der Methodologie der jeweiligen Forschungsansätze entsprechen, sowohl im Hinblick auf Angemessenheit der Studiendesigns als auch im Hinblick auf die methodische Qualität der Umsetzung der jeweiligen Studie« (Borgetto et al. 2015, 33).

Qualitativ gute Pyramidenreviews oder *Mixed-Methods-Reviews* können der Forschung und Praxis zweifelsohne nützliche Informationen liefern. Solche Sekundärarbeiten sind indes aufwendig und methodisch anspruchsvoll, weshalb weitere Forschergruppen an der Entwicklung komplexer Review-Methoden arbeiten (vgl. Higgins & Green 2008).

6 Wie und wo findet man externe Evidenz?

Eine effiziente, erfolgversprechende Recherche von Forschungsarbeiten zu einer fokussierten Frage erfolgt elektronisch bzw. online, was infrastrukturelle Voraussetzungen erfordert (Computer, Internet, Zugang zu Datenbanken). Des Weiteren benötigen Fachpersonen spezifische *search skills* – Kenntnis von Evidenzquellen, Suchstrategien, Nutzung von Keywords, Verwaltung von Suchtreffern u. a. Ein aus ökonomischen Gründen wichtiges Prinzip ist die *top-down-Recherche*. Demnach wird in einem ersten Schritt nach gefilterter bzw. synthetisierter Evidenz gesucht, d. h. nach a) *evidenzbasierten Leitlinien*, b) *Evidenz-Synopsen* oder *-Synthesen* als Zusammenfassung und kritische Bewertung von themenspezifischen Forschungsbeiträgen sowie c) systematischen Reviews/Metaanalysen von Primärarbeiten. Lässt sich durch diese Recherchen keine bzw. keine relevante, keine zuverlässige oder keine aktuelle Evidenz identifizieren, wird als zweiter Schritt auf der Ebene von Primärstudien (ungefilterte Evidenz) nach verfügbaren Forschungsbelegen gesucht (Dollaghan 2007, Wilczynski & McKibbon 2013).

Online-Datenbanken für gefilterte und ungefilterte externe Evidenz von sprachtherapeutischer Relevanz

Leitlinien

- ASHA's Compendium of EBP Guidelines and Systematic Reviews
- AWMF: Online Portal der wissenschaftlichen Medizin
- National Guideline Clearinghouse (AHRQ)
- What Works Clearinghouse

Übersichten

- ASHA/N-CEPs Evidence-Based Systematic Reviews
- ASHA's Compendium of EBP Guidelines and Systematic Reviews
- Cochrane Database of Systematic Reviews
- Database of Abstracts of Reviews of Effect (DARE)
- NCDDR Registry of Systematic Reviews of Disability and Rehabilitation Research
- The Campbell Collaboration Library of Systematic Reviews

Primärarbeiten (= auch Reviews)*

- CENTRAL
- EMBASE*
- ERIC*
- PsycINFO*
- PSYNDEX*
- PubMed*
- SpeechBITE*

Beim gegenwärtigen Stand der Therapieforschung sollten Logopädinnen nicht irritiert sein, wenn sie zu einer spezifischen PICO-Frage keine hochwertige oder zuweilen überhaupt keine externe Evidenz finden, also auch keine Expertenmeinung und keine indirekte Evidenz (z. B. aus Studien mit anderen Populationen). Je schwächer oder lückenhafter die wissenschaftliche Befundlage, umso mehr gewinnt im EBP-Prozess die Expertise der Therapeutin an Bedeutung. Sie informiert die Klienten über die vorliegende Situation und vereinbart mit ihnen unter Berücksichtigung von deren Präferenzen ein voraussichtlich aussichtsreiches Vorgehen. In diesem Fall ist die Überprüfung des individuellen Fortschritts der Klienten im Verlauf der Intervention besonders wichtig, damit Modifikationen vorgenommen werden können, falls erwartete Erfolge ausbleiben (Reilly 2004, Hoffmann et al. 2013). Auf die Methode der Einzelfallanalyse zur Evaluation von Therapieeffekten wird im Beitrag »Grundlagen und Merkmale der Qualitätssicherung« (siehe Beushausen in diesem Buch) näher eingegangen.

7 Wie steht es um die Evidenzbasierung sprachtherapeutischer Interventionen?

Noch in den 1990er Jahren galt die Sprachtherapieforschung selbst auf internationaler Ebene als relativ vernachlässigtes Aufgabengebiet der Speech-Language Pathology. Damals existierte für die meisten sprachtherapeutischen Bereiche kaum bzw. keine überzeugende Forschungsevidenz, wobei die Situation in der klinischen Logopädie etwas vorteilhafter war als in der pädagogischen Logopädie (Enderby & Emerson 1995). So erstaunt es nicht, dass ein Mangel an relevanter und/oder solider externer Evidenz immer wieder als eine Barriere auf dem Weg zur evidenzbasierten Sprachtherapie genannt worden ist (McCurtin & Roddam 2012).

Umso ermutigender sind die Befunde einer jüngsten Inhaltsanalyse von *speechBITE* durch Munro et al. (2013). Besagte Datenbank enthält eine Vielzahl von sprachtherapeutisch relevanten Studien (ab 1951, Stand 2011: N = 3550), die nach diversen Kriterien (Zielbereich, Interventionstyp, Klienten, Design u. a.) kodiert und teilweise auch methodisch bewertet sind. Das Spektrum an Designs umfasst systematische Reviews, RCTs und Non-RCTs, *N = 1*-Forschung und Fallserien. Die Analyse ergab u. a., dass die Gesamtzahl an Studien zwischen 2000 und 2011 ständig zunahm, während in den vorausgegangenen 50 Jahren nur 16 % aller in *speechBITE* gelisteten Arbeiten veröffentlicht worden waren. Der häufigste therapeutische Zielbereich der Studien ist *Sprache* (43 %), gefolgt von *Schriftsprache* (21 %), *Sprechen* (12 %), *Schlucken* (10 %) und *Stimme* (10 %) sowie *Redeflüssigkeit* (3 %). Wie weiter ersichtlich wurde, finden sich in *speechBITE* großenteils Einzelfallanalysen (42 %), daneben Fallserien (22 %), RCTs (18 %), Non-RCTs (11 %) und systematische Reviews (7 %, immerhin N = 245). Die visuelle Analyse der Langzeitdaten offenbart interessante Trends; waren die Raten aller Designs von 2000 bis 2005 stabil, nahm die *Häufigkeit von RCTs danach stetig zu und überholte 2011 die Einzelfallanalysen, deren Frequenz nach 2008 klar zurückging*. Non-RCTs und systematische Reviews gewannen ab 2006 hinzu, Fallserien nahmen nach 2007 hingegen ab.

Die interessante Arbeit von Munro et al. liefert allerdings keine Antworten auf die Frage nach der Wirksamkeit von Sprachtherapie. Diesbezüglich aufschlussreich sind neuere Evidenz-Synopsen bzw. systematische Reviews. Hartmann (2012) identifizierte zwanzig systematische Übersichten (2002–2010) zur Effektivität von Kindersprachtherapie (Sprache, Sprechen, Stimme, Redeflüssigkeit) bei diversen Populationen (SLI, Sprechstörung, Autismus, geistige Behinderung). Die einzelnen Sekundärarbeiten und ihre Befunde wurden deskriptiv analysiert, kritisch bewertet und interpretiert. Insgesamt spricht der Forschungsüberblick dafür, dass spezifisch logopädische Maßnahmen positive Effekte auf Sprach-, Sprech-, Rede- und Stimmkompetenzen haben.

Beim Vergleich von Therapiemethoden oder Implementationsmodellen können zumeist keine klaren Favoriten benannt werden. In fast allen Übersichten wird die empirische Befundlage als verbesserungs- oder ergänzungsbedürftig qualifiziert, was den positiven Grundtenor etwas relativiert und zu eher zurückhaltenden Praxisempfehlungen führt (vgl. Hartmann 2012). Eine ähnliche Einschätzung ergibt sich mit Blick auf neuere Sekundärarbeiten zu Themen wie *LRS-Therapie* (z. B. Galuschka & Schulte-Körne 2015), *Aphasietherapie* (z. B. Brady et al. 2012) oder *Stimmtherapie* bei Erwachsenen (z. B. Ruotsalainen et al. 2007), um nur einige Arbeiten zu nennen.

Fazit: Obgleich das mittlerweile akkumulierte Wissen über wirksame Sprachtherapie vorteilhafter ist als manche EBP-Skeptiker glaubhaft machen wollen, besteht auch weiterhin ein erheblicher Bedarf an Interventionsforschung (McCurtin & Roddam 2012, Hartmann 2013).

8 Was bleibt zu tun?

In Anbetracht des Kernanliegens von EBP wäre es unvernünftig, die Implementierung dieser Innovation als »beste Option unter mehreren imperfekten Praxismodellen« nicht vorantreiben zu wollen (Hartmann 2013, 342). »Fortschritt, nicht Perfektion« soll als Maxime für die Weiterentwicklung und die Nutzung von EBP in sprachtherapeutischen Kontexten gelten (Kent 2006, 268) – was sinnvoll ist mit Blick auf die vielfältigen, anspruchsvollen Herausforderungen, welche dieses Modell der Fachdisziplin (noch) stellt.

Es reicht nicht aus, EBP im »klinischen Gedankengut« zu verankern (Schmitt & Justice 2012, 5); vielmehr sind auf allen Ebenen der Logopädie/Sprachheilpädagogik – Forschung, Lehre, Praxis, Berufspolitik – koordinierte Anstrengungen nötig, um eine Kultur der evidenzbasierten Sprachtherapie zu etablieren und die adäquate Anwendung des EBP-Modells im Praxisalltag ermöglichen und unterstützen zu können (Reilly et al. 2004, Justice 2008, McCurtin & Roddam 2012).

Auf der Ebene der Forschung sind – insbesondere auch im deutschsprachigen Raum – nicht nur mehr Wirksamkeitsnachweise für diverse sprachtherapeutische Interventionen gefordert, sondern es braucht mehr qualitativ hochstehende externe Evidenz. Die weiterführende Forschung sollte häufiger auch langfristige Effekte (unter idealen und alltäglichen Bedingungen) sowie relevante Einflussvariablen von Interventionen untersuchen, Methodenvergleiche anstellen und Analysen zur Kosten-Effizienz, Sicherheit und Akzeptanz von Therapien durchführen. Zudem ist den bislang eher vernachlässigten EBP-Komponenten *klinische Expertise* und *Klientenpräferenzen* mehr Aufmerksamkeit zu schenken. Die aus all diesen wissenschaftlichen Bestrebungen resultierenden Erkenntnisse und Implikationen sind der sprachtherapeutischen Fachwelt konsequent zugänglich zu machen. Im Weiteren bleibt empirisch zu klären, ob die Nutzung des EBP-Modells zu besseren Fortschritten von Klienten und zu einer höheren Qualität des sprachtherapeutischen Angebots insgesamt führt (Schmitt & Justice 2012, Hartmann 2013).

Über diese Anstrengungen hinaus sind weiterhin spezifische Voraussetzungen und Facilitatoren auszubauen und zu sichern, damit EBP »von einem theoretischen Konzept zu einem tatsächlich nutzbaren Tool für alltägliche Praktiker« werden kann (Mudford et al. 2012, 12, orig. engl.). Besondere Bedeutung kommt der Aus- und Weiterbildung zu. Durch eine zielstrebige und nachhaltige Integration der »Theorie und Praxis von EBP« in Bachelor- und Master-Curricula soll sichergestellt werden, dass das sprachtherapeutische Fachpersonal über die erforderlichen Kenntnisse und Fertigkeiten für eine sachkundige Nutzung dieses Praxismodells verfügt. Wichtig sind ferner berufspolitische Initiativen mit dem Ziel, Institutionen, Kostenträger, Bildungs-/Gesundheitspolitik und die Öffentlichkeit über Vorteile und Nutzen evidenzbasierten Arbeitens zu informieren und die dafür erforderlichen Ressourcen einzufordern (Reilly et al. 2004).

Damit dürfte deutlich geworden sein, dass die »zweite EBP-Generation« (Schmitt & Justice 2012, 5) noch viele komplexe Aufgaben zu bewältigen hat. Vom Erfolg bisheriger und zukünftiger Bemühungen um EBP werden Menschen mit sprachlich-kommunikativen Problemen ebenso profitieren wie die Logopädie/Sprachheilpädagogik selbst.

Literatur

Beushausen, U. & Grötzbach, H. (2011): Evidenzbasierte Sprachtherapie. Grundlagen und Praxis. München: Urban & Fischer.

Borgetto, B., Born, S., Bünemann-Geißler, D., Düchting, M., Kahrs, A., Kasper, N. et al. (2007): Die Forschungspyramide – Diskussionsbeitrag zur Evidenz-basierten Praxis in der Physiotherapie. Physioscience 3, 27–34.

Borgetto, B., Tomlin, G., Trickes, C., Max, S. & Pfingsten, A. (2015): Die Forschungspyramide – Evidenz für die ergotherapeutische Praxis. Ein Update. Ergoscience 10, 30–34.

Brady, M., Kelly, H., Godwin, J. & Enderby, P. (2012): Speech and Language Therapy for Aphasia Following Stroke. Cochrane Database of Systematic Reviews, No.: CD000425.

Cohen, D. & Crabtree, B. (2008): Evaluative Criteria for Qualitative Research in Health Care: Controversies and Recommendations. Annals of Family Medicine 6, 331–339.

Dollaghan, C. (2007): The Handbook for Evidence-Based Practice in Communication Disorders. Baltimore: Paul H. Brookes Publishing Co.

Enderby, P. & Emerson, J. (1995): Does Speech and Language Therapy Work? Review of the Literature. London: Whurr.

Galuschka, K. & Schulte-Körne, G. (2015): Evidenzbasierte Interventionsansätze und forschungsbasierte Programme zur Förderung der Leseleistung bei Kindern und Jugendlichen mit Lesestörung – Ein systematischer Review. Zeitschrift für Erziehungswissenschaft 18, 473–487.

Harden, A. (2010): Mixed-Methods Systematic Reviews. Focus: Technical Brief No. 25, 1–8.

Hartmann, E. (2012): Wirksamkeit von Kindersprachtherapie im Lichte systematischer Übersichten. Vierteljahresschrift für Heilpädagogik und ihre Nachbargebiete 81, 191–209.

Hartmann, E. (2013): Evidenzbasiertes Denken und Handeln in der Logopädie/Sprachheilpädagogik. State of the Art und Perspektiven. Vierteljahresschrift für Heilpädagogik und ihre Nachbargebiete 82, 339–343.

Hassler, M. (2007): Systematische Übersichtsarbeiten in qualitativer Gesundheits- und Pflegeforschung – eine erste Annäherung. Pflege & Gesellschaft 12, 249–262.

Higgins, J. & Green, S. (2008): Cochrane Handbook for Systematic Reviews of Interventions. Chichester: Wiley.

Ho, P., Peterson, P. & Masoudi, F. (2008): Evaluating the Evidence: is there a Rigid Hierarchy? Circulation 118, 1675–1684.

Hoffmann, T., Bennett, S. & Del Mar, C. (2013): Introduction to Evidence-based Practice. In: Hoffmann, T., Bennett, S. & Del Mar, C. (Eds.): Evidence-based Practice Across the Health Professions. 2nd Ed. (1–15). Chatswood: Elsevier.

Irwin, D., Pannbacker, M. & Lass, N. (2008): Clinical Research Methods in Speech-Language Pathology and Audiology. San Diego, CA: Plural.

Joanna Briggs Institute (2014): Levels of Evidence and Grades of Recommendation. URL: http://joannabriggs.org/jbi-approach.html#tabbed-nav=Levels-of-Evidence [Aufruf am 04.07.2015].

Justice, L. (2008): Evidence-Based Practice in Speech-Language Pathology: Scaling Up. The South African Journal of Communication Disorders 55, 6–15.

Kent, R. (2006): Evidence-Based Practice in Communication Disorders: Progress Not Perfection. Language, Speech, and Hearing Services in Schools 37, 268–270.

McCurtin, A. & Roddam, H. (2012): Evidence-based Practice: SLTs Under Siege or Opportunity for Growth? International Journal of Language and Communication Disorders 47, 11–26.

Mudford, O., McNeill, R., Walton, L. & Phillips, K. (2012): Rationale and Standards of Evidence in Evidence-based Practice. In: Sturmey, P. & Hersen, M. (Eds.): Handbook of Evidence-based Practice in Clinical Psychology. Vol. 1 (3–26). Hoboken: Wiley.

Munro, N., Power, E., Smith, K., Brunner, M., Togher, L., Murray, E. & McCabe, P. (2013): A Bird's Eye View of speechBITE: What do We See? Journal of Clinical Practice in Speech-Language Pathology 15, 125–130.

Petticrew, M. & Roberts, H. (2003): Evidence, Hierarchies, and Typologies: Horses for Courses. Journal of Epidemiology and Community Health 57, 527–529.

Popay, J. & Williams, G. (1998): Qualitative Research and Evidence-based Healthcare. Journal of the Royal Society of Medicine 91, 32–37.

Reilly, S. (2004): What Constitutes Evidence? In: Reilly, S., Douglas, J. & Oates, J. (Eds.): Evidence-based Practice in Speech Pathology (18–34). London: Whurr.

Reilly, S., Oates, J. & Douglas, J. (2004): Evidence-based Practice in Speech Pathology – Future Directions? In: Reilly, S., Douglas, J. & Oates, J. (Eds.): Evidence-based Practice in Speech Pathology (330–352). London: Whurr.

Ruotsalainen, J., Sellman, J., Lehto, L., Jauhiainen, M. & Verbeek, J. (2007): Interventions for Treating Functional Dysphonia in Adults. Cochrane Database of Systematic Reviews, No.: CD006373.

Schmitt, M. & Justice, L. (2012): Evidence-based Practice: A Retrospective Overview and Proposal for Future Directions. EBP Briefs 7, 1–6.

Wilczynski, N. & McKibbon, A. (2013): Finding the Evidence. In: Hoffmann, T., Bennett, S. & Del Mar, C. (Eds.): Evidence-based Practice Across the Health Professions. 2nd Ed. (38–60). Chatswood: Elsevier.

Weiterführende Literatur

Beushausen, U. & Grötzbach, H. (2011): Evidenzbasierte Sprachtherapie. Grundlagen und Praxis. München: Urban & Fischer.

Hoffmann, T., Bennett, S. & Del Mar, C. (2013). Evidence-based Practice Across the Health Professions. 2nd Ed. Chatswood: Elsevier.

Tools zur Bewertung von externer Evidenz

URL: http://www.unisa.edu.au/Research/¬
Sansom-Institute-for-Health-Research/Re¬
search/Allied-Health-Evidence/Resources/
CAT/

IV Diagnostik

Allgemeine Kriterien und Grundlagen der Diagnostik

Steffi Sachse & Markus Spreer

1 Zielstellung

Jede professionelle sprachtherapeutische Intervention verlangt nach einer fundierten Erfassung der bisherigen Entwicklung und der relevanten aktuellen sprachlichen Fähigkeiten und Fertigkeiten eines Kindes, Jugendlichen oder Erwachsenen. Im Zuge der Differenzialdiagnostik ist es zudem notwendig, weitere Bereiche, z. B. sensorische sowie allgemeine kognitive Fähigkeiten, zu beurteilen. Im Kontext einer ICF-basierten Diagnostik ist es neben der Beurteilung sprachlicher Kompetenzen erforderlich, die bio-psycho-sozialen Faktoren für die Beschreibung möglicher Beeinträchtigungen einzubeziehen (DIMDI 2005), um einen ggf. vorliegenden Interventionsbedarf beschreiben und eine Intervention angemessen planen zu können. Dies macht ein interdisziplinäres kollaboratives Arbeiten mit Phoniatern, (Kinder-)Ärzten, Psychologen und weiteren Therapiedisziplinen notwendig. Die Darstellung der Körperfunktionen und -strukturen wird gemäß des ICF-Modells ergänzt durch die Analyse von Ressourcen und Beschränkungen in den Bereichen der Kommunikation und sozialen Interaktion (Aktivitäten), Fragen zu Aspekten der Partizipation/Teilhabe sowie die Erfassung umwelt- und personenbezogener Faktoren.

Eine umfassende Diagnostik ist eine unabdingbare Voraussetzung für die Planung einer jeden Förderung bzw. Therapie. Diagnostik basiert auf wissenschaftlich begründeten Vorgehensweisen und Verfahren und verlangt nach dafür spezifisch befähigten Personen – die oder den Diagnostiker/in (Glück 2013a). Im Rahmen der Diagnostik von Sprech- und Sprachstörungen beschreibt von Suchodoletz (2013) folgende Ziele:

- Beurteilungen der Art und Schwere der Störung
- Klärung der Ätiologie/Hypothesen über Bedingungsfaktoren der Störung
- Erfassen von Begleitsymptomen der Störung
- Zusammenstellung notwendiger Informationen zur Erarbeitung eines Therapieplans

Damit sind die Bandbreite diagnostischen Handelns und auch die markante Rolle im therapeutischen Handlungsprozess herausgearbeitet. Ausgehend von der Frage nach einer Therapieindikation über die Festlegung des Therapieschwerpunktes reicht sie bis hin zur formativen/summativen Evaluation des Therapieerfolges.

2 Der diagnostische Prozess

Unter Diagnostik versteht man einen zielgerichteten umfassenden Prozess, der immer von einer konkreten Fragestellung ausgeht und diese zu beantworten versucht. Dabei müssen Hypothesen überprüft, bestätigt oder gegebenenfalls auch verworfen werden. Der Prozess umfasst die Klärung der Fragestellung, die Auswahl sowie Anwendung und Auswertung geeigneter Methoden und Verfahren, die Interpretation und Befunderstellung sowie die Festsetzung einer Intervention bzw. eines Maßnahmenkataloges (Kubinger & Jäger 2003). Aussagen werden dabei aufgrund des Entwicklungsverlaufs (Anamnese), der Exploration (Befragung, Beobachtung) und der Anwendung von bestimmten (Test-)Verfahren gewonnen. Differenzialdiagnostik bedeutet in diesem Zusammenhang, verschiedene ähnliche oder teilweise in ihrer Symptomatik übereinstimmende Störungen gegeneinander abzugrenzen. Am Ende einer Diagnostik steht zwingend die Ableitung von Empfehlungen, z. B. im Sinne der Feststellung eines konkreten Therapiebedarfs (und -inhalts). Kany und Schöler (2009) beschreiben Funktionen einer Diagnose: Es geht darum,

- zu beschreiben (deskriptive Funktion: In welchen Merkmalen unterscheidet sich eine Person von anderen?),
- zu erklären (explikative Funktion: Welche Ursachen können zu einem bestimmten Verhalten geführt haben?) und nicht zuletzt darum,
- Vorhersagen zu treffen (prognostische Funktion: Welche Konsequenzen ergeben sich für die einzelne Person in der Folge?).

Klassifikationssysteme wie die ICD (WHO 1992), international das DSM-5 (APA 2015) und ergänzend die ICF (DIMDI 2005; siehe Grötzbach & Iven in diesem Band) ermöglichen, Diagnosen aufgrund beschreibbarer Symptome zu stellen und bio-psycho-soziale Faktoren der Störung bzw. der Person zu erfassen und zu beschreiben. Ausgehend von linguistischen Gesichtspunkten kann innerhalb der ICD/DSM-Diagnosen spezifiziert werden, auf welchen sprachlichen Ebenen (prosodisch, phonetisch-phonologisch, semantisch-lexikalisch, morphologisch-syntaktisch, pragmatisch-kommunikativ) Auffälligkeiten oder Störungen vorliegen und wie sich diese konkret äußern.

Für die differenzierten Vorgehensweisen im Kontext der funktions-, aktivitäts- und partizipationsorientierten Diagnostik im Erwachsenenalter sei an dieser Stelle auf die Ausführungen von Schütz in diesem Band verwiesen (siehe »Überblick zu störungsspezifischen Verfahren bei Erwachsenen«).

Die umfangreiche und komplexe Herangehensweise zur Diagnostik von kindlichen Sprachentwicklungsstörungen ist mittlerweile in einer interdisziplinären Leitlinie festgehalten (S2k-Leitlinie, AWMF 2011). Hierbei zeigt sich deutlich, dass ausgehend von einem umfangreichen Wissen über normale und gestörte kindliche Sprachentwicklung das eingangs betonte interdisziplinäre Herangehen notwendig ist, das die Einbeziehung verschiedener Berufsgruppen beinhaltet (medizinische Disziplinen, Psychologie, Sprachtherapie). In diesem Zusammenspiel können die folgenden diagnostischen Schritte bearbeitet werden (vgl. von Suchodoletz 2013):

- Erhebung einer auf das im Mittelpunkt stehende sprachliche Problem bezogenen Anamnese (Exploration des Kindes/Jugendlichen/Erwachsenen, der Eltern, anderer Bezugspersonen)
- Beobachtung der Spontansprache in Gesprächs- oder Spielsituationen
- Differenzierte Beurteilung sprachlicher Fähigkeiten (mit standardisierten sowie informellen Testverfahren)

- Erfassung möglicher Begleit- und Folgestörungen
- Beurteilung der allgemeinen kognitiven Fähigkeiten, Beurteilung von Stärken und Schwächen, auch um Kompensationsmöglichkeiten abzuschätzen
- Abklärung möglicher (organischer) Ursachen (z. B. Hörstörungen, neurologische Erkrankungen)
- Beurteilung des psychosozialen Umfeldes

Je nachdem, in welchen Kontexten eine Diagnostik stattfindet und wer daran beteiligt ist, wird evtl. zunächst eine allgemeine Therapieindikation gestellt, die dann in einem zweiten Schritt genauer hinsichtlich der Therapieziele, z. B. auf den einzelnen sprachlichen Ebenen, konkretisiert wird.

Eine Diagnostik ist nicht nur vor Beginn einer Behandlung notwendig, um eine vorliegende sprachliche Störung zu kennzeichnen und entsprechende Therapiemaßnahmen zu empfehlen, abzuleiten und zu initiieren, sondern ebenso im weiteren Verlauf. Nach den zunächst geplanten und erfolgten sprachtherapeutischen Einheiten ist im Rahmen einer Verlaufsdiagnostik zu überprüfen, ob die vereinbarten Behandlungsziele erreicht wurden und ob immer noch eine behandlungsbedürftige Störung vorliegt. Eventuell sind daraufhin Therapieziele oder therapeutische Methoden zu verändern bzw. ist die Behandlung zu beenden.

Für eine Diagnostik sind verschiedene Rahmenbedingungen zu beachten, um v. a. im Kinderbereich zu verlässlichen Ergebnissen zu kommen. Dazu gehört die Beachtung bestimmter Umgebungsfaktoren (angemessene Tageszeit der Diagnostik, Wahl eines angenehmen und relativ ablenkungsarmen Untersuchungsortes), personaler Faktoren (Tagesformen, aktuelle Belastungen), Kompetenzen des Testleiters (Vertrautheit mit Testverfahren, bestimmten Fragetechniken, Einfühlungsvermögen etc.) und auch die genaue Abklärung der Rolle der Eltern bei der Untersuchung von Kindern (Jooss, Buschmann & Sachse 2015).

In diesem Beitrag fokussieren wir im Folgenden die rein sprachlichen Aspekte des interdisziplinären Diagnostikprozesses.

3 Diagnostische Methoden

Für die sprachliche Diagnostik stehen drei Gruppen von diagnostischen Methoden zur Verfügung: die Befragung (Exploration), die direkte Beobachtung (z. B. spontansprachlicher Äußerungen) sowie die testdiagnostische Untersuchung der sprachlichen Fähigkeiten (im Sinne der Elizitation bestimmter sprachlicher Strukturen).

Diese Methoden verfolgen unterschiedliche Ziele. So wird die Anamnese hauptsächlich durch Befragungen erhoben, während sprachliche Daten zum einen über direkte Beobachtungen des sprachlichen Verhaltens (z. B. bei der Frage, ob eine Stotter-Symptomatik in bestimmten Situationen häufiger vorkommt) oder über Testverfahren erfassbar sind. Innerhalb des diagnostischen Prozesses ist in der Regel eine Methodenkombination anzuwenden, um eine Fragestellung klären zu können.

Welche Methoden in welcher Reihenfolge zum Einsatz kommen, ist auch abhängig vom Alter der Probanden. Gerade bei sehr jungen Kindern und bei Kindern mit starkem Störungsbewusstsein bieten sich (zunächst) freie Spielsituationen zur Erhebung von Spontansprachdaten eher an als eine strukturierte Überprüfungssituation mit einem Test

(Keilmann et al. 2009), bei der das Kind direkt aufgefordert ist, sprachliche Äußerungen zu produzieren oder zu verstehen, die ihm u. U. schwerfallen. Bei älteren Patienten ist es ratsam, die Diagnostik mit Hilfe von Tests durchzuführen, die in der Form eines Gesprächs konzipiert sind. Konfrontative Testsituationen ohne Alltagsbezug sind für alte Menschen oft zu ermüdend (Baretter & Gaio 2009).

3.1 Beobachtung

Die professionelle Beobachtung als aufmerksames und vor allem zielgerichtetes Wahrnehmen von Merkmalen und Verhaltensweisen (Kany & Schöler 2010) stellt eine der grundlegenden Methoden für die Erfassung sprachlicher Fähigkeiten in verschiedenen Kontexten dar und ist deutlich von Alltagsbeobachtungen (z.B. »Das Kind spricht schlecht.«) abzugrenzen. Eine systematische Beobachtung stellt dabei sicher, »[...] was (und bei mehreren Beobachtern auch von wem) zu beobachten ist, was für die Beobachtung wesentlich ist, ob bzw. in welcher Weise das Beobachtete gedeutet werden darf, wann und wo die Beobachtung stattfindet und wie das Beobachtete zu protokollieren ist« (Bortz & Döring 2006, 263).

Für die Strukturierung, Dokumentation und Auswertung der Beobachtung kann auf unterschiedliche Beobachtungsmaterialien (z.B. Beobachtungsbögen, Einschätzskalen) zurückgegriffen werden. Diese sollen im Idealfall dafür sorgen, dass Beobachtungen replizierbar und kommunizierbar sind. Die weiter unten beschriebenen Gütekriterien für Testverfahren gelten ebenfalls für Beobachtungen – sie sollen objektiv sowie zuverlässig sein und inhaltlich genau das im Zentrum stehende Sprachverhalten erfassen.

Grundsätzlich ist zwischen einer teilnehmenden Beobachtung (Untersucher/in ist am Geschehen beteiligt) und einer nicht teilnehmenden Beobachtung (Untersucher/in beobachtet das Verhalten von außen) zu unterscheiden. Dabei muss darauf hingewiesen werden, dass durch den Einfluss eines/einer unbekannten teilnehmenden Beobachters/in ggf. nur Ausschnitte der Fähigkeiten des Kindes sichtbar werden und damit z. B. bestimmte Fähigkeiten des kommunikativ-pragmatischen Repertoires verborgen bleiben (Sarimski & Möller 1991). Des Weiteren sind eine ganze Reihe möglicher Beobachtungsfehler dokumentiert, die die angestrebte Objektivität von Beobachtungen beeinträchtigen. Dazu gehören u.a. der Pygmalion-Effekt (sich selbst erfüllende Prophezeiung: Vorinformationen beeinflussen die Interpretation beobachteter Leistungen) oder der Halo-Effekt (Gesamteindruck überstrahlt Beurteilungen einzelner Aspekte) (vgl. Bortz & Döring 2006).

Diagnostikmaterialien zur Dokumentation und Auswertung von Beobachtungen werden vor allem im frühen Kindesalter eingesetzt, wenn Kinder noch nicht zur Mitarbeit an Testverfahren motiviert werden können. Beobachtungsbögen existieren auch für z.B. Bezugspersonen in pädagogischen Kontexten, z.B. seldak, Ulich & Mayr (2006a), sismik, Ulich & Mayr (2006b) oder selsa, Mayr et al. (2012). Teilweise weisen Materialien dabei auch eine Überschneidung zur Methode der Befragung (s. u.) auf, was in einigen Verfahren explizit gewünscht ist (Möller & Spreen-Rauscher 2009). Außerdem können auch Testverfahren (s.u.) auf Beobachtungen von z.B. Eltern beruhen, z.B. Wortschatzfragebögen ELFRA, Grimm & Doil (2006) oder SBE-2-KT, von Suchodoletz & Sachse (2008).

Im Rahmen der hier beschriebenen Gesamtdiagnostik einer sprachlichen Auffälligkeit wird zwangsläufig immer eine Beobachtung des sprachlichen Verhaltens durch den/die Untersucher/in innerhalb der Gesprächs-, Spiel- und Testsituationen Bestandteil des diagnostischen Prozesses sein. Ob diese Beobachtung mit Hilfe von Beobachtungsrastern, Checklisten oder durch eine ausführliche Betrachtung spontaner sprachlicher Äußerungen erfolgt (s. u.) und welche anderen Beobachtungen (z. B. in schulischen Situationen oder durch andere Bezugspersonen) einfließen werden, ist abhängig von der konkreten Fragestellung. Bestimmte sprachliche Bereiche sind der direkten Beobachtung dabei unmittelbarer zugänglich als andere (z. B. eine Stotter-Symptomatik vs. Leistungen des Sprachverständnisses).

Spontansprachanalysen

Ein wichtiger Aspekt sprachtherapeutischer Diagnostik ist die Erhebung von Spontansprachdaten, die neben der Erfassung normierter Sprachdaten aus Testverfahren ihre Berechtigung hat, da hierbei z. B. im Zuge einer genaueren Therapieplanung sehr detailliert sprachliche Strukturen betrachtet werden können. Dabei ist darauf zu achten, dass diese Äußerungen möglichst aus unterschiedlichen Settings stammen und damit repräsentativ für die sprachlichen Fähigkeiten des Kindes sind (Heidtmann 1990).

Für die Durchführung der Erhebung und die Auswertung werden unterschiedliche Kriterien beschrieben (vgl. Schrey-Dern 2006, 25): Typischerweise erfolgt die Erhebung aus pragmatischen Gründen über eine Freispiel- bzw. Gesprächssituation zwischen Sprachtherapeut/in und Kind, wobei eine gewisse Vertrautheit zwischen den Interaktionspartnern gegeben sein soll (vgl. ebd.). Als Datengrundlage werden insgesamt ca. 100 analysierbare Äußerungen transkribiert, wozu ca. 30–45 Minuten Interaktionszeit auszuwerten sind (vgl. ebd.). Zur Dokumentation der Daten dienen Audio-, oder besser noch Videomitschnitte. Ein Vorteil dieser Methode ist, dass eine unabhängige, nachträgliche Einschätzung der analysierten Merkmale möglich ist. Als Nachteile werden dabei stets der zeitliche Aufwand, vor allem für die nachträgliche Kodierung, sowie die potenzielle Möglichkeit, dass sich bestimmte Merkmale nicht zeigen, benannt.

Für die Transkription existieren je nach Fragestellung unterschiedliche Konventionen. Für die Analyse liegen dann verschiedene Instrumente mit unterschiedlichen Zielsetzungen vor. Häufig werden grammatikalische Fähigkeiten eingeschätzt (MLU, Verbstellung etc.). Hierfür existieren u. a. die *Profilanalyse/ COPROF* (Clahsen 1986), die *Checkliste diagnostischer Fragen (bei Störungen des Grammatikerwerbs)* (Kannengieser 2015) und das *Aachener Screeningverfahren zur Analyse kindlicher Spontansprache – ASAS* (Schrey-Dern 2006). Letzteres bietet auch für andere Fragestellungen Auswertungsschemata an. Gut eingeführt ist auch ein Verfahren zur Analyse semantisch-lexikalischer Fähigkeiten – die *Semlexkrit* (Glück 2013b).

3.2 Befragung/ diagnostisches Gespräch

Die Befragung von Bezugspersonen und des Patienten/Klienten selbst spielt im Bereich der Diagnostik ebenfalls eine große Rolle. Oft kommen dabei Fragebögen oder Interviewleitfäden zum Einsatz, in denen Eltern oder andere Bezugspersonen z. B. nach ihren Beobachtungen hinsichtlich der sprachlichen Fähigkeiten und der Interaktionserfahrungen mit dem Patienten/Klienten befragt werden.

Gerade Therapeuten/innen und andere Personen, die ggf. noch nicht lange mit dem betroffenen Kind, Jugendlichen oder Erwachsenen arbeiten, können auf diese Weise detailliert retrospektive Informationen z. B. zu anamnestischen Daten oder über das sprachliche Verhalten in unterschiedlichen Situationen und Kontexten erhalten. Hierbei lassen sich verschiedene diagnostische Gesprächsformen je nach Strukturierungsgrad unterscheiden (Hesse & Latzko 2011): Dies sind das anamnestische Gespräch und die Exploration als Erkundungsgespräch. Beides sind Möglichkeiten zur Informationsgewinnung, die u. a. dazu dienen, konkrete diagnostische Fragestellungen abzuleiten und Hypothesen aufzustellen, die es dann zu überprüfen gilt (vgl. Hesse & Latzko 2011, 86). Als weitere Möglichkeit und Sonderform der Befragung gilt das Interview als geplantes und strukturiertes Vorgehen (ebd.).

Anamnese

Am Beginn von Diagnostik steht meist die Erfassung anamnestischer Daten. Diese werden häufig über Anamnesebögen von den Bezugspersonen und/oder dem betroffenen Kind, Jugendlichen oder Erwachsenen selbst beim ersten persönlichen Kontakt erfragt. Für die Anamnese bei kindlichen Sprachstörungen liegt eine Vielzahl von vorgefertigten Bögen vor (z. B. Schöler 1999, Schrey-Dern 2006, von Suchodoletz 2013). Anamnesebögen liegen auch ausgerichtet für ausgewählte Personengruppen vor, z. B. für sprachliche Fähigkeiten im Kontext von Mehrsprachigkeit: u. a. Jedik (2006), Asbrock, Ferguson & Hoheiser-Thiel (2011), Korntheuer, Gumpert & Vogt (2014), Scharff Rethfeldt (2013); oder zur Erfassung der Inputbedingungen: Ritterfeld & Lüke (2013). Daneben sind Bögen erhältlich, die für die Spezifika einzelner Störungsformen erweitert wurden, z. B. Stottern: Sandrieser & Schneider (2015), Korntheuer, Gumpert & Vogt (2014); Poltern: Sick (2014); Hörstörungen: Korntheuer, Gumpert & Vogt (2014) oder LRS: Korntheuer, Gumpert & Vogt (2014).

Die Forderung nach Berücksichtigung der Umweltfaktoren (Analyse von extrinsischen Möglichkeiten und Beschränkungen in den Bereichen Kommunikation, Interaktion und Sozialkontakten) bzw. die Analyse von Aspekten der Partizipation/Teilhabe (in Familie, Kita, Schule, Beruf, Verein etc.) macht deutlich, dass die alleinige Erfassung sprachlicher Kompetenzen für die Interventionsplanung nicht ausreichend sein kann.

Exploration

Wichtige Bereiche der Exploration sind die bestehenden Sprachauffälligkeiten, die störungsspezifische Entwicklungsgeschichte, begleitende Auffälligkeiten und Störungen, Stärken und Schwächen in anderen Entwicklungsbereichen, familiäre Vorbelastungen, ätiologische Faktoren (Hörstörungen, andere Entwicklungsauffälligkeiten) sowie familiäre Entwicklungsbedingungen (vgl. von Suchodoletz 2013).

Bei allen Formen der Befragung bleibt problematisch, dass sich die Befragten oft nicht mehr genau an weiter zurückliegende Ereignisse erinnern (z. B. »Wann hat das Kind begonnen, Zweiwortsätze zu produzieren?«) und dass man meist nur über die Dinge etwas erfährt, die explizit erfragt werden, während andere, vielleicht wichtige Aspekte vergessen werden können (vgl. Kany & Schöler 2009).

3.3 Elizitationsverfahren – Sprachtests

Mit Hilfe von Sprachtests wird das Ziel verfolgt, ein bestimmtes sprachliches Verhalten direkt sichtbar und bewertbar zu machen. Im Rahmen von Beobachtungen kann nur auf das zurückgegriffen werden, was eine Person spontan zeigt, für diagnostische Prozesse ist es aber meist notwendig, sich gezielt und systematisch einzelne Sprachbereiche anzuschauen und diese in ihrer Störungswertigkeit zu beurteilen.

Unterschieden werden können v. a. zwei Klassen von Verfahren – standardisierte Tests und Screenings und informelle Diagnoseverfahren. Mit ersteren wird versucht, die sprachlichen Fähigkeiten der Person in Relation zu ihrem Alter zu bewerten. Informelle Verfahren ermöglichen meist die spezielle Betrachtung einzelner sprachlicher Phänomene im Vergleich zur Standardsprache.

Standardisierte Testverfahren im Bereich Sprache

Psychometrische Testverfahren haben das Ziel, psychische Eigenschaften indirekt messbar zu machen. Sie beinhalten ein Set an Aufgaben (sog. Items) und werden für einen bestimmten Alters- und Inhaltsbereich konzipiert. Ein Verfahren muss bestimmten Gütekriterien von standardisierten Tests genügen (Objektivität, Reliabilität und Validität; weiterführend hierzu z. B. Amelang & Schmidt-Atzert 2006; bezogen auf Sprachdiagnostik Kany & Schöler 2009, von Suchodoletz 2013). Diese ermöglichen bei einer angemessenen Normierung die Messung und den Vergleich der sprachlichen Fähigkeiten einer Person mit einer Vergleichsgruppe, um abschätzen zu können, ob die Leistungen im untersuchten Bereich von der Norm abweichen und als auffällig bzw. störungswertig einzustufen sind.

Unter der *Objektivität* eines Testverfahrens versteht man die Unabhängigkeit vom Testleiter und äußeren Umgebungsbedingungen. Dazu gehört zum einen die Durchführungsobjektivität, die über eine exakte Testdurchführung (u. a. genaue, eindeutige Formulierung der Aufgabenstellung, Angabe erlaubter Nachfragen etc.) sichergestellt wird. Zum anderen muss für die Auswertungsobjektivität beispielsweise bei einem Wortschatztest klar geregelt sein, welche Antworten auf welche Art und Weise zu werten sind und wie vorgegangen wird, um einen Testwert zu erhalten. Für die Interpretationsobjektivität sollte ein Test angeben, ab welchen Testwerten bspw. von einer sprachlichen Auffälligkeit oder Störung auszugehen ist.

Reliabilität beschreibt die Zuverlässigkeit eines Testverfahrens: Inwieweit gelingt es, die zu messende Eigenschaft stabil und z. B. unabhängig von der jeweiligen Tagesform etc. zu messen? Obwohl ein gewisser Messfehler bei der Erfassung sprachlicher Fähigkeiten nicht zu vermeiden ist, ist eine möglichst hohe Reliabilität für ein Messverfahren unabdingbar. Um dies nachzuweisen, werden entweder Übereinstimmungen mit einer erneuten Testung bzw. von Testhälften (Retestreliabilität bzw. Split-Half-Reliabilität) bestimmt, oder es wird der Zusammenhang der Items untereinander (interne Konsistenz) berechnet.

Unter *Validität* versteht man die Gültigkeit eines Testverfahrens: Misst der Test überhaupt das, was er messen möchte, und ist dies nicht überlagert durch andere Fähigkeiten, die in diesem Moment nicht interessieren? Werden bspw. mit dem Test wirklich grammatische Fähigkeiten und nicht Wortschatzleistungen gemessen? Kann man mit dem Test wirklich Kinder mit Sprachentwicklungsstörungen identifizieren? Dabei sind Aussagen über Inhaltsvalidität (Erfassen die verwendeten Aufgaben das zu messende Konstrukt?), Übereinstimmungsvalidität (z. B. nachweisbar über die Übereinstimmung mit einem Außenkriterium) oder Konstruktvalidität (theoretische Klärung des zu erfassenden Konstrukts, Übereinstimmung mit ähnlichen, Nichtübereinstimmung mit divergenten Konstrukten) notwendig.

Diese Gütekriterien müssen im Zuge der Testkonstruktion in empirischen Untersuchungen nachgewiesen werden und sind in den Testhandbüchern berichtet. Sie stehen in direkter Abhängigkeit zueinander: Objektivität ist die Voraussetzung für Reliabilität, was wiederum die Voraussetzung für Validität ist (aber nicht umgekehrt).

Um ein mit einem solchen Verfahren erhaltenes Testergebnis einordnen zu können und damit für eine Individualdiagnostik verwendbar zu machen, muss zusätzlich eine *Normierung* des Tests stattgefunden haben. Diese ermöglicht in der Regel den Vergleich eines Testergebnisses mit einer relevanten Bezugsgruppe, meist der Altersgruppe. Im Zuge der Normierung eines Tests werden die vorher auf ihre Güte hin überprüften Items einer möglichst großen und repräsentativen Stichprobe vorgelegt. Anhand der Verteilung der Testwerte (die in den meisten Fällen einer Normalverteilung entspricht), werden dann den einzelnen Testscores Standardwerte zugeordnet. Die in der Sprachdiagnostik gebräuchlichsten Testwerte sind T-Werte.

Entspricht die Verteilung keiner Normalverteilung, können nur Prozentränge angegeben werden (für eine kurze Zusammenfassung und Beschreibung von statistischen Normen s. Kany & Schöler 2010). In sehr vielen gebräuchlichen Sprachtests sind die Normierungsstichproben pro Altersgruppe leider sehr klein, und es ist nicht immer bekannt, wie die Stichproben rekrutiert wurden und ob sie als annähernd repräsentativ angesehen werden können.

Übereinstimmend werden Werte, die innerhalb einer Standardabweichung um den Mittelwert herum liegen, als »durchschnittlich« bezeichnet. Ab welcher Abweichung von der Norm man von einer »Auffälligkeit« oder »Störung« spricht, wird nicht immer gleich gehandhabt. Nimmt man alle Werte unterhalb einer Standardabweichung als »auffällig« an, betrifft dies ca. 16 % einer Altersgruppe, was ein sehr hoher Anteil wäre. Die interdisziplinäre Leitlinie zur Diagnostik von Sprachentwicklungsstörungen (AWMF 2011) schlägt eine Abweichung von eineinhalb Standardabweichungen in standardisierten und normierten Testverfahren vor, die Forschungsrichtlinien der ICD-10 zwei Standardabweichungen. Auch in der internationalen Praxis werden unterschiedliche Falldefinitionen verwendet (s. Law et al. 2000).

Soll ein Testverfahren direkt dazu dienen, Sprachstörungen zu identifizieren, müssen Angaben zu sog. diagnostischen Gütekriterien gemacht werden. Die wichtigsten Kriterien dafür sind Sensitivität und Spezifität von Verfahren. Sie geben an, welcher Prozentsatz der sprachgestörten und der sprachlich unauffälligen Personen korrekt identifiziert wird. Derzeit ist es mit den zur Verfügung stehenden Verfahren nicht möglich, direkt die Diagnose einer Sprachentwicklungsstörung stellen zu können, da Untersuchungen zu den diagnostischen Kennwerten entweder völlig fehlen, die Falldefinitionen höchst unterschiedlich sind oder keine bevölkerungsbezogenen Stichproben verwendet wurden (IQWIG 2009). Ein einzelner Sprachtestbefund ist also nicht ausreichend, sondern muss um andere Methoden ergänzt werden. Weitere (Neben-)Gütekriterien von Testverfahren beziehen sich beispielsweise auf folgende Verfahrenseigenschaften:

- *Testfairness* (Werden z. B. bestimmte Personengruppen benachteiligt, weil sie mit bestimmten Materialien weniger vertraut sind?)
- *Kulturfairness* (Werden z. B. Testpersonen aufgrund ihrer ethnischen oder soziokulturellen Zugehörigkeit durch die Auswahl und Gestaltung von Items benachteiligt?)
- *Vergleichbarkeit* (Inwieweit stimmt das Verfahren, z. B. bzgl. der überprüften Inhalte, mit anderen überein?)
- *Ökonomie* (Ist die Anschaffung des Diagnostikmaterials sowie die Durchführung und Auswertung als dem Nutzen gerechtfertigt einzuschätzen?)

Anwender von psychometrischen Testverfahren müssen sich mit den Grundprinzipien der Testkonstruktion auskennen, um beispielsweise zu verstehen, warum Verfahren standardisiert durchgeführt werden müssen, um verschiedene Testwerte zueinander in Relation setzen und insgesamt normierte Testwerte angemessen interpretieren zu können.

Screenings

Eine spezielle Klasse standardisierter Testverfahren sind Screenings. Zielstellung eines Screenings (*engl. to screen = durchleuchten, durchsieben*) ist es, unter einer großen Anzahl von Personen ökonomisch diejenigen herauszufiltern, die ein Risiko in sich tragen, eine bestimmte Auffälligkeit/Störung zu haben. Sie kommen insbesondere in der Frühdiagnostik (s. u.) sowie als erster Schritt (Verdachtsdiagnose) bei der

Diagnostik sprachgestörter Kinder zur Anwendung. Breit eingesetzt werden diese beispielsweise im Rahmen von Einschulungsuntersuchungen. Aktuell findet so beispielsweise in Baden-Württemberg am Übertritt zur Grundschule das Verfahren *HASE – Heidelberger Auditives Screening in der Einschulungsdiagnostik* (Schöler & Brunner 2008) Verwendung. Zielstellung seines Einsatzes ist die Identifizierung von Risikokindern für Sprach- und Schriftspracherwerbsstörungen. Für die kinderärztlichen Vorsorgeuntersuchungen stehen ebenfalls Screenings in Form von Elternfragebögen zur Verfügung (z. B. SBE-2 KT, von Suchodoletz & Sachse 2008).

Auch für die Güte eines Screenings sind die Angaben zur Sensitivität und Spezifität des Verfahrens wichtig. Die Sensitivität beschreibt dabei das Ausmaß, durch das es dem Verfahren gelingt, untersuchte Personen hinsichtlich der Fragestellung korrekt als »auffällig« zu kategorisieren. Gleichzeitig soll ein Screening zuverlässig auch diejenigen Personen identifizieren, die kein diesbezügliches Risiko aufweisen. Eine hohe Spezifität führt somit zu einer Reduzierung der falsch positiven Urteile.

Informelle Verfahren

Elizitationsverfahren, die nicht standardisiert wurden, werden als informelle Verfahren bezeichnet. Mit diesen werden meist spezifische sprachliche Teilleistungen dahingehend betrachtet, ob sie prinzipiell von einer Person gezeigt werden (im Vergleich zur »fertigen Standardsprache«). Auch wenn diese Verfahren teilweise weit verbreitet sind und sich gerade bzgl. der Anwenderfreundlichkeit großer Beliebtheit erfreuen, stehen diese Verfahren aufgrund unzureichender Prüfung ihrer Güte in der Kritik (Kany & Schöler 2010), da sie wichtige testkonstruktive Gütekriterien nicht aufweisen und statistisch gesicherte Normierungen fehlen (vgl. List 2010, 21 f.). So sind diese Verfahren von der Expertise der Konstrukteure (und deren Plausibilitäten) für Leistungen im Entwicklungsbereich Sprache und Kommunikation abhängig. List (2010, 21 f.) beschreibt, dass in der Praxis häufig solche informellen Verfahren als Sprachstandserhebungsverfahren im Elementarbereich eingesetzt werden, bei denen zu prüfen bleibt, ob sie z. B. eindeutige Bewertungskriterien sowie Durchführungs- und Auswertungsanweisungen aufweisen.

4 Schwerpunkt Früherfassung

Aufgrund der enormen Auswirkungen, die Störungen der Sprachentwicklung auf die gesamte Entwicklung eines Kindes haben können, ist die Überprüfung sprachlicher Fähigkeiten fester Bestandteil der Vorsorgeuntersuchungen in der kinderärztlichen Praxis (z. B. Baumann 2007). Dabei stellt sich die Frage, wie früh es möglich ist, Störungen zu erkennen. Zusammenfassend lässt sich derzeit festhalten, dass es vor dem 18. bis 24. Monat nicht möglich ist, sprachliche Fähigkeiten diagnostisch greifbar zu machen (zusammenfassend s. Sachse & von Suchodoletz 2011). Ab dem Alter von zwei Jahren können Verzögerungen der Sprachentwicklung zum ersten Mal verlässlich erfasst werden. Die S2k-Leitlinie spricht in diesem Sinne zwischen dem Alter von zwei und drei Jahren von einer Sprachentwicklungsverzögerung (AWMF 2011). Entscheidend für die Beurteilung der sprachlichen Fähigkeiten in diesem Alter ist der Wortschatz, der produktiv über Elternfragebögen und Testverfahren erhoben werden kann (eine Zusammenstellung von

Verfahren und Herangehensweisen im Rahmen der Frühdiagnostik findet sich bei von Suchodoletz 2015 und bei Jooss, Buschmann & Sachse 2015).

Welche Auswirkungen (Rescorla 2015) frühe sprachliche Verzögerungen haben, ist immer noch Gegenstand von Untersuchungen. Als gesichert kann angesehen werden, dass innerhalb der Gruppe der früh sprachverzögerten Kinder das Risiko für spätere Störungen der Sprachentwicklung erhöht ist. Es gibt aber auch einen bedeutsamen Anteil an Kindern, der die Rückstände vollständig aufholt, weshalb weitere Studien, die klinisch bedeutsame Prädiktoren identifizieren, notwendig sind (Rescorla 2015, Sachse 2015). Da sich Sprachstörungen aber auch später noch entwickeln können (z. B. Ullrich & von Suchodoletz 2011), ist eine erneute Untersuchung von Kindern, z. B. im Alter von drei Jahren, sinnvoll.

Frühe sprachliche Auffälligkeiten zu erfassen ist auch deshalb bedeutsam, da sich unter den Kindern mit eingeschränktem Wortschatz im Alter von ca. 24 Monaten ein bedeutsamer Anteil befindet, bei dem die sprachlichen Verzögerungen Hinweise auf zugrunde liegende Störungen wie Intelligenzminderungen oder autistische Syndrome geben (Buschmann et al. 2008).

5 Schwerpunkt Mehrsprachigkeit

Sprachdiagnostik bei mehrsprachigen Kindern stellt eine besondere Herausforderung dar. In der Praxis kann es bei diesen Kindern zu verschiedenen Fehleinschätzungen kommen: Zum einen können Kinder mit schlechten Sprachfähigkeiten im Deutschen fälschlicherweise als sprachförderbedürftig angesehen werden, obwohl eigentlich eine Spracherwerbsstörung vorliegt, die eine spezifische Therapie verlangt. Zum anderen kommt es vor, dass Kinder im Rahmen therapeutischer Settings betreut werden, obwohl überhaupt keine Störung vorliegt. Diagnostisch ist diese Unterscheidung von Therapiebedürftigkeit vs. Förderbedürftigkeit schwer operationalisierbar. Um zu entscheiden, ob eine generelle Sprachentwicklungsproblematik vorliegt, wäre eine zuverlässige Ermittlung des Sprachentwicklungsstandes in beiden bzw. allen Sprachen des Kindes wünschenswert (vgl. Gagarina 2014; für eine ausführliche thematische Einführung vgl. Chilla 2014, Scharff-Rethfeld 2013).

In der Praxis ist die Beurteilung der nichtdeutschen Sprache des Kindes jedoch häufig mit hohen Herausforderungen verbunden bzw. überhaupt nicht möglich (aufgrund fehlender Verfahren bzw. der fehlenden Sprachkompetenz des Untersuchers). Daher erhält die Anamnese eine besondere Bedeutung (u. a. Ritterfeld & Lüke 2013). Entscheidend ist hier die Erfassung der mehrsprachigen Lebenswelt und Entwicklung, familiärer Vorbelastungen sowie Beurteilungen der Sprachfähigkeiten durch Bezugspersonen in der/den Erstsprache/n. Anamnesebögen liegen mittlerweile übersetzt in viele Sprachen vor (z. B. Jedik 2006).

Die deutschsprachigen Leistungen mehrsprachiger Kinder können entweder nur im Vergleich zu einsprachig aufwachsenden Kindern erfasst werden und müssen dann entsprechend im Rahmen einer Gesamtdiagnostik interpretiert werden, oder es können Verfahren eingesetzt werden, die separate Normen für mehrsprachige Kinder bereitstellen. Diese sind allerdings sehr schwer zu erstellen, denn es müssten theoretisch Normen für verschiedenste Sprechergruppen sowie für viele unterschiedliche Varianten, mehrsprachig aufzuwachsen, zur Verfügung stehen.

Die Erhebung von sprachübergreifenden Fähigkeiten (z. B. phonologische Gedächtnisfähigkeiten) bietet sich evtl. als Möglichkeit an, um zu klären, ob eine generelle Sprachverarbeitungsproblematik vorliegt oder eher eine Förderbedürftigkeit in einer Sprache (für einen Überblick vgl. Chilla 2014).

Weiterführende Literatur

In der im Folgenden aufgeführten Literatur finden sich zum einen Beschreibungen und Ausführungen zur Diagnostik insgesamt und zu den testtheoretischen Grundlagen und zum anderen Auflistungen von Diagnostikmaterialien (Testverfahren, Anamnesebögen, Beobachtungsraster etc.):

AWMF-LL (2011): Diagnostik von Sprachentwicklungsstörungen (SES), unter Berücksichtigung umschriebener Sprachentwicklungsstörungen (USES). Interdisziplinäre S2k-Leitlinie. [URL: http://www.awmf.org/leitlinien/detail/ll/049-006.html, Stand 08.10.2015]

Beushausen, U. (2007): Testhandbuch Sprache. Bern: Hans Huber.

Esser, G. & Petermann, Fr. (2010): Entwicklungsdiagnostik. Göttingen: Hogrefe.

Hogrefe Testzentrale: URL: http://www.testzentrale.de

Irblich, D. & Renner., G (Hrsg.) (2009): Diagnostik in der klinischen Kinderpsychologie: die ersten sieben Lebensjahre. Göttingen: Hogrefe. (darin besonders Kapitel von Aktas)

Kany, W. & Schöler, H. (2009): Diagnostik schulischer Lern- und Leistungsschwierigkeiten: Ein Leitfaden. Stuttgart: Kohlhammer.

Kany, W. & Schöler, H. (2010): Fokus: Sprachdiagnostik. Leitfaden zur Sprachstandsbestimmung im Kindergarten. Berlin: Cornelsen Verlag Scriptor GmbH und co. KG.

Mischo, C., Weltzien, D. & Fröhlich-Gildhoff, K. (2011): Beobachtungs- und Diagnoseverfahren in der Frühpädagogik. Kronach: Carl Link, Wolters Kluwer.

Pearson Assessment & Information GmbH: URL: http://www.pearsonassessment.de

Petermann, F. & Daseking, M. (2015): Diagnostische Erhebungsverfahren. Göttingen: Hogrefe Verlag.

Schöler, H. (1999). Inventar diagnostischer Informationen bei Sprachentwicklungsauffälligkeiten: IDIS. Heidelberg: Universitätsverlag C. Winter.

von Suchodoletz, W. v. (2013): Sprech- und Sprachstörungen. Göttingen: Hogrefe.

Literatur

Amelang, M. & Schmidt-Atzert, L. (2006): Psychologische Diagnostik und Intervention. Berlin: Springer-Verlag.

APA (2015): Diagnostisches und Statistisches Manual Psychischer Störungen (DSM-5, 1.Aufl.). Göttingen: Hogrefe Verlag.

Asbrock, D., Ferguson C. & Hoheiser-Thiel, N. (2011): Leitfaden Sprachdiagnostik bei mehrsprachigen Vorschulkindern. Köln: ProLog.

AWMF-LL (2011): Diagnostik von Sprachentwicklungsstörungen (SES), unter Berücksichtigung umschriebener Sprachentwicklungsstörungen (USES). Interdisziplinäre S2k-Leitlinie. [URL: http://www.awmf.org/leitlinien/detail/ll/049-006.html, Stand 08.07.2015]

Baumann, T. (Ed.). (2007). *Atlas der Entwicklungsdiagnostik: Vorsorgeuntersuchungen von U1 bis U10/J1*; Stuttgart: Thieme.

Baretter, A. & Gaio, F. (2009): Test kognitiver und kommunikativer Fähigkeiten (VABIA): Bedürfnisse alter Menschen einschätzen und bewerten. München: Elsevier, Urban & Fischer Verlag.

Bortz, J. & Döring, N. (2006): Forschungsmethoden und Evaluation: Für Human- und Sozialwissenschaftler. Heidelberg: Springer.

Buschmann, A., Jooss, B, Rupp, A., Dockter, S., Blaschtikowitz, H., Heggen, I. & Pietz, J. (2008): Children with a developmental language delay at 24 months of age: results of a diagnostic work-up. Developmental Medicine & Child Neurology 50, 223–229.

Chilla, S. (2014): Grundfragen der Diagnostik im Kontext von Mehrsprachigkeit und Synopse diagnostischer Verfahren. In: Chilla, S. & Haberzettl, S. (Hrsg.): Handbuch Spracherwerb und Sprachentwicklungsstörungen. Mehrsprachigkeit (57–71). München: Elsevier.

Clahsen, H. (1986): Die Profilanalyse: ein linguistisches Verfahren für die Sprachdiagnose im Vorschulalter. Berlin: Marhold.

DIMDI (2005): Internationale Klassifikation der Funktionsfähigkeit (ICF), Behinderung und Gesundheit. www.dimdi.de/dynamic/de/klassi/downloadcenter/icf/endfassung/icf_endfassung-2005-10-01.pdf.[Stand: 10.7.2015].

Gagarina, N. (2014): Diagnostik von Erstsprachkompetenzen im Migrationskontext. In: Chilla, S. & Haberzettl, S. (Hrsg.): Handbuch Spracherwerb und Sprachentwicklungsstörungen. Mehrsprachigkeit (73–84). München: Elsevier.

Glück, C.W. (2013a): Mit der Diagnostik zur Indikationsentscheidung. In: Hellbrügge, Th. & Schneeweiß, B. (Hrsg.): Sprache, Kommunikation und soziale Entwicklung. Frühe Diagnostik und Therapie (106–119). Stuttgart: Klett-Cotta.

Glück, C.W. (2013b): Semlexkrit. Verfügbar unter: http://www.sprachdiagnostik.de/diagnostik/semlexkrit-kriterienkatalog-zur-semantisch-lexikalischen-analyse/[Stand: 10.10.2015]

Grimm, H. & Doil, H. (2006): ELFRA – Elternfragebögen für die Früherkennung von Risikokindern. Göttingen: Hogrefe Verlag.

Heidtmann, H. (1990): Neue Wege der Sprachdiagnostik. Analyse freier Sprachproben. Berlin: Edition Marhold im Wissenschaftsverlag Spiess.

Hesse, I. & Latzko, B. (2011): Diagnostik für Lehrkräfte. Opladen: Verlag Barbara Budrich.

IQWiG, Institut für Qualität und Wirtschaftlichkeit im Gesundheitswesen (2009). Früherkennungsuntersuchung auf umschriebene Entwicklungsstörungen des Sprechens und der Sprache. IQWiG-Berichte. 2009 Nr. 57, Verfügbar unter: http://www.iqwig.de/download/S06-01_Abschlussbericht_Frueherkennung_umschriebener_Stoerungen_des_Sprechens_und_der_Sprache.pdf, 2009 [Zugriff am 03.11.2015]

Jedik, L. (2006): Anamnesebogen für zweisprachige Kinder. Würzburg: Edition von Freisleben.

Jooss, B., Buschmann, A. & Sachse, S. (2015): Diagnostisches Vorgehen bei verzögerter Sprachentwicklung. In: Sachse, S. (Hrsg.): Handbuch Spracherwerb und Sprachentwicklungsstörungen. Kleinkindphase (147–162). München: Elsevier.

Kannengieser, S. (2015): Sprachentwicklungsstörungen: Grundlagen, Diagnostik und Therapie. 3. Auflage. München: Elsevier, Urban & Fischer Verlag.

Kany, W. & Schöler, H. (2009): Diagnostik schulischer Lern- und Leistungsschwierigkeiten: Ein Leitfaden. Stuttgart: Kohlhammer.

Kany, W. & Schöler, H. (2010): Fokus: Sprachdiagnostik. Leitfaden zur Sprachstandsbestimmung im Kindergarten. Berlin: Cornelsen Verlag Scriptor GmbH und co. KG.

Keilmann, A., Büttner, C. & Böhme, G. (2009): Sprachentwicklungsstörungen: Interdisziplinäre Diagnostik und Therapie. Bern: Verlag Hans Huber.

Korntheuer, P., Gumpert, M. & Vogt, S. (Hrsg.). (2014): Anamnese in der Sprachtherapie. München: E. Reinhardt.

Kubinger, K. D. & Jäger, R. (2003): Schlüsselbegriffe der psychologischen Diagnostik. Weinheim: Beltz PVU.

Law, J., Boyle, J., Harris, F., Harkness, A. & Nye, C. (2000): Prevalence and natural history of primary speech and language delay: findings from a systematic review of the literature. International Journal of Language & Communication Disorders 35, 2, 165–188.

List, G. (2010):Frühpädagogik als Sprachförderung. Qualitätsanforderungen für die Aus- und Weiterbildung der Fachkräfte. München: Deutsches Jugendinstitut e. V.(DJI), Weiterbildungsinitiative Frühpädagogische Fachkräfte (WiFF). Online verfügbar unter: http://www.weiterbildungsinitiative.de/uploads/media/List.pdf [13.10. 2015]

Mayr, T., Hofbauer, C., Simic, M. & Ulich, M. (2012): Selsa. Sprachentwicklung und Literacy bei Kindern im Schulalter (1. bis 4. Klasse) (Beobachtungsbogen und Begleitheft). Freiburg: Herder.

Möller, D. & Spreen-Rauscher, M. (2009). Frühe Sprachintervention mit Eltern: Schritte in den Dialog. Stuttgart: Georg Thieme Verlag.

Rescorla, L. (2015): Entwicklungswege von Late-Talkern. In: Sachse, S. (Hrsg.): Handbuch Spracherwerb und Sprachentwicklungsstörungen (101–119). Kleinkindphase. München: Elsevier.

Ritterfeld, U. & Lüke, C. (2013): Mehrsprachen-Kontexte 2.0. Erfassung der Inputbedingungen von mehrsprachig aufwachsenden Kindern. Verfügbar unter: http://hdl.handle.net/2003/31166 [Stand: 08.08.2015].

Sachse, S. & von Suchodoletz, W. (2011): Möglichkeiten der Früherkennung von Sprachentwicklungsstörungen im Säuglingsalter und zum Zeitpunkt der U6. In: Hellbrügge, Th. & Schneeweiß, B. (Hrsg.): Frühe Störungen behandeln – Elternkompetenz stärken (187–203). Stuttgart: Klett-Cotta.

Sachse, S. (2015): Vorhersage der weiteren Entwicklung von Late-Talkern mit besonderer Berücksichtigung von deutschsprachigen Studien. In: Sachse, S. (Hrsg.): Handbuch Spracherwerb und Sprachentwicklungsstörungen (119–128). Kleinkindphase. München: Elsevier.

Sandrieser, P. & Schneider, P. (2015): Stottern im Kindesalter. Stuttgart: Thieme.

Sarimski, K. & Möller, J. (1991): Zur Beurteilung früher kommunikativer Fähigkeiten bei entwicklungsverzögerten Kindern. Frühförderung interdisziplinär 10, 151–159.

Scharff-Rethfeld, W. (2013): Kindliche Mehrsprachigkeit. Stuttgart: Thieme.

Schöler, H. & Brunner, M. (2008): HASE-Heidelberger Auditives Screening in der Einschulungsuntersuchung. Wertingen: Westra.

Schöler, H. (1999): Inventar diagnostischer Informationen bei Sprachentwicklungsauffälligkeiten: IDIS. Heidelberg: Universitätsverlag C. Winter

Schrey-Dern, D. (2006): Sprachentwicklungsstörungen. Logopädische Diagnostik und Therapieplanung. Stuttgart: Thieme.

Sick, U. (2014): Poltern. Stuttgart: Thieme.

Ulich, M. & Mayr, T. (2006a): seldak. Sprachentwicklung und Literacy bei deutschsprachig aufwachsenden Kindern. Freiburg: Herder Verlag.

Ulich, M. & Mayr, T. (2006b): sismik. Sprachverhalten und Interesse an Sprache bei Migrantenkindern in Kindertageseinrichtungen. Freiburg: Herder.

Ullrich, K. & von Suchodoletz, W. (2011): Zuverlässigkeit von Methoden zur Früherkennung von Sprachentwicklungsverzögerungen bei der U7. In: Hellbrügge, Th. & Schneeweiß, B. (Hrsg.): Frühe Störungen behandeln – Elternkompetenz stärken (204–221). Stuttgart: Klett-Cotta.

von Suchodoletz, W. & Sachse, S. (2008): SBE-2-KT. Verfügbar unter: http://www.ph-heidelberg.de/index.php?id=11082

von Suchodoletz, W. (2013): Sprech- und Sprachstörungen. Göttingen: Hogrefe.

von Suchodoletz, W. (2015): Elternfragebögen zur Früherkennung von Sprachentwicklungsstörungen. In: Sachse, S. (Hrsg.): Handbuch Spracherwerb und Sprachentwicklungsstörungen. Kleinkindphase (131–145). München: Elsevier.

WHO (1992): International Classification of Diseases and Related Health Problems (10th Revision ICD-10). Geneva: WHO.

Überblick zu störungsspezifischen Verfahren bei Kindern

Markus Spreer

Einleitung

Diagnostik im Bereich Sprache und Kommunikation erfolgt stets mehrstufig und i. d. R. interdisziplinär. Die hier – ausgewählt für den Einsatz durch Sprachtherapeutinnen – vorgestellten Verfahren bedienen in Konsequenz ihrer Zielstellung häufig nur die Erfassung sprachlicher Symptome beim Kind. Diese müssen gemäß der ICF (DIMDI 2005) durch die Analyse von Ressourcen und Beschränkungen in den Bereichen Kommunikation/soziale Interaktion (Aktivitäten), durch Beantwortung von Fragen zur Teilhabe/Partizipation sowie durch die Erfassung umwelt- und personenbezogener Faktoren ergänzt werden.

Die Anzahl publizierter diagnostischer Erhebungsverfahren für sprachliche Fähigkeiten von Kindern steigt stetig. Neben vielen Neuentwicklungen (bzw. Übersetzungen/ Adaptionen englischsprachiger Verfahren) für alle Altersgruppen finden sich häufig auch Überarbeitungen bestehender Verfahren. Bei der Sichtung der Bandbreite zeigen sich unterschiedliche methodische Zugänge zur diagnostischen Erfassung und je nach Zielstellung qualitative und/oder quantitative Auswertungsmöglichkeiten. Auch die Güte der vorhandenen Instrumente ist sehr unterschiedlich einzuschätzen und muss bei der Auswahlentscheidung für den gezielten Einsatz stets mit einbezogen werden (siehe Sachse & Spreer in diesem Band).

Auf den folgenden Seiten sind überblicksartig aktuelle Verfahren zu bestimmten Diagnostik-Schwerpunkten zusammengestellt. Die Darstellung erhebt nicht den Anspruch auf Vollständigkeit, dem aufgrund der Vielzahl von Verfahren an dieser Stelle nicht Rechnung getragen werden kann. Neben dem hier dargestellten Überblick sei auch auf die Übersichten bei Beushausen (2007), Redder et al. (2011) und Spreer (2013) verwiesen. Beschreibungen zu noch verwendeten älteren, allerdings nicht mehr erhältlichen Verfahren finden sich u. a. bei Tollkühn & Spreer (2005).

1 Störungsspezifische Verfahren für das Kindesalter

Das diagnostische Vorgehen im Kindesalter unterscheidet sich zwischen der Altersgruppe bis ca. drei Jahren und bei Kindern im Kindergartenalter oder im (Grund-)Schulalter stark. Standardisierte Elizitationsverfahren, so wie sie i. d. R. in Form verschiedener Tests zum Einsatz kommen, sind mit Kleinkindern unter Umständen schwer durchführbar. Die Erfassung des Sprachentwicklungsstandes bei diesen sehr jungen Kindern erfolgt deshalb vorzugsweise über die Beobachtung des kindlichen Verhaltens (Roos & Schöler 2007, 543 f.). Erfassungsinstrumente für ältere Kinder sind zunehmend sprachlich anspruchsvoller konzipiert, um dem Zuwachs sprachlicher Kompetenzen Rechnung zu tragen. Neben Verfahren der allgemeinen Sprachstandserhebung stehen ebenso spezifische Verfahren für einzelne sprachliche Ebenen zur Verfügung (Roos & Schöler 2007).

1.1 Überprüfungsverfahren im Bereich Früherfassung

Für die Früherfassung möglicher sprachlicher Beeinträchtigungen liegt eine Vielzahl von Elternfragebögen vor (► Tab. 1). Unterschiede zwischen den Verfahren bestehen bezüglich des Einsatzzeitpunktes, der Frage, ob produktive und/oder rezeptive Fähigkeiten erhoben werden, und ob neben der Wortschatzentwicklung nach vorsprachlichen Fähigkeiten und/oder nach ersten Basiskompetenzen auf der morphosyntaktischen Ebene gefragt wird. Aufgrund der Variabilität des frühen Spracherwerbs erlauben dabei erst Erfassungen der sprachlichen Fähigkeiten nach den ersten 18 Lebensmonaten verwertbare Aussagen zur späteren Sprachentwicklung, z. B. zum Zeitpunkt der Vorsorgeuntersuchungen U7/U7a (von Suchodoletz 2015, 138). Für eine differenzierte Darstellung sei auf von Suchodoletz (2015) sowie auf die Ausführungen bei Jooss, Buschmann und Sachse (2015) verwiesen.

Tab. 1: Elternfragebögen zur Früherfassung sprachlicher Fähigkeiten

Verfahren	Zielgruppe	Angaben zu Inhalt, Durchführung und Auswertung
ELAN-R Eltern Antworten – Revision (Bockmann & Kiese-Himmel 2012)	18.–26. Monat	• Überprüfungsbereiche: – anamnestische Fragen zum Kind sowie zu Mutter und Vater – Wortliste zum expressiven Wortschatz – Abfrage üblicher Äußerungslänge/Beispieläußerungen des Kindes • normiert
ELFRA 1 (Grimm & Doil 2006)	12. Monat	• Überprüfungsbereiche: – Wortliste zum produktiven und rezeptiven Wortschatz – Fragen zur Produktion von Lauten und Sprache und zur Reaktion auf Sprache – Fragen zur Verwendung von Gesten und Feinmotorik
ELFRA 2 (Grimm & Doil 2006)	24. Monat	• Überprüfungsbereiche: – Wortliste zum produktiven Wortschatz – Fragen zu Satzbau und morphologischen Formen • normiert
SBE-2-KT Sprachbeurteilung durch Eltern, Kurztest für die U7 (von Suchodoletz & Sachse 2009)	21.–24. Monat	• Überprüfungsbereiche: – Wortschatzliste zum produktiven Wortschatz – Frage zu Mehrwortäußerungen – Versionen für mehrsprachig aufwachsende Kinder in über 20 weiteren Sprachen • normiert

Tab. 1: Elternfragebögen zur Früherfassung sprachlicher Fähigkeiten – Fortsetzung

Verfahren	Zielgruppe	Angaben zu Inhalt, Durchführung und Auswertung
SBE-3-KT Sprachbeurteilung durch Eltern, Kurztest für die U7a (von Suchodoletz, Kademann & Tippelt 2009)	32.–40. Monat	• Überprüfungsbereiche: – Wortschatzliste zum produktiven Wortschatz – Fragen zu grammatischen Fähigkeiten • normiert
FRAKIS/FRAKIS-K (Kurzform) Fragebogen zur frühkindlichen Sprachentwicklung (Szagun, Stumper & Schramm 2009)	18.–30. Monat	• Überprüfungsbereiche: – Fragen zum persönlichen Hintergrund – Wortliste zum produktiven Wortschatz – Fragen zur Flexionsmorphologie und Satzkomplexität – FRAKIS-K: Fragen zum persönlichen Hintergrund, verkürzte Wortliste, Fragen zu Grammatik und Satzbau • normiert

1.2 Verfahren zur Diagnostik (umschriebener) Sprachentwicklungsstörungen

Für die Abgrenzung des Vorliegens einer Umschriebenen/Spezifischen Sprachentwicklungsstörung (USES/SSES) von einer Sprachentwicklungsstörung im Rahmen einer Primärbeeinträchtigung (SES) ist es gemäß des Algorithmus der Leitlinie zur USES-Diagnostik notwendig, differentialdiagnostisch das Vorliegen einer Primärbeeinträchtigung auszuschließen (USES gem. ICD-10 F80.; de Langen-Müller et al. 2011; siehe Sachse & Spreer in diesem Band). So erfolgen obligatorisch eine Hörprüfung und weitere medizinische, psychologische und sprachtherapeutisch/logopädische Untersuchungen zur Überprüfung entsprechender Ein- und Ausschlusskriterien (de Langen-Müller et al. 2011). Für die Diagnose einer USES muss ein Kind dabei sprachliche Leistungen der rezeptiven oder expressiven Sprache in einem standardisierten und normierten Test auf einer oder mehreren sprachlich-kommunikativen Ebenen von 1,5 bis 2 Standardabweichungen unterhalb der Altersnorm zeigen (de Langen-Müller et al. 2011; Überprüfungsverfahren, ► Tab. 2).

Für eine übergreifende Darstellung der sprachlichen Fähigkeiten eines Kindes (ebenenübergreifendes Sprachprofil) stehen Überprüfungsverfahren zur Verfügung, die im Sinne einer mehrdimensionalen Sprachdiagnostik unterschiedliche sprachliche Ebenen, Verarbeitungsmodalitäten sowie Basiskompetenzen (z. B. Sprachgedächtnisleistungen) erfassen. Es ist dabei zwischen Verfahren zu unterscheiden, die einen ggf. vorliegenden Interventionsbedarf aufzeigen (quantitative Auswertung), und jenen, die (darüber hinaus) qualitativ Schwerpunkte für eine ggf. angezeigte Intervention bereitstellen. Viele allg. Entwicklungstests für das Kindesalter enthalten ebenfalls differenzierte Untertests zur Überprüfung sprachlicher Fähigkeiten (z. B. Esser & Petermann 2010 für einen Überblick).

Neben den in Tabelle 2 benannten Verfahren existieren viele weitere, i. d. R. informelle Verfahren zur Einschätzung sprachlicher Fähigkeiten von Kindern. Verwendung finden hierbei auch Beobachtungsbögen zur Sprachentwicklung, z. B. die *Begleitende alltagsintegrierte Sprachentwicklungsbeobach-*

tung in Kindertageseinrichtungen (BaSiK, Zimmer *2014*) oder *Sprachentwicklung und Literacy bei Kindern im Schulalter (selsa,* Mayr et al. *2012).*

Tab. 2: Ausgewählte Verfahren der Sprachentwicklungsdiagnostik im Kindesalter

Verfahren	Zielgruppe	Dauer	Angaben zu Inhalt, Durchführung und Auswertung
ETS 4–8 Entwicklungstest Sprache für Kinder von vier bis acht Jahren (Angermaier 2007)	4–8 Jahre	keine Angaben (> 30 min)	• Überprüfungsbereiche: – Sprachverständnis – Grammatik (rezeptiv und produktiv) – phonologische Bewusstheit – Aufmerksamkeits- und Gedächtnisleistung • Zusatz: Leselern-Test für Vorschulkinder • quantitative Auswertung; normiert
PDSS Patholinguistische Diagnostik bei Sprachentwicklungsstörungen (Kauschke & Siegmüller 2009)	2;0–6;11 Jahre	k. A.	• Überprüfungsbereiche: – *Phonologie* (Lautbefund, Phonemdifferenzierung, Wortbetonung und Silbenstruktur sowie Mundmotorik) – *Lexikon/Semantik* (Wortverständnis; Oberbegriffe benennen, verstehen und Repräsentanten zuordnen; Wortproduktion) – *Grammatik* (Satzverständnis; Verständnis von W-Fragen; Numerus, Kasus und Genus) • qualitative und quantitative Auswertung; PC-gestützt möglich; normiert
P-ITPA Potsdam-Illinois Test für Psycholinguistische Fähigkeiten (Esser & Wyschkon 2010)	4;0–11;5 Jahre	ca. 40–60 min	• Überprüfungsbereiche: – Analogiebildung – Wortschatz – Grammatik: u. a. Plural-, Vergangenheits- und Steigerungsformen – Sätze-Nachsprechen – Phonologische Bewusstheit – Reimfolgen nachsprechen – Lesen – Rechtschreibung • quantitative Auswertung; normiert
SCREENIKS Screening der kindlichen Sprachentwicklung (Wagner 2014)	4;0–7;11 Jahre	max. 20–25 min	• Überprüfungsbereiche (computergestützte Durchführung): – *Aussprache:* Lautüberprüfung; Phonematische Differenzierung – *Grammatik:* SVK; Pluralbildung; Kasus; Verstehen morpho-syntaktischer Strukturen – *Wortschatz:* Passiver Wortschatz (Wort-Bild-Zuordnung; 1 aus 6); Verständnis von Präpositionen; Oberbegriffe finden • quantitative Auswertung; normiert
SET 3–5 Sprachstands erhebungstest für Kinder im Alter zwischen 3 und 5 Jahren (Petermann 2016)	3;0–5;11 Jahre	ca. 15–20 min (Dreijährige);	• Überprüfungsbereiche (Zusammenstellung und Aufgabenstellungen je nach Alter des Kindes unterschiedlich): – Wortschatz – Phonetik/Phonologie – Semantische Relationen

Tab. 2: Ausgewählte Verfahren der Sprachentwicklungsdiagnostik im Kindesalter – Fortsetzung

Verfahren	Zielgruppe	Dauer	Angaben zu Inhalt, Durchführung und Auswertung
		ca. 30-45 min (Vier- und Fünfjährige)	– Verarbeitungsgeschwindigkeit – Grammatik/Morphologie – auditive Merkfähigkeit – Emotionserkennung und Empathiefähigkeit – optionales Ausspracheescreening – Eltern-Checkliste zur Einschätzung der Pragmatik • quantitative Auswertung; normiert
SET 5–10 Sprachstandserhebungstest für Kinder im Alter zwischen 5 und 10 Jahren (Petermann 2012)	5;0–10;11 Jahre	ca. 45 min	• Überprüfungsbereiche (Zusammenstellung und Aufgabenstellungen je nach Alter des Kindes unterschiedlich): – produktiver Wortschatz – Kategorienbildung – Verarbeitungsgeschwindigkeit (visuell) – Sprachverständnis (Satz- und Textebene) – Sprachproduktion (Bildergeschichte, Satzbildung) – Morphologie – auditive Merkfähigkeit (Kunstwörter nachsprechen) • quantitative Auswertung; Erstellung eines Leistungsprofils bezüglich der Untertests; normiert
SETK 2 Sprachentwicklungstest für zweijährige Kinder (Grimm 2000)	2;0–2;11 Jahre	ca. 25 min	• Überprüfungsbereiche: – Sprachproduktion auf Wort- und Satzebene (über Realgegenstände bzw. Abbildungen) – Verstehen von Wörtern und Sätzen (Wort- bzw. Satz-Bild-Auswahl, 1 aus 4) • quantitative Auswertung; normiert
SETK 3–5 Sprachentwicklungstest für drei- bis fünfjährige Kinder (Grimm, Aktaş & Frevert 2015)	3;0–5;11 Jahre	ca. 20–30 min	• Überprüfungsbereiche: – Verstehen von Sätzen – Bildbeschreibung (nur für dreijährige Kinder) – morphologische Regelbildung (Pluralbildung) – Sprachgedächtnis (Nachsprechen von Silben, Nichtwörtern und Sätzen, Wortfolgen reproduzieren) • quantitative Auswertung; normiert
SSV Sprachscreening für das Vorschulalter (Grimm 2003)	3;0–5;11 Jahre	max. 10 min	• Kurzform des SETK 3–5 mit den Überprüfungsbereichen: – Phonologisches Arbeitsgedächtnis (Nachsprechen von Nichtwörtern) – Morphologische Regelbildung (Pluralbildung; nur für Dreijährige) – Satzgedächtnis (Sätze nachsprechen; ab vier Jahren) • quantitative Auswertung; normiert

1.3 Überprüfungsverfahren im Bereich Aussprache

Für die Beschreibung der Aussprachefähigkeiten von Kindern gilt es zunächst die auditiven Wahrnehmungs- und die phonematischen Diskriminationsleistungen in den Blick zu nehmen (vgl. Lauer 2006 für einen Überblick). Daraufhin erfolgt die Erfassung der Lautbildung und -verwendung (Phon- und Phoneminventar). Aktuelle phonetisch-phonologische Analyseverfahren erlauben dabei eine differenzierte phonologische Prozessanalyse zur Ableitung spezifischer Interventionsmaßnahmen (▶ Tab. 3).

Im Kontext phonetischer Auffälligkeiten ist weiterhin die Prüfung der orofacialen Sensomotorik angezeigt. Für die Überprüfung hinsichtlich einer möglichen Myofunktionellen Störung empfiehlt sich beispielsweise der *Diagnostikbogen für Myofunktionelle Störungen* (Giel & Tillmanns-Karus 2004).

Tab. 3: Ausgewählte Verfahren zur Überprüfung der Aussprachefähigkeiten

Verfahren	Zielgruppe	Dauer	Angaben zu Inhalt, Durchführung und Auswertung
AVAK/SVA Analyseverfahren zur Ausspracheuntersuchung bei Kindern (Hacker & Wilgermein 2001)	Kinder	keine Angaben (ca. 45 min)	• Überprüfung von Einzelkonsonanten und Doppelkonsonanz mittels Bilderbenenntest • Screening-Version (SVA) mit 44 Items • Auswertung: Aussagen zu Wortstrukturen, Silben, Phontypen, Lautpräferenzen und phonologischen Prozessen; nicht normiert • PC-gestützte Auswertung über CD-ROM möglich
LOGO – Ausspracheprüfung (Wagner 2011)	ca. 3–7 Jahre	ca. 20 min	• Bilderbenenntest zur Überprüfung aller Vokale, Konsonanten und wichtiger Konsonantenverbindungen • Kurzversion: LOGO Screening mit 28 Items • Auswertung: Analyse des Lautinventars; Phonologische Prozessanalyse; nicht normiert
PAP Pyrmonter Ausspracheanalyse (Babbe 2003)	Kinder	keine Angaben (> 20 min)	• spielerische Durchführung mittels zweier Kartenspiele (Domino-Puzzle; Schwarzer Peter), wobei das Kind im Spielverlauf die abgebildeten Gegenstände benennt • je ein Kartensatz für Einzellaute, Lautverbindungen sowie für die phonetisch-phonologische Analyse (insgesamt 82 Items) • Auswertung: Analyse des Lautinventars; phonologische Prozessanalyse; nicht normiert
PLAKSS-II Psycholinguistische Analyse kindlicher Aussprachestörungen (Fox-Boyer 2014)	Kinder ab 2;6 Jahren	ca. 10–20 min	• Bilderbenenntest zur Überprüfung aller Laute und wesentlicher Lautverbindungen (96 Items) • 25-Wörter-Test zur Lautbildungskonsequenz • Screeningversion mit 30 Items • Auswertung: Phon-, Phoneminventar, Silbenstrukturanalyse, phonologische Prozessanalyse, Inkonsequenzanalyse; normiert

Weitere Überprüfungsverfahren, die auch Aussprachefähigkeiten differenziert erheben: *PDSS* (▶ Tab. 2)

1.4 Überprüfungsverfahren im Bereich Grammatik

Als diagnostische Zielstellungen im Bereich Grammatik stehen zum einen die Erfassung der morphologisch-syntaktischen Fähigkeiten eines Kindes und zum anderen die Feststellung vorhandener, an der Entstehung der Störung beteiligter Faktoren (vgl. Motsch 2010, 67). Letztere sind separat zu prüfen (u. a. Arbeitsgedächtniskapazität, phonematische Differenzierungsfähigkeit). Als Vergleichsbasis für die Bewertung der mit elizitierenden Verfahren erhobenen produktiven Fähigkeiten im Bereich Morphologie und Syntax dienen i. d. R. Daten zum produktiven Gebrauch grammatischer Regeln (vgl. ebd., 68). Rezeptive Leistungen (Grammatikverständnis) werden insbesondere über Bildauswahl- oder Ausagierungsverfahren erfasst (► Tab. 4).

Tab. 4: Ausgewählte Verfahren zur Überprüfung grammatischer Fähigkeiten

Verfahren	Zielgruppe	Dauer	Angaben zu Inhalt, Durchführung und Auswertung
SGF 2 Screening grammatischer Fähigkeiten für die 2. Klasse (Mahlau 2016)	Kinder am Beginn des 2. Schuljahres	max. 45 min (als Gruppenüberprüfung)	• Erfassung produktiver morphologischer Fähigkeiten (Genus, Plural, Kasus, SVK) • für den Einsatz als Gruppenüberprüfungsverfahren müssen die Kinder über elementare Lese- und Schreibfähigkeiten verfügen • quantitative Auswertung; normiert
GraSp^{GS} Grammatikanalyse der Sprachproduktion bei Kindern im Grundschulalter (König 2015)	1.–4. Klasse	ca. 40 min	• Erfassung produktiver morphologisch-syntaktischer Fähigkeiten: Genus, Plural, V2 im HS, Verbflexion, Kasus, subordinierte NS, Partizip Perfekt und Konjunktiv II • weiterhin können rezeptive Fähigkeiten geprüft werden • qualitative Auswertung; nicht normiert
MuSE-Pro Morphologische und Syntaktische Entwicklung – Produktion; Überprüfung grammatischer Fähigkeiten bei fünf- bis achtjährigen Kindern (Berg 2015)	5–8 Jahre	ca. 15 min	• Evozierung relevanter grammatischer Zielstrukturen für die Therapie über kurze Spielformen und Bildbeschreibungen: V2 im HS, SVK, Verbendstellung im NS, Kasus • quantitative und qualitative Auswertung; nicht normiert
TROG-D Test zur Überprüfung des Grammatikverständnisses (Fox 2013)	3;0–10;11 Jahre	ca. 10–20 min	• Erfassung rezeptiver morphologischer Fähigkeiten über Satz-Bild-Zuordnung • 84 Testitems, die einzelne grammatische Strukturen fokussieren (u. a. Plural, Kasus, Präpositionen, Verneinung, Personalpronomen, Relativsätze, Konjunktionen) • quantitative und qualitative Auswertung; normiert

Tab. 4: Ausgewählte Verfahren zur Überprüfung grammatischer Fähigkeiten – Fortsetzung

Verfahren	Zielgruppe	Dauer	Angaben zu Inhalt, Durchführung und Auswertung
TSVK Test zum Satzverstehen von Kindern (Siegmüller et al. 2011)	2;0–8;11 Jahre	ca. 20–60 min	• Erfassung rezeptiver morphologischer Fähigkeiten über Satz-Bild-Zuordnung • überprüfte grammatische Strukturbereiche: Verb-Argument-Struktur, Tempusmarkierung, Wortstellungsvariationen, Passiv, Bindungsregeln und Relativsätze • Kurzversion: TSVK-Screen (36 Items) • quantitative und qualitative Auswertung; normiert
ESGRAF 4–8 Grammatiktest für vier- bis achtjährige Kinder (Motsch & Rietz 2016)	4;0–8;11 Jahre	ca. 35–45 min	• überprüfte grammatische Strukturbereiche: V2 im HS, Verbendstellung im NS, SVK, Kasus (Akkusativ, Dativ, Genitiv), Genus, Numerus, Passivkonstruktionen • quantitative und qualitative Auswertung, PC-gestützt; normiert
ESGRAF-R Modularisierte Diagnostik grammatischer Störungen (Motsch 2009)	4;0–16;0 Jahre	ca. 25 min	• über modularisierte Spielsequenzen werden Äußerungsformen des Kindes evoziert • überprüfte grammatische Strukturbereiche: V2 im HS, Verbendstellung im NS, SVK, Kasus, Genus, Numerus • für einzelne Überprüfungsbereiche liegen auch Arbeitsblätter für eine Gruppenüberprüfung vor • für die Altersgruppen 5;8 bis 7;4 Jahre liegen empirisch ermittelte Vergleichswerte vor • quantitative und qualitative Auswertung
Weitere Überprüfungsverfahren, die auch grammatikalische Fähigkeiten erheben: PDSS (▶ Tab. 2)			

1.5 Überprüfungsverfahren für die Bereiche Wortschatz und Sprachverstehen

Die differenzierte Beschreibung semantisch-lexikalischer Fähigkeiten bedarf einer Vielzahl zu erhebender Aspekte. Neben der Wortschatzverwendung, den aktiven und rezeptiven Wortschatzleistungen eines Kindes interessiert auch dessen Sprachlernbiografie. Außerdem stehen die Qualität des Wortwissens auf der Lemma- und der Wortform-Ebene, die Qualität der Abrufprozesse, die Nutzung von Erwerbs- und Bewältigungsstrategien sowie das zugrundeliegende Bedingungsgefüge (u. a. personale und soziale Variablen, kognitive Prozessvariablen) im Fokus (Glück & Elsing 2014, 173).

Weiterhin existieren Verfahren zum Grammatikverständnis, die über die qualitative Analyse explizit Aussagen zur Schnittstelle Lexikon – Syntax/Morphologie zulassen (z. B. TROG-D; Fox 2013). Für die Überprüfung von Sprachverständnisleistungen ab dem späteren Grundschulalter werden – je nach Lesefertigkeit – auch Leseverständnistests eingesetzt.

Tab. 5: Ausgewählte Verfahren für die Überprüfung von Wortschatz und Sprachverstehen

Verfahren	Zielgruppe	Dauer	Angaben zu Inhalt, Durchführung und Auswertung
ASVK Analyse kindlicher Sprachverstehenskontrollprozesse (Schmitz 2012)	3;6–4;11 Jahre	Langversion ca. 30–40 min; Kurzform ca. 15 min	• Kind erhält via CD Anweisungen, die mit dem vorliegenden Spielmaterial für das Kind durchführbar bzw. nicht durchführbar sind • nicht durchführbare Anweisungen werden durch Sprachverstehensprobleme provoziert (z. B. Objekt nicht anwesend; partiell mehrdeutig). • Quantitative (Vergleichswerte für grobe Orientierung) und qualitative Auswertung; nicht normiert
AWST-R Aktiver Wortschatztest – Revision (Kiese-Himmel 2005)	3;0–5;5 Jahre	ca. 15–20 min	• Überprüfung des expressiven Wortschatzes (Bildbenenntest) • quantitative und qualitative Auswertung; normiert
MSVK Marburger Sprachverständnistest für Kinder (Elben & Lohaus 2000)	Fünfjährige und Erstklässler	ca. 30–45 min	• Überprüfungsbereiche: – *Semantik:* passiver Wortschatz (Wort-Bild-Zuordnung); Wortbedeutung (Repräsentanten vorgegebenen Oberbegriffen zuordnen) – *Syntax:* Satzverständnis (Satz-Bild-Zuordnung); Instruktionsverständnis – *Pragmatik:* Zuordnung von Äußerungen zu einer Auswahl von Personen/Situationen • Gruppenüberprüfung möglich • Quantitative Auswertung; normiert
PPVT-4 Peabody Picture Vocabulary Test (Lenhard, Lenhard, Segerer & Suggate 2015)	3;0–16;11 Jahre	ca. 10–20 min	• Überprüfung des rezeptiven Wortschatzes (Wort-Bild-Zuordnung; 1 aus 4) • quantitative Auswertung; normiert
WWT 6-10 Wortschatz- und Wortfindungstest (Glück 2011)	5;6–10;11 Jahre	ca. 25–50 min	• Überprüfungsbereiche: – expressiver Wortschatz (Bildbenenntest); auch mit Wiederholung (zur Erfassung der Abrufstabilität) oder mit Abrufhilfen – rezeptiver Wortschatz (Wort-Bild-Zuordnung; 1 aus 4) • einzelne Untertests/Kurzformen kombinierbar • als Papier- oder PC-Version • quantitative und qualitative Auswertung; normiert
Weitere Überprüfungsverfahren, die differenziert auch semantisch-lexikalische Fähigkeiten erheben: PDSS (▸ Tab. 2)			

1.6 Überprüfungsverfahren für den Bereich Pragmatik/ Kommunikation

Zur Beschreibung der pragmatisch-kommunikativen Fähigkeiten von Kindern gehören die Bewertung des *Situations- und Kontextverhaltens*, die Fähigkeiten zur *Textverarbeitung und -produktion*, das *Kommunikationsverhalten* und die *Gesprächsführung* (Achhammer et al., im Druck). Vorgeschaltet empfiehlt sich die Einschätzung relevanter Basisfähigkeiten (u. a. Wahrnehmungsleistungen und kognitive Fähigkeiten) und sprachstruktureller Kompetenzen (u. a. Wortschatz). Die vorhandenen Überprüfungsverfahren sind – auch über das frühe Kindesalter hinaus – in der Regel als Beobachtungsbögen konzipiert. Für den hier nicht ausgeführten Bereich der Textgrammatik/Narration stehen ebenfalls Verfahren zur Verfügung. Differenzierte Darstellungen aller verfügbaren Verfahren finden sich bei Spreer & Sallat (2015) bzw. Achhammer et al. (im Druck).

Tab. 6: Ausgewählte Überprüfungsverfahren pragmatisch-kommunikativer Fähigkeiten

Verfahren	Zielgruppe	Dauer	Angaben zu Inhalt, Durchführung und Auswertung
BFP Beobachtungsbogen für Pragmatische Fähigkeiten (Schelten-Cornish, Hofbauer & Wirts 2012)	ab 1. Lebensjahr bis ins Schulalter	k. A.	• Beobachtungsbogen mit Items zu den Bereichen: nonverbale Fähigkeiten, linguistische Fähigkeiten, kognitive Ressourcen, kommunikative Intentionen, Aufrechterhalten des Gesprächs, Anpassung an Zuhörer, Situation, Interaktionsverhalten der Bezugsperson • qualitative Auswertung; nicht normiert
Pragmatisches Profil (Dohmen, Dewart & Summers 2009)	Interview I: bis 4;11 Jahre; Interview II: 5–10 Jahre	ca. 30–45 min	• Interviewleitfaden mit Fragen in den Bereichen: kommunikative Intentionen ausdrücken, Reaktion auf Kommunikation, Kommunikationsorganisation und Kommunikationskontext • qualitative Auswertung; nicht normiert
CCC Children's Communication Checklist (Bishop 1998), deutsche Version: Einschätzungsbogen zur Erfassung kindlicher Kommunikationsfähigkeiten (Spreen-Rauscher 2003a, b)	7–9 Jahre, mit diagnostizierten Sprachproblemen	k. A.	• Überprüfungsbereiche für die kriteriengeleitete Einschätzung im pragmatischen Teil (Skalen C–G) mit jeweils sechs bis acht Items: – Unangemessenes Initiieren von Gesprächen – Kohärenz – Gesprächsstereotypien – Verhalten im Gesprächskontext – Rapport (Beziehungsfähigkeit im Gespräch) • quantitative und qualitative Auswertung; Normdaten einer Forschungsversion liegen vor

1.7 Diagnostik im Bereich Schriftsprache

Für den Bereich Schriftsprache liegt eine große Anzahl an standardisierten, normierten Verfahren vor. Dies betrifft Verfahren, die die phonologische Bewusstheit als Voraussetzung für einen erfolgreichen Schriftspracherwerbsprozess in den Blick nehmen sowie diagnostische Verfahren, die die Lese- und/oder Rechtschreibfähigkeiten der Kinder über unterschiedliche methodische Zugänge und Auswertungsmodi analysieren. Für eine aktuelle Zusammenstellung und Einschätzung publizierter Verfahren sei auf die evidenz- und konsensbasierte Leitlinie für Diagnostik und Behandlung von Kindern und Jugendlichen mit Lese- und/oder Rechtschreibstörung (AWMF-LL 028–044, DGKJP et al. 2015) verwiesen.

Für die große Anzahl von Verfahren zur Erfassung der Kompetenzen im Bereich Lesen und Rechtschreibung finden sich auch Übersichten bei Klicpera, Schabmann & Gasteiger Klicpera (2013), Costard (2007) und Mayer (2013a). An dieser Stelle werden nur Überprüfungsmöglichkeiten für die phonologische Bewusstheit dargestellt (► Tab. 7).

Tab. 7: Ausgewählte Verfahren zur Überprüfung der phonologischen Bewusstheit als Vorläuferfähigkeit für einen erfolgreichen Schriftspracherwerb

Verfahren	Zielgruppe	Dauer	Angaben zu Inhalt, Durchführung und Auswertung
BAKO 1–4 Basiskompetenzen für Lese-Rechtschreibleistungen (Stock, Marx & Schneider 2003)	1.–4. Klasse	ca. 30 min	• Aufgabenstellungen zur phonologischen Bewusstheit im engeren Sinne (Pseudowort-Segmentierung, Vokalersetzung, Restwortbestimmung, Phonemvertauschung, Lautkategorisierung, Vokallängenbestimmung, Wortumkehr) • quantitative und qualitative Auswertung; normiert
BISC Bielefelder Screening zur Früherkennung von Lese-Rechtschreibschwierigkeiten (Jansen, Mannhaupt, Marx & Skowronek 2002)	Kinder; 4 bzw. 10 Monate vor Schulbeginn	ca. 20–25 min	• Überprüfung der phonologischen Bewusstheit über: Reime erkennen, Silben segmentieren, Pseudowörter nachsprechen, Wort-Vergleich-Suchaufgabe (optisches Wiedererkennen von Wortbildern), Laute assoziieren, Laut-zu-Wort-Zuordnung • Benennungsgeschwindigkeit (schnelles Benennen – Farben) • quantitative Auswertung; normiert
MÜSC Münsteraner Screening zur Früherkennung von Lese-Rechtschreibschwierigkeiten (Mannhaupt 2006)	Schulanfänger (in den ersten 5 Schulwochen)	2 x 25 min	• Überprüfung phonologische Bewusstheit (Analyse- und Synthesefertigkeiten auf der Silbenebene/für lautliche Einheiten unterhalb der Silbenebene), Kurzzeitgedächtniskapazität, Abrufgeschwindigkeit aus Langzeitgedächtnis, visuelle Aufmerksamkeit • qualitative Auswertung und Ermittlung eines möglichen Förderbedarfs in den Voraussetzungen des Lesen- und Schreiben-Lernens; normiert
PB-LRS Phonologische Bewusstheit bei Kindergartenkindern und Schulanfängern – Gruppentest zur Früherkennung von Lese- und Rechtschreibschwierigkeiten (Barth & Gomm 2014)	Vorschulkinder, Schulanfänger	ca. 45–60 min	• Überprüfung der phonologischen Bewusstheit über Aufgaben zu: Reimwörter erkennen, Silbensegmentierung, Anlautanalyse, Lautsynthese, Wortlängenerkennung, Endlautidentifikation • qualitative Auswertung und Ermittlung einer möglichen »Risikogefährdung im Schriftspracherwerb«; normiert

Tab. 7: Ausgewählte Verfahren zur Überprüfung der phonologischen Bewusstheit als Vorläuferfähigkeit für einen erfolgreichen Schriftspracherwerb – Fortsetzung

Verfahren	Zielgruppe	Dauer	Angaben zu Inhalt, Durchführung und Auswertung
PIMF Pyrmonter Inventar Metaphonologischer Fähigkeiten (Babbe & Poetter 2005)	4½–6 Jahre	k. A.	• Überprüfung der phonologischen Bewusstheit über lautsprachlich orientierte Aufgaben: Silbensegmentation, Reimerkennung, Anlautanalyse, Synthese von Silben und Phonemen sowie Reproduktion von Pseudowörtern • quantitative/qualitative Auswertung; nicht normiert
TEPHOBE Test zur Erfassung der phonologischen Bewusstheit und der Benenngeschwindigkeit (Mayer 2013b)	Kinder in den letzten 3 Monaten des Vorschuljahres; in den ersten 3 Monaten der 1. und 2. Klasse	ca. 45 min	• Überprüfung der phonologischen Bewusstheit (Synthese von Onset und Rime, Phonemsynthese, An- und Auslautkategorisierung, Reimerkennung, Phonemelision und Phonemumkehr) • Benennungsgeschwindigkeit (Schnellbenennen von Farben, Buchstaben und Zahlen) • normiert
TPB Test für Phonologische Bewusstheitsfähigkeiten (Fricke & Schäfer 2011)	4;0 Jahre bis Ende Klasse 1	1–2 Sitzungen à 45 min	• Überprüfung der phonologischen Bewusstheit über Aufgaben zu: Silbensegmentieren; Reime identifizieren und produzieren; sowie rezeptive und produktive Aufgabe zu: Onset-Reim-Synthetisieren, Anlaute-Identifizieren, Laute-Synthetisieren, Anlaute-Manipulieren • quantitative und qualitative Auswertung; normiert

1.8 Überprüfungsverfahren im Bereich Redefluss

Ein ICF-orientiertes diagnostisches Vorgehen ermöglicht, die individuell bedeutsamen Informationen zu Sprech(un)flüssigkeiten zu erfassen, um die wiederum individuellen Probleme und Ressourcen für ein optimiertes therapeutisches Vorgehen zusammenzutragen (Hansen & Iven 2010, 76).

Stottern

Für eine »therapiesteuernde Diagnostik« (Johannsen 2003, 159) sind mehrere Prinzipien als handlungsleitend anzusehen: die Prozessorientierung und Kompetenzorientierung der Diagnostik, die klientenbezogene Hypothesengenerierung und -überprüfung, die Konzentration auf Interaktions- und Alltagsbedeutung der Symptome und die generelle Individualisierung und Umfeldorientierung (vgl. Hansen & Iven 2008, 308 f.). Nach Hansen und Iven (2010, 75) sollten dafür folgende Aspekte bei der Diagnostik aufgegriffen werden:

- »Entwicklungsanalyse der Sprach-, Sprech- und Gesamtentwicklung
- Person-Umfeld-Interaktion, be- und entlastende Faktoren
- Sprachlich-kommunikative Kompetenzen in allen Modalitäten
- Analyse der Sprech(un)flüssigkeiten: Qualität und Quantität der Symptome, Bedingungen/Ressourcen für flüssiges Sprechen, Selbsthilfsversuche
- Subjektive Theorien, Meinungen, emotionale und kognitive Bewertungen (Be- und Entlastung)

- Alltagsbedeutung der Sprechunflüssigkeiten, behindernde und unterstützende Faktoren
- Lösungs- und Unterstützungsversuche des Umfelds, Funktionalität und Effektivität dieser Hilfe.«

Die im Folgenden benannten Verfahren decken mit unterschiedlichen Zielstellungen einzelne oder mehrere der genannten Aspekte für die diagnostische Erhebung im Kindesalter ab.

- *Redefluss-Kompass 3.0* (Braun & Kohler 2014)
- *AAUS* – Aachener Analyse unflüssigen Sprechens (Schneider & Zückner 2008)
- *Beobachtungsleitfaden zur Interaktions-/Kommunikations-Einschätzung* (Hansen & Iven 2008)

Daneben existieren viele weitere qualitative Erhebungsinstrumente. Für vertiefende Informationen sei an Ochsenkühn, Frauer & Thiel (2015), Sandrieser & Schneider (2015) und Hansen & Iven (2002) verwiesen.

Poltern

Sowohl die Beschreibung der Diagnostikbereiche als auch entsprechende Methoden und Materialien für eine umfassende Erfassung von Poltern bieten die ausführlichen Ausführungen von Ulrike Sick (2014). In dieser Publikation finden sich auch ein umfangreicher Anamnesebogen sowie Analyseinstrumentarien für Spontansprachproben, Bögen zur Selbsteinschätzung und Materialien zur Einschätzung sprachlicher Fähigkeiten (Sick 2014).

Überprüfungsverfahren im Kontext von Mehrsprachigkeit

Die Erfassung sprachlicher Fähigkeiten im Kontext von Mehrsprachigkeit stellt eine besondere Herausforderung dar und erfordert u. a. fachspezifisches Wissen über die mehrsprachige Entwicklung (vgl. Chilla 2014, Scharff-Rethfeld 2013 für einen umfassenden Überblick). Neben der Erfassung von Informationen zur mehrsprachigen Lebenswelt des Kindes und des konkreten sprachlichen Fähigkeitsprofils ist es vor allem wichtig, typische Merkmale der mehrsprachigen Entwicklung von Hinweisen auf eine Sprachentwicklungsstörung abzugrenzen (siehe Sachse & Spreer in diesem Band).

Es stehen inzwischen erste Verfahren zur Verfügung, die für Fachkräfte ohne bzw. mit nur wenig Wissen über die jeweilige Erstsprache des Kindes versuchen, relevante Aspekte dieser Sprache testdiagnostisch zu erfassen (für einen Überblick Gagarina 2014), u. a.:

- *CITO-Sprachtest* (Duindam, Knak & Kamphius 2010): [Türkisch]
- *ESGRAF-MK* – Evozierte Diagnostik grammatischer Fähigkeiten für mehrsprachige Kinder (Motsch 2011): [Griechisch, Italienisch, Polnisch, Russisch, Türkisch]
- *LOGwords – ProPlus/PiccoLOG* (LOGmedia 2010): [Englisch, Französisch, Italienisch, Spanisch, Portugiesisch, Brasilianisch, Serbisch, Bosnisch, Albanisch, Türkisch, Kurdisch, Tamilisch, Russisch, Polnisch, Griechisch]
- *SCREEMIK 2* – Screening für Erstsprachfähigkeit bei Migrantenkindern (Wagner 2008): [Russisch, Türkisch]
- *Sprachstandstest Russisch für mehrsprachige Kinder* (Gagarina, Klassert & Topaj 2010): [Russisch]
- *WWT 6-10* Wortschatz- und Wortfindungstest (Glück 2011): [Türkisch]

Weitere Verfahren bieten die Möglichkeit, die Fähigkeiten von Kindern mit Deutsch als Zweitsprache gemäß ihrer Kontaktzeit zu dieser Zweitsprache einzuschätzen und/oder entsprechende Rahmenbedingungen des Erwerbs zu beleuchten (► Tab. 8).

Tab. 8: Ausgewählte Verfahren zur Überprüfung des Sprachstandes in der Zweitsprache Deutsch (vgl. Gagarina 2014)

Verfahren	Zielgruppe	Dauer	Angaben zu Inhalt, Durchführung und Auswertung
LiSe-DaZ Linguistische Sprachstandserhebung – Deutsch als Zweitsprache (Schulz & Tracy 2011)	Kinder mit Deutsch als Zweitsprache (DaZ): 3;0–7;11 Jahre	ca. 20–30 min	• Überprüfung des Sprachstands in der Zweitsprache Deutsch: – *Sprachverständnis:* Verstehen der Verbbedeutung, Verstehen von w-Fragen, Verstehen von Negation; – *Sprachproduktion:* Satzklammer, SVK, Wortklassen; Kasus • quantitative und qualitative Auswertung; normiert
sismik Sprachverhalten und Interesse an Sprache bei Migrantenkindern in Kindertageseinrichtungen (Ulich & Mayr 2006)	3;6 Jahre bis Schuleintritt	k. A.	• Beobachtungsbereiche: – Sprachverhalten in verschiedenen Situationen – Sprachliche Kompetenz im engeren Sinn (deutsch): Sprachverständnis, Sprechweise, Wortschatz, Satzbau und Grammatik – Fragen zum Umgang des Kindes mit seiner Familiensprache in der Einrichtung – Fragen zur Lebenssituation und Sprachpraxis in der Familie • quantitative und qualitative Auswertung; normiert

1.9 Diagnostik weiterer Entwicklungsbereiche

Aufgrund der thematischen Breite können nicht alle Themenbereiche mit den entsprechenden Überprüfungsverfahren dargestellt werden. Für Informationen zur Diagnostik weiterer Bereiche, die an dieser Stelle nicht ausreichend beschrieben werden können, sei deshalb als Ausgangspunkt auf folgende Publikationen verwiesen:

- *Dysarthrie* (Schubert 2004)
- *Dysphagie* (Frey 2011, Prosiegel & Weber 2013)
- *Entwicklungsdiagnostik (Wahrnehmung, Motorik)* (von Suchodoletz 2005, Esser & Petermann 2010)
- *Intelligenzdiagnostik* (Petermann & Daseking 2015)
- *Kindliche Aphasien* (Friede & Kubandt 2011)
- *LKGS-Fehlbildungen und Rhinophonie* (Neumann 2011)
- *Mutismus* (Katz-Bernstein 2015)
- *Diagnostik sozial-emotionalen Verhaltens* (Döpfner & Petermann 2012)
- *Sprachstörungen bei Kindern mit kognitiven Beeinträchtigungen* (Aktaş 2012)
- *Sprechapraxie* (Lauer & Birner-Janusch 2010)
- *Stimmstörungen* (Beushausen & Haug 2011)
- *Unterstützte Kommunikation* (Boenisch & Sachse 2007).

2 Fazit

Für die Erstellung eines differenzierten sprachlichen Profils eines Kindes steht eine Vielzahl von Verfahren zur Verfügung, wobei die konkrete Auswahl individuell je nach Zielstellung abgewogen werden muss. Die Güte der Verfahren sollte dabei stets als zentrales Auswahlkriterium einbezogen werden. Besondere Herausforderungen bestehen dabei nach wie vor zum einen in der Diagnostik im Kontext mehrsprachig aufwachsender Kinder und zum anderen in der umfänglichen Berücksichtigung der verschiedenen Dimensionen der ICF im diagnostischen Prozess.

Der Einsatz diagnostischer Verfahren hat dabei nie einen Selbstzweck, sondern dient stets der professionellen Planung, Durchführung und Evaluation sprachtherapeutischer Intervention.

Literatur

Achhammer, B., Büttner, J.; Sallat, St. & Spreer, M. (im Druck): Pragmatische Störungen im Kindes- und Erwachsenenalter. Stuttgart: Thieme.

Aktaş, M. (2012): Entwicklungsorientierte Sprachdiagnostik und -förderung bei Kindern mit geistiger Behinderung. München: Urban & Fischer.

Angermeier, J. W. (2007): Entwicklungstest Sprache für Kinder von 4 bis 8 Jahren (ETS 4–8). Frankfurt a. M.: Harcourt Test Services.

Babbe, T. & Poetter, A. (2005): PIMF-Pyrmonter Inventar Metaphonologischer Fähigkeiten. Köln: Prolog.

Babbe, T. (2003): PAP – Pyrmonter Aussprache Prüfung. Köln: Prolog.

Barth, K. & Gomm, B. (2014): Gruppentest zur Früherkennung von Lese- und Rechtschreibschwierigkeiten: phonologische Bewusstheit bei Kindergartenkindern und Schulanfängern (PB-LRS). München: Ernst Reinhardt.

Berg, M. (2015): Morphologische und Syntaktische Entwicklung – Produktion; Überprüfung grammatischer Fähigkeiten bei 5- bis 8-jährigen Kindern.

Beushausen, U. & Haug, C. (2011): Stimmstörungen bei Kindern. München: E. Reinhardt.

Beushausen, U. (2007): Testhandbuch Sprache: Diagnostikverfahren in Logopädie und Sprachtherapie. Bern: Hans Huber.

Bockmann, A.-K. & Kiese-Himmel, C. (2012): ELAN-R: Eltern Antworten – Revision. Elternfragebogen zur Wortschatzentwicklung im frühen Kindesalter. Göttingen: Hogrefe.

Boenisch, J. & Sachse, S. (2007): Diagnostik und Beratung in der unterstützten Kommunikation. Karlsruhe: von Loeper.

Braun, W.G. & Kohler, J. (2014): Redefluss Kompass 3.0. Verfügbar unter: http://www.logopaedieundpraevention-hfh.ch/content-n25-sD.html [Stand: 10.10.2015].

Chilla, S. (2014): Grundfragen der Diagnostik im Kontext von Mehrsprachigkeit und Synopse diagnostischer Verfahren. In: Chilla, S. & Haberzettl, S. (Hrsg.): Handbuch Spracherwerb und Sprachentwicklungsstörungen. Mehrsprachigkeit (57–71). München: Elsevier.

Costard, S. (2007): Störungen der Schriftsprache: modellgeleitete Diagnostik und Therapie. Stuttgart: Thieme.

de Langen-Müller, U., Kauschke, C., Kiesel-Himmel, C., Neumann, K. & Noterdaeme, M. (2011): Diagnostik von Sprachentwicklungsstörungen (SES), unter Berücksichtigung umschriebener Sprachentwicklungsstörungen (USES). Interdisziplinäre S2k-Leitlinie. Verfügbar unter: http://www.awmf.org/leitlinien/detail/ll/049-006.html [Stand 08.10.2015]

DGKJP – Deutsche Gesellschaft für Kinder- und Jugendpsychiatrie, Psychosomatik und Psychotherapie et al. (2015): Lese- und/oder Rechtschreibstörung bei Kindern und Jugendlichen, Diagnostik und Behandlung. Verfügbar unter: http://www.awmf.org/uploads/tx_szleitlinien/028-044l_S3_Lese-Rechtschreibst%C3%B6rungen_Kinder_Jugendliche_2015-06.pdf [Stand: 25.10.2015].

DIMDI (2005): Internationale Klassifikation der Funktionsfähigkeit (ICF), Behinderung und Gesundheit. www.dimdi.de/dynamic/de/klassi/downloadcenter/icf/endfassung/icf_endfassung-2005-10-01.pdf [Stand: 10.10.2015].

Dohmen, A., Dewart, H. & Summers, S. (2009): Das pragmatische Profil. Analyse kommunikativer Fähigkeiten von Kindern. München: Elsevier, Urban & Fischer.

Döpfner, M. & Petermann, F. (2012): Diagnostik psychischer Störungen im Kindes- und Jugendalter (Vol. 2). Göttingen: Hogrefe.

Duindam, T., Tonak, Ö. & Kamphius, F. (2010): Cito-Sprachtest. Butzbach: Cito Deutschland GmbH.

Elben, C. & Lohaus, A. (2000): Marburger Sprachverständnistest für Kinder (MSVK). Göttingen: Hogrefe.

Esser, G. & Petermann, F. (2010). Entwicklungsdiagnostik. Göttingen: Hogrefe.

Esser, G. & Wyschkon, A., unter Mitarbeit von Ballaschk, K. & Hänsch, S. (2010): Potsdam-Illinois Test für Psycholinguistische Fähigkeiten (P-ITPA). Göttingen: Hogrefe.

Fox, A.V. (Hrsg.) (2013): TROG-D. Test zur Überprüfung des Grammatikverständnisses. Idstein: Schulz-Kirchner.

Fox-Boyer, A.V. (2014): Psycholinguistische Analyse kindlicher Aussprachestörungen (PLAKSS-II). Frankfurt a. M.: Pearson.

Frey, S. (Ed.). (2011): Pädiatrisches Dysphagiemanagement: Eine multidisziplinäre Herausforderung. München: Elsevier.

Fricke, S. & Schäfer, B. (2008): Test für phonologische Bewusstheitsfähigkeiten (TPB). Idstein: Schulz-Kirchner.

Friede, S. & Kubandt, M. (2011): Diagnostik der Aphasie bei Kindern und Jugendlichen: Überblick, Möglichkeiten und Grenzen. Forum Logopädie 25, 6

Gagarina, N., Klassert, A. & Topaj, N. (2010): Sprachstandstest Russisch für mehrsprachige Kinder. ZAS Papers in Linguistics, 53. Berlin: ZAS.

Gagarina, N. (2014): Diagnostik von Erstsprachkompetenzen im Migrationskontext. In: Chilla, S. & Haberzettl, S. (Hrsg.): Handbuch Spracherwerb und Sprachentwicklungsstörungen. Mehrsprachigkeit (73–84). München: Elsevier.

Giel, B. & Tillmann-Karus, M. (2004): Kölner Diagnostikbogen für Myofunktionelle Störungen. Dortmund: verlag modernes lernen.

Glück, C.W. & Elsing, C. (2014): Lexikontherapie. In: Fox-Boyer, A. (Hrsg.): Handbuch der Sprachtherapie. Kindergartenphase (173–187). München: Elsevier.

Glück, C.W. (2011): Wortschatz- und Wortfindungstest für 6- bis 10-Jährige. München: Elsevier.

Grimm, H. (2000): Sprachentwicklungstest für zweijährige Kinder (SETK-2). Diagnose rezeptiver und produktiver Sprachverarbeitungsfähigkeiten. Göttingen: Hogrefe.

Grimm H. (2003): Sprachscreening für das Vorschulalter – SSV. Kurzform des SETK 3–5. Göttingen: Hogrefe.

Grimm, H. & Doil, H. (2006): ELFRA: Elternfragebögen für die Früherkennung von Risikokindern. Ed. 2., Göttingen: Hogrefe.

Grimm, H., Aktaş, M. & Frevert, S. (2015): SETK 3-5: Sprachentwicklungstest für drei- bis fünfjährige Kinder Göttingen: Hogrefe.

Hacker, D. & Wilgermein, H. (2001): Aussprachestörungen bei Kindern. Ein Arbeitsbuch für Logopäden und Sprachtherapeuten. München: Ernst Reinhardt.

Hansen, B. & Iven, C. (2002): Stottern und Sprechflüssigkeit. München: Urban & Fischer.

Hansen, B. & Iven, C. (2008): Bausteine einer individualisierbaren Therapie des Stotterns bei Kinder. In: Riehmann, Ch. & Dallmaier, M. (Hrsg.): dgs Kongress Cottbus. Sprache als Brücke von Mensch zu Mensch. Handeln – Sprechen – Schreiben (302–314). Cottbus: Verlag Reinhard Semmler.

Hansen, B. & Iven, C (2010): Diagnostik des Stotterns bei Kindern: ein Diskussionsbeitrag zur Umsetzung der ICF. Die Sprachheilarbeit 55, 71–78.

Hogrefe Testzentrale (2015): Testzentrale. Online im Internet: URL: http://www.testzentrale.de [Stand: 22.10.2015].

Jansen, H., Mannhaupt, G., Marx, H. & Skowronek, H. (2002): Bielefelder Screening zur Früherkennung von Lese-Rechtschreibschwierigkeiten (BISC). Göttingen: Hogrefe.

Johannsen, H. S. (2003): Stottern bei Kindern. In: Grohnfeldt, M. (Hrsg.): Lehrbuch der Sprachheilpädagogik und Logopädie. Band 2. Erscheinungsformen und Störungsbilder (160–169). Stuttgart: Kohlhammer.

Jooss, B.; Buschmann, A. & Sachse, S. (2015): Diagnostisches Vorgehen bei verzögerter Sprachentwicklung. In: Sachse, S. (Hrsg.): Handbuch Spracherwerb und Sprachentwick-

lungsstörungen (147–162). Kleinkindphase. München: Elsevier.
Katz-Bernstein, N. (2015): Selektiver Mutismus bei Kindern. Erscheinungsbilder, Diagnostik, Therapie. München: E. Reinhardt.
Kauschke, C. & Siegmüller, J. (2009): Patholinguistische Diagnostik bei Sprachentwicklungsstörungen. München: Elsevier.
Kiese-Himmel, C. (2005): Aktiver Wortschatztest für 3- bis 5-jährige Kinder – Revision (AWST-R). Göttingen: Hogrefe.
Klicpera, C., Schabmann, A. & Gasteiger-Klicpera, B. (2013): Legasthenie-LRS: Modelle, Diagnose, Therapie und Förderung. München: Reinhardt/UTB.
König, S. (2015): GraSpGS Grammatikanalyse der Sprachproduktion bei Kindern im Grundschulalter. Ravensburg: Verlag am Sprachheilzentrum.
Lauer, N. & Birner-Janusch, B. (2010): Sprechapraxie im Kindes- und Erwachsenenalter. Stuttgart: Thieme.
Lauer, N. (2006): Zentral-auditive Verarbeitungsstörungen im Kindesalter: Grundlagen-Klinik-Diagnostik-Therapie. Stuttgart: Thieme.
Lenhard, A., Lenhard, W., Segerer, R. & Suggate, S. (2015): Peabody Picture Vocabulary Test (PPVT-4). Deutsche Fassung. Frankfurt a. M.: Pearson.
LOGmedia (2015): Logwords. Multilinguale Sprachdiagnostik Software. Frankreich: LOGmedia.
Mahlau, K. (2016): Screening grammatischer Fähigkeiten für die 2. Klasse (SGF 2). München: Ernst Reinhardt.
Mannhaupt, G. (2006): MÜSC. Münsteraner Screening zur Früherkennung von Lese-Rechtschreibschwierigkeiten. Berlin: Cornelsen.
Mayer, A. (2013a): Gezielte Förderung bei Lese- und Rechtschreibstörungen. München: Ernst Reinhardt.
Mayer, A. (2013b) Test zur Erfassung der phonologischen Bewusstheit und der Benennungsgeschwindigkeit (TEPHOBE). München: Ernst Reinhard.
Mayr, T., Hofbauer, C., Simic, M. & Ulich, M. (2012): Selsa. Sprachentwicklung und Literacy bei Kindern im Schulalter (1. bis 4. Klasse) (Beobachtungsbogen und Begleitheft). Freiburg: Herder.
Motsch, H.-J. (2009): ESGRAF-R. Modularisierte Diagnostik grammatischer Störungen. München: Ernst Reinhardt.
Motsch, H.-J. (2010): Kontextoptimierung. München: Ernst Reinhardt.
Motsch, H.-J. (2011): ESGRAF-MK. Evozierte Diagnostik grammatischer Fähigkeiten für mehrsprachige Kinder. München: Ernst Reinhardt.
Motsch, H.-J. & Rietz, C. (2016): ESGRAF 4–8. Grammatiktest für 4- bis 8-jährige Kinder. München: Ernst Reinhardt.
Neumann, S. (2011): LKGSF komplex: sprachtherapeutische Diagnostik bei Lippen-Kiefer-Gaumen-Segel-Fehlbildung. München: Ernst Reinhardt.
Ochsenkühn, C., Frauer, C. & Thiel, M. M. (2015). Stottern bei Kindern und Jugendlichen: Bausteine einer mehrdimensionalen Therapie. Berlin: Springer.
Petermann, F. (2012): Sprachstandserhebungstest für Kinder im Alter zwischen 5 und 10 Jahren. Göttingen: Hogrefe.
Petermann, F. (2016): SET 3–5. Sprachstandserhebungstest für Kinder im Alter zwischen 3 und 5 Jahren. Göttingen: Hogrefe.
Petermann, F. & Daseking, M. (2015): Diagnostische Erhebungsverfahren. Göttingen: Hogrefe.
Prosiegel, M. & Weber, S. (2013). Dysphagie: Diagnostik und Therapie: ein Wegweiser für kompetentes Handeln. Heidelberg: Springer.
Redder, A., Schwippert, K., Hasselhorn, M., Forschner, S., Fickermann, D., Ehlich, K., Becker-Mrotzek, M., Krüger-Potratz, M., Roßbach, H.-G., Stanat, P. & Weinert, S. (2011): Bilanz und Konzeptualisierung von strukturierter Forschung zu »Sprachdiagnostik und Sprachförderung«. Hamburg: ZUSE. http://www.zuse.uni-hamburg.de/501publikation/zuse_berichte_02.pdf [Stand: 10.10.2015].
Roos, J. & Schöler, H. (2007): Sprachentwicklungsdiagnostik mittels standardisierter Tests. In: Schöler, H. & Welling, A. (Hrsg.): Sonderpädagogik der Sprache (531–550). Göttingen: Hogrefe.
Sandrieser, P. & Schneider, P. (2015): Stottern im Kindesalter. Stuttgart: Thieme.
Scharff-Rethfeld, W. (2013): Kindliche Mehrsprachigkeit. Stuttgart: Thieme.
Schelten-Cornish, S., Hofbauer, C. & Wirts, C. (2012): Beobachtungsbogen für pragmatische Fähigkeiten (BFP). http://www.sprachtherapie-sc.de/g_pragmatik.htm [Stand: 04.10.2015]
Schmitz, P. (2012): Analyse kindlicher Sprachverstehenskontrollprozesse (ASVK). Idstein: Schulz-Kirchner.
Schneider, P. & Zückner, H. (2005): Aachener Analyse unflüssigen Sprechens (AAUS). Natke, U.
Schubert, A. (2004): Dysarthrie. Diagnostik. Therapie, Beratung. Idstein: Schulz-Kirchner.

Schulz, P. & Tracy, R. (2011): LiSe-DaZ. Linguistische Sprachstandserhebung – Deutsch als Zweitsprache. Göttingen: Hogrefe.

Sick, U. (2014): Poltern. Stuttgart: Thieme.

Siegmüller, J., Kauschke, C., van Minnen, S. & Bittner, D. (2011): TSVK. Test zum Satzverstehen von Kindern. Eine profilorientierte Diagnostik der Syntax. München: Elsevier.

Spreen-Rauscher, M. (2003a). Die »Childrens Communication Checklist« (Bishop 1998) – ein orientierendes Verfahren zur Erfassung kommunikativer Fähigkeiten von Kindern. Teil 1: Hintergrund und Darstellung der Entwicklungsstudie. Die Sprachheilarbeit 48, 91–97.

Spreen-Rauscher, M. (2003b). Die »Childrens Communication Checklist« (Bishop 1998) – ein orientierendes Verfahren zur Erfassung kommunikativer Fähigkeiten von Kindern. Teil 2: Durchführungshinweise und Formulare. Die Sprachheilarbeit 43, 98–104.

Spreer, M. (2013): Erfassung sprachlicher Fähigkeiten in inklusiven schulischen Settings–Beobachtungsmaterialien und Diagnoseverfahren im Überblick. Praxis Sprache 58. 241–246.

Spreer, M. & Sallat, St. (2015): Pragmatikdiagnostik im Kindesalter: Überblick über einen vernachlässigten Bereich der Sprachdiagnostik. Forum Logopädie 29 (3), 12–19.

Stock, C., Marx, P. & Schneider, W.: Basiskompetenzen für Lese-Rechtschreibleistungen (BAKO 1–4). Erfassung der phonologischen Bewusstheit vom ersten bis vierten Grundschuljahr. Göttingen: Hogrefe Verlag, 2003

von Suchodoletz, W. (Hrsg.). (2005): Früherkennung von Entwicklungsstörungen: Frühdiagnostik bei motorischen, kognitiven, sensorischen, emotionalen und sozialen Entwicklungsauffälligkeiten. Hogrefe Verlag.

von Suchodoletz, W. (2015): Elternfragebögen zur Früherkennung von Sprachentwicklungsstörungen. In: Sachse, S. (Hrsg.): Handbuch Spracherwerb und Sprachentwicklungsstörungen (119–128). Kleinkindphase (131–145). München: Elsevier.

von Suchodoletz, W., Kademann, S. &, Tippelt, S (2009): Sprachbeurteilung durch Eltern: Kurztest für die U7a (SBE-3-KT). Verfügbar unter: https://www.ph-heidelberg.de/sachse-steffi/professur-fuer-entwicklungspsychologie/elternfrageboegen-sbe-2-kt-sbe-3-kt/sbe-3-kt.html [Stand: 20.10.2015].

von Suchodoletz, W. & Sachse, S. (2009): SBE-2-KT: Sprachbeurteilung durch Eltern - Kurztest für die U7. Verfügbar unter: https://www.ph-heidelberg.de/sachse-steffi/professur-fuer-entwicklungspsychologie/elternfrageboegen-sbe-2-kt-sbe-3-kt/sbe-2-kt.html [Stand: 20.10.2015].

Szagun, G., Stumper, B. & Schramm, S. A. (2009): FRAKIS. Fragebogen zur frühkindlichen Sprachentwicklung: FRAKIS (Standardform), FRAKIS-K (Kurzform). Frankfurt am Main: Pearson.

Tollkühn, S. & Spreer, M. (2005): Diagnostische Verfahren für die pädagogische und sprachheilpädagogische Arbeit. Leipzig: Leipziger Universitätsverlag.

Ulich, M. & Mayr, T. (2006): sismik. Sprachverhalten und Interesse an Sprache bei Migrantenkindern in Kindertageseinrichtungen. Freiburg: Herder.

Wagner, I. (2011): LOGO – Ausspracheprüfung zur differenzierten Analyse von Dyslalien. Überarb. Neuauflage. Wildeshausen: Logo Verlag für Sprachtherapie GbR.

Wagner, L. (2008): SCREEMIK 2 Screening für Erstsprachfähigkeit bei Migrantenkindern. München: Eugen Wagner Verlag.

Wagner, L. (2014): SCREENIKS - Screening der kindlichen Sprachentwicklung. Computergestütztes Verfahren zur Feststellung des Sprachstandes im Deutschen bei ein- und mehrsprachigen Kindern. München: Eugen Wagner Verlag.

Zimmer, R. (2014): BaSik. Begleitende alltagsorientierte Sprachentwicklungsbeobachtung in Kindertageseinrichtungen; Manual. Freiburg: Herder.

Überblick zu störungsspezifischen Verfahren bei Erwachsenen

Sandra Schütz

Einleitung

Die Diagnostik bildet den ersten und letzten Schritt im sprachtherapeutischen Prozess. Daher spielt sie eine Schlüsselrolle für die Bestimmung der Ziele, des Inhalts und der Methoden in der Therapie sowie für die Erhebung des Erfolgs der Behandlung. Ziel des vorliegenden Beitrags ist es, speziell die Diagnostik bei erwachsenen Klient/innen in der Sprachtherapie zu beleuchten. Dabei soll den folgenden Fragen nachgegangen werden:

> Welche Aspekte gilt es in der sprachtherapeutischen Diagnostik bei Erwachsenen zu berücksichtigen? Und: Welche störungsspezifischen Verfahren stehen gegenwärtig für ausgewählte Störungsbilder im Erwachsenenalter zur Auswahl?

Im Besonderen werden *erworbene, neurogene* Störungen fokussiert, da sie den Großteil der Therapieindikationen bei Erwachsenen ausmachen. Der Beitrag konzentriert sich dabei aufgrund des begrenzten Umfangs exemplarisch auf die Diagnostik bei Aphasie, Dysarthrie, Sprechapraxie und Dysphagie. Zum allgemeinen Verständnis werden die Störungsbilder zunächst definiert und deren Symptome beschrieben. Nach einer Klärung der diagnostischen Ziele beim jeweiligen Phänomen werden im Weiteren publizierte Untersuchungsverfahren in Anlehnung an die International Classification of Function, Disability and Health (ICF, DIMDI 2005) auf den Ebenen der Funktion, Aktivitäten und Partizipation aufgezeigt. Der Beitrag schließt mit einer Diskussion der gegenwärtigen Forschung und Praxis der sprachtherapeutischen Diagnostik bei Erwachsenen.

1 Grundlagen zur Diagnostik bei Erwachsenen

In der Diagnostik bei Erwachsenen und Kindern lassen sich Gemeinsamkeiten hinsichtlich bestimmter Prinzipien feststellen. Darüber hinaus sind jedoch bei erwachsenen Klient/innen spezifische Aspekte zu beachten.

Selbstverständnis und therapeutische Beziehung

Im Sinne des sprachtherapeutischen Selbstverständnisses und der Auslegung der therapeutischen Beziehung geht es um eine Begleitung der betroffenen Person und seiner Angehörigen sowie deren gleichberechtigte

Partizipation am diagnostischen Prozess (Grohnfeldt 2007). Gerade bei Testungen besteht die Gefahr, dass es zu einem unausgewogenen Machtverhältnis zu Gunsten der Untersuchungsperson kommt und sich der oder die Betroffene in einer schwächeren Position fühlt. Um dem vorzubeugen, ist es während der gesamten Diagnostik wichtig, den/die Betroffene/n als kompetenten, selbstbestimmten Klienten anzusehen und kooperativ auf Augenhöhe zu behandeln. Dies impliziert, über die einzelnen Schritte sowie zum Hintergrund der Untersuchung so weit wie möglich, ggf. auch mit Bildmaterial unterstützt, zu informieren (z. B. vor einer instrumentellen Schluckuntersuchung). Zudem sollten die Ergebnisse der Untersuchung dem oder der Klient/in transparent gemacht und adäquat erklärt werden. Im Sinne der Partizipation sollte der/die Klient/in auch mit entsprechenden Methoden in den Diagnostikprozess einbezogen werden.

Biografie und Sprache

Der Berücksichtigung der Biografie bzw. des Lebenslaufs kommt eine wesentliche Rolle in der einzelfallorientierten Sprachtherapie zu (z. B. Grohnfeldt 1996). Im Vergleich zu Kindern besteht bei Erwachsenen eine weitaus größere Lebensspanne, die es in der Diagnostik zu überblicken und zu verstehen gilt. Aspekte wie Bildung, Beruf, Familie und Bedeutung von Sprache und Schrift sind hierbei zu beleuchten. Vor dem Hintergrund einer multikulturellen und mehrsprachigen Gesellschaft sind gerade bei der Diagnostik zudem besondere Merkmale zu berücksichtigen: Wyatt (2012) beschreibt die Auswirkungen der Kultur auf den Kommunikationsstil sowie Interaktionen und berichtet von unterschiedlichen Haltungen gegenüber Behinderung und Störung. Zudem ist es relevant, ob Deutsch ggf. als Zweitsprache erworben wurde und welche Erstsprache(n) vorliegen. Außerdem ist herauszufinden, inwieweit von einer Alphabetisierung (im Deutschen oder auch in der Erstsprache) ausgegangen werden kann. Wyatt (2012) gibt gute Anregungen, wie das diagnostische Vorgehen bei mehrsprachigen Klient/innen adaptiert werden kann.

Charakteristik einer erworbenen Störung

Für die Diagnostik stellt es einen Unterschied dar, ob die Störung entwicklungsbedingt verläuft oder nach erfolgreichem Spracherwerb erworben wurde. Der/Die Klient/in und die Angehörigen ziehen Vergleiche zwischen den Leistungen vor und nach dem Ereignis, ggf. auch verzerrt durch die retrospektive Beurteilung. Liegt eine Wahrnehmung oder ein Bewusstsein für die neu aufgetretene Störung vor, kann dies zur Verstimmtheit bis hin zu Depressionen führen (Huber et al. 2006), die sensibel im Untersuchungsprozess Beachtung finden sollten. Auch den neuropsychologischen und neurologischen Begleiterscheinungen, wie z. B. einer Hemiparese, ist bei der Auswahl der Untersuchungsmethoden Rechnung zu tragen.

2 Störungsspezifische Verfahren bei Erwachsenen

Nach den allgemeinen Hinweisen zur Diagnostik bei Erwachsenen sollen nun störungsspezifische Verfahren zu ausgewählten erworbenen neurogenen Störungsbildern eingeordnet, vorgestellt und diskutiert werden.

2.1 Diagnostik bei Aphasie

De Langen (2010) unterscheidet grob drei verschiedene Richtungen in der Aphasiologie: (1) die neurolinguistisch-deskriptive, (2) die kognitiv-neurolinguistische und (3) die pragmatisch-funktionale Richtung. Entsprechend der Ansätze wird Aphasie unterschiedlich definiert und auch untersucht.

Definition und Symptomatik

Im neurolinguistisch-deskriptiven Ansatz wird Aphasie definiert als eine neurogene, erworbene Sprachstörung, die sich auf das Verstehen und Produzieren von Sprache sowie das Lesen und Schreiben auswirkt (Huber et al. 2006). Gemäß des kognitiv-neurolinguistischen, modellorientierten Ansatzes wird bei einer Aphasie eine Störung in der Sprachverarbeitung angenommen (Stadie & Schröder 2009). Hingegen werden in der pragmatisch-funktionalen Richtung die Konsequenzen der Aphasie betont und hervorgehoben, dass die Aphasie zur Kommunikationsstörung führt und negative psychosoziale Folgen für den Betroffenen und das Umfeld bewirkt (Steiner 2009).

In der Eingangsdiagnostik ist es wesentlich, die Person- und Kontextfaktoren im Rahmen der *Anamnese* ausführlich zu erheben. Dafür eignet sich die Durchsicht und Analyse der vorhandenen Vorbefunde. Außerdem ergeben sich wichtige Daten durch die Befragung des Betroffenen und seiner Angehörigen im Rahmen eines semistandardisierten Interviews (z. B. Aachener Aphasie Test, AAT; Huber et al. 1983; oder Interviewleitfaden in Schütz 2013, 37). Je nach Fragestellung und Ziele der Diagnostik wird die Auswahl des Untersuchungsinstruments mitbestimmt (► Tab. 1).

Tab. 1: Dreiteilung in der Aphasiediagnostik und entsprechende ICF-Ebene sowie exemplarische Ziele (de Langen 2010, Schütz 2013)

Ansatz	ICF-Ebene	Ziele der Diagnostik
Neurolinguistisch-deskriptiver Ansatz	Funktion	• Differentialdiagnose stellen • Schweregrad der Aphasie bestimmen • Leistungen in den einzelnen Modalitäten aufzeigen • Aphasie einem Syndrom zuordnen
Kognitiv-neurolinguistischer Ansatz	Funktion	• die Ursache der Sprachstörung aufdecken, indem der funktionale »Störungsort« im Sprachverarbeitungsmodell identifiziert wird
Pragmatisch-funktionaler Ansatz	Aktivitäten und Partizipation	• Kommunikationsfähigkeit erheben • Ressourcen und Kompensationsmöglichkeiten erkennen • Schwere der subjektiv wahrgenommenen Beeinträchtigung aufdecken • Partizipation und Lebensqualität des Betroffenen messen • Informationen für die Angehörigenberatung gewinnen • Transfer des Therapieerfolges in den Alltag erheben

Funktionsorientierte Aphasiediagnostik

Eine wesentliche Untersuchungsmethode in der Aphasiediagnostik stellt die *Analyse der Spontansprache* dar. Eine standardisierte quantitative und qualitative Auswertungsübersicht bietet beispielsweise das Spontansprachprofil des AAT. Zur Feststellung, ob eine Aphasie vorliegt und wenn ja, welche Bereiche wie stark beeinträchtigt sind, eignen sich ferner normierte Screenings und Testbatterien (z. B. Bielefelder Aphasie Screening, BIAS; Richter et al. 2006). Sechs Wochen nach dem neurologischen Ereignis kann auch der Aachener Aphasie Tests (AAT) (Huber et al. 1983) zur normierten Diagnostik eingesetzt werden. Im Rahmen einer linguistischen funktionsorientierten Diagnostik liegen zudem einige Verfahren auf *Wort-, Satz- und Textebene* vor (► Tab. 2). Teilweise lassen sich Untersuchungsverfahren nicht eindeutig zum neurolinguistisch-deskriptiven bzw. kognitiv-neurolinguistischen Ansatz zuordnen, sodass hier die Methoden auf der Funktionsebene subsummiert werden.

Aktivitäten- und partizipationsorientierte Aphasiediagnostik

Auf der aktivitätsorientierten Ebene lassen sich die folgenden pragmatisch-funktionalen Methoden nach de Langen (2010) und Schütz (2013) einordnen: (1) Gesprächsanalyse und Kommunikationsbeobachtung, (2) semistandardisierte Interviews, (3) Kommunikationstests, (4) Rating-Skalen für Sprachtherapeut/in, (5) Fremdbefragung und (6) Selbsteinschätzung. Im folgenden Abschnitt finden sich Beispiele hierzu. Auf der Ebene der Teilhabe liegen bislang nur wenige evaluierte und publizierte Verfahren vor.

Tab. 2: Ausgewählte Verfahren in der Aphasiediagnostik (für eine Diskussion der Verfahren siehe Schütz 2013)

Ausgewählte Verfahren in der Aphasiediagnostik (für eine Diskussion der Verfahren siehe Schütz 2013)
1. Funktionsorientierte Diagnostik
Testbatterie und Screening • Bielefelder Aphasie Screening (BIAS) (Richter et al. 2006) (http://www.nat-verlag.de/pdf/BIAS_B.pdf) • Aphasie-Check-Liste (ACL) (Kalbe et al. 2002) • Aachener Aphasie Tests (AAT) (Huber et al. 1983)
Verfahren auf Wortebene • Bogenhausener Semantik-Untersuchung (BOSU) (Glindemann et al. 2002) • Lexikon modellorientiert (LeMo) (De Bleser et al. 2004) • Auditives Sprachverständnis: Wortformen (Blanken 1999), Wortbedeutungen (Blanken 1996), Wortproduktionsprüfung (Blanken et al. 1999)
Verfahren auf Satzebene • Sätze verstehen (Burchert et al. 2011) • ELA-Satzverständnistest (Stark 1992a), ELA-Satzproduktionstest (Stark 1992b) • Bad Schwalbacher Schriftprobe (Eckold & Helmenstein 2007)
Verfahren auf Textebene • Texte verstehen (Claros-Salinas 1993) • Cookie Theft Picture (»Der Keksdieb«) (Goodglass & Kaplan 1983)

Tab. 2: Ausgewählte Verfahren in der Aphasiediagnostik (für eine Diskussion der Verfahren siehe Schütz 2013) – Fortsetzung

Ausgewählte Verfahren in der Aphasiediagnostik (für eine Diskussion der Verfahren siehe Schütz 2013)
2. Aktivitätsorientierte Diagnostik
• Gesprächsbeobachtung: z. B. Assessment Protocol of Pragmatic-Linguistic Skills (APPLS) (deutsche Übersetzung: Bongartz 1998, 75–77) • Semistandardisiertes Interview: z. B. Assessment of Communicative Skills Interview (ACSI) (Herrmann et al. 1989) • Quasi-Rollenspiel: z. B. Amsterdam-Nijmegen Everyday Language Test (ANELT) (Blomert & Buslach 1994) • Angehörigenfragebogen: z. B. Partner-Kommunikations-Fragebogen (PKF) (deutsche Übersetzung: de Langen 2004) • Verfahren zur Selbstbeurteilung: Kommunikationsorientierte Selbstbeurteilung bei Aphasie (KOSA) (Schütz & Kuntner, in Vorbereitung)
3. Partizipationsorientierte Diagnostik
• Stroke and Aphasia Quality of Life Scale-39 (SAQOL-39) (deutsche Übersetzung: Breitenstein o. J.)

2.2 Diagnostik bei Dysarthrie

Dysarthrien stellen die häufigste Form der neurogenen Kommunikationsstörungen dar (Duffy 2005). Durch ihre hohe Prävalenz kommt dem Störungsbild auch ein entsprechender Stellenwert in der sprachtherapeutischen Diagnostik zu.

Definition und Symptomatik

»Dysarthrien sind neurologisch bedingte erworbene Störungen der am Sprechvorgang beteiligten motorischen Prozesse, insbesondere der Prozesse der Ausführung von Sprechbewegungen« (Ziegler & Vogel 2010, 1). Synonym zum Begriff *Dysarthrie* wird die Bezeichnung *Dysarthrophonie* verwendet (Ziegler 2007). Beim Auftreten einer Dysarthrie sind die Funktionskreise des Sprechens wie Respiration, Phonation und Artikulation sowie die Prosodie mehr oder weniger betroffen. Störungen von nichtsprachlichen Bewegungsfunktionen können zwar assoziiert auftreten, stellen aber keine Symptome der Dysarthrie selbst dar (Schölderle & Staiger 2014). Dysarthrien beeinträchtigen die auditive Verständlichkeit und so auch die Kommunikation im Alltag, wodurch es zu sozialem und beruflichem Rückzug kommen kann (Schölderle & Staiger 2014, Ziegler & Vogel 2010).

Die Diagnostik der Dysarthrie stellt eine wichtige Grundlage für die Therapie dar und verfolgt mehrere Ziele. Gemäß den S1-Leitlinien der Deutschen Gesellschaft für Neurologie (DGN) aus dem Jahr 2012 steht im Vordergrund, (1) das individuelle Profil, (2) den jeweiligen Schweregrad der Dsyarthrie und (3) den Umfang der Behandlungsbedürftigkeit und -fähigkeit zu erheben (Ackermann et al. 2010, Diener & Weimar 2012). Auf der Basis der ICF (DIMDI 2005) soll sowohl eine Erhebung auf der Ebene der Körperfunktionen, hier der Sprechfunktionen, als auch eine Berücksichtigung der Auswirkungen auf die Aktivitäten und Partizipation stattfinden (Schölderle & Staiger 2014).

Am Anfang jeder Dysarthriediagnostik steht zunächst die *Anamnese* (Diener &

Weimar 2012), wobei ärztliche Vorbefunde sowie Befragungen von Betroffenen und Angehörigen wichtige Informationen liefern. In Abbildung 1 werden die drei Ebenen der Dysarthriediagnostik mit ihren Zielen und Methoden zusammengefasst.

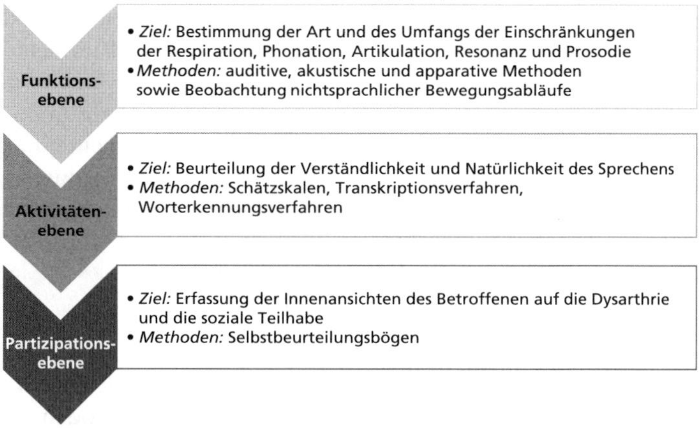

Abb. 1: Ebenen der Dysarthriediagnostik mit entsprechenden Zielen und Methoden (angelehnt an Ziegler & Vogel 2010)

Funktionsorientierte Dysarthriediagnostik

Im Rahmen einer Funktionsdiagnostik sollen dann Art und Umfang der Einschränkungen von Respiration, Phonation, Artikulation, Resonanz und Prosodie festgestellt werden (Schölderle & Staiger 2014). Dabei können apparative, auditive sowie akustische Methoden eingesetzt werden (Ziegler & Vogel 2010).

Die *auditiven Verfahren* werden als klinischer Standard bezeichnet, da sie einen guten Gesamtüberblick über die dysarthrischen Symptome bieten (Schölderle & Staiger 2014). Hierbei erfolgt eine auditive Evaluation lautsprachlicher Äußerungen durch Expert/innen.

> In der auditiven Evaluation werden als sprachliches Untersuchungsmaterial Spontansprachproben, Nachsprechaufgaben mit phonetisch kontrolliertem Material sowie Lesetexte eingesetzt.

Ein Beispiel für ein auditives Verfahren stellen die Bogenhausener Dysarthrieskalen (BoDyS, Nicola et al. 2004) dar. Auditive Methoden hängen jedoch von der subjektiven Einschätzung der beurteilenden Person ab. Im Gegensatz dazu stellen *akustische Verfahren* objektive, quantitative Daten und liefern ergänzende Informationen zu bestimmten Teilkomponenten des Sprechens.

> In der akustischen Dysarthriediagnostik stehen besonders die Parameter *Sprechtempo*, *Redefluss*, *Grundfrequenz der Sprechstimme* und *Schallpegel* im Fokus (Ziegler & Vogel 2010).

Akustische Verfahren belasten die Klient/-innen nicht, sind nicht besonders kostenintensiv und bieten eine sensitive Verlaufsmessung. Allerdings treten bei den akustischen Analysemethoden auch Grenzen auf, beispielsweise sind manche Parameter störanfällig bei geringer Aufnahmequalität bzw. schwer zu interpretieren bei interferierenden Störungsmerkmalen der Dysarthrie (z. B. Hypernasalität). Daher bedarf es eines guten phonetischen Wissens von Seiten des Untersuchers oder der Untersucherin für eine valide Dateninterpretation.

Aktuell finden die *apparativen Verfahren* noch keine große klinische Relevanz im Rahmen der sprachtherapeutischen Diagnostik und werden daher nicht näher ausgeführt. Eine vertiefende Literatur dazu ist bei Ziegler und Vogel (2010) möglich.

Auch wenn der Zusammenhang zwischen nichtsprachlichen Bewegungsabläufen und der Sprechfunktion abgelehnt wird (Ziegler 2003), finden sich entsprechende Aufgaben dennoch als Teilbereich in der Dysarthriediagnostik. Die Prüfung nichtsprachlicher Funktionen kann dabei unterstützen, Informationen zur neurologischen Ursache der Sprechstörung aufzudecken (z. B. durch Hirnnervenstatus) sowie die Voraussetzungen für die sprechmotorischen Funktionen (z. B. Tonus, Haltung) zu identifizieren und so Ableitungen für die Therapieplanung zu geben.

Zur Untersuchung *nichtsprachlicher Bewegungsfunktionen* zählen üblicherweise:

1. Prüfung nichtsprachlicher Einzelbewegungen (nach den Kriterien *Auslenkung, Tempo, Kraft, Sicherheit, Symmetrie und Selektivität* beurteilt) sowie
2. Maximalleistungsaufgaben: Artikulatorische Diadochokinese (Silbenfolgen [bababa …], [dadada …], [gagaga …], [badabada …], [nanana …], [danadana …]) und Vokal- und Frikativhalteaufgaben (z. B. /a/, /f/) mit Orientierung an Normwerten.

Aktivitätenorientierte Dysarthriediagnostik

Auf der Ebene der *Aktivitäten* bezieht sich die Dysarthriediagnostik auf die Beurteilung der Verständlichkeit und Natürlichkeit des Sprechens. Diese Parameter sind außerordentlich bedeutsam für eine gelingende Kommunikation im Alltag und können entsprechend bei Beeinträchtigungen zu sozialen und beruflichen Ausgrenzungen führen. Demnach »ist die Frage nach der Verständlichkeit eine der wichtigsten Fragen in der Dysarthriediagnostik« (Ziegler & Vogel 2010, 95).

Zur Beurteilung der *Verständlichkeit* stehen folgende Methoden zur Verfügung:

1. *Schätzskalen* (z. B. NTID-Verständlichkeitsskala (National Institute for the Deaf; Samar & Metz 1988),
2. *Transkriptionsverfahren* (z. B. Frenchay-Dysarthrie-Untersuchung, Untertest 8; Enderby 2004) und
3. *Worterkennungsverfahren* (z. B. Münchner Verständlichkeitsprofil; MVP; Ziegler & Zierdt 2008).

Partizipationsorientierte Dysarthriediagnostik

Die Partizipationsorientierte Dysarthriediagnostik will die soziale Teilhabe von Menschen mit Dysarthrie mit dem speziellen Fokus auf die Sprechstörung erheben. Die Innenansicht des Betroffenen ist sowohl für die Ableitung von Therapiezielen als auch für die Einschätzung des Therapieergebnisses relevant. Teilhabebezogene Maße werden auch von den Kostenträgern verstärkt gefordert (Ziegler & Vogel 2010). Auf der Ebene der *Partizipation* stehen Methoden der Selbstbeurteilung zur Wahl, häufig im Fragebogenformat. Dabei ist zu berücksichtigen, dass im Rahmen einer Hirnschädigung Schwierigkeiten beim Verstehen von komplexeren Fragen, etwa aufgrund einer Aphasie oder kognitiven Einbußen, auftreten. Außerdem kann eine eingeschränkte Störungseinsicht auftreten, die es bei der Interpretation des Selbstbeurteilungsbogens zu beachten gilt. Die Tabelle 3 gibt einen Überblick über ausgewählte Verfahren, nach den ICF-Ebenen gruppiert.

Tab. 3: Verfahren der Dysarthriediagnostik im Überblick

Verfahren	Beschreibung	Bewertung
1. Funktionsorientierte Diagnostik		
Untersuchung neurologisch bedingter Sprech- und Stimmstörungen (UNS; Breitbach-Snowdon 2003)	Screening, Untersuchungsmaterial publiziert	Protokollbögen verfügbar, für vertiefte auditive Diagnostik aber z. B. BoDys wählen
Frenchay-Dysarthrie-Untersuchung (Enderby 2004)	Kombination verschiedener Aufgabenformate und Urteile (darunter auch Untersuchung nichtsprachlicher Funktionen, Beobachtungen, auditive Expertenurteile)	Normierung liegt vor (Enderby 2004), wird methodisch allerdings kritisiert (Ziegler & Vogel 2010)
Bogenhausener Dysarthrieskalen (BoDyS; Nicola et al. 2004)	Verfahren zur auditiven Evaluation von lautsprachlichen Äußerungen, umfasst vier Sprechproben (Spontansprache, Nachsprechen, Lesen, Bildergeschichte) in jeweils drei Durchgängen, Videoaufnahme wird danach auf neun Skalen von dem/der Sprachtherapeuten/in beurteilt	Qualitative und quantitative Bewertungen ermöglichen Beschreibung der Störungen in den Funktionskreisen sowie Feststellung des Schweregrads der Sprechstörung, Gesamtüberblick über Störung möglich (Ziegler & Vogel 2010); Material wird derzeit noch evaluiert, noch nicht publiziert (EKN o. J.)
WASP (www.speechandhearing.net/laboratory/wasp)	Verfahren zur akustischen Diagnostik, Software zur Aufzeichnung und Analyse von Sprachsignalen	Kostenlose Software, aber Wissen in der akustischen Phonetik erforderlich
PRAAT (www.fon.hum.uva.nl/praat)	Verfahren zur akustischen Diagnostik, Software zur Aufzeichnung und Analyse von Sprachsignalen	Kostenlose Software, aber Wissen in der akustischen Phonetik erforderlich
Computerized Speech Lab (CSL 4500; Firma Kay Pentax)	Verfahren zur akustischen Diagnostik, Software zur Aufzeichnung und Analyse von Sprachsignalen	Besonders für klinische Untersuchungen geeignet, aber kostenpflichtig und spezielle Hardwarekomponenten erforderlich
2. Aktivitätsorientierte Diagnostik		
NTID-Verständlichkeitsskala (National Institute for the Deaf; Samar & Metz 1988)	Fünfstufige Schätzskala zur Einschätzung der Verständlichkeit, beurteilende Person soll weder den Text noch die Person kennen	Gut untersuchte Skala, aber geringe Sensitivität für kleinere Veränderungen der Verständlichkeit

Tab. 3: Verfahren der Dysarthriediagnostik im Überblick – Fortsetzung

Verfahren	Beschreibung	Bewertung
Frenchay-Dysarthrie-Untersuchung (Enderby 2004)	Untertest 8: Verständlichkeitsprüfung mit Wörtern, Sätzen (mit Hilfe des Transkriptionsverfahrens) und Spontansprache	Bei einer zufälligen Auswahl von zehn Wörtern und zehn Sätzen aus 50 Wörtern bzw. 40 Sätzen ist Prinzip der Unvertrautheit nicht garantiert; durch syntaktische Begrenzung sowie Kontext im Satz manche Wörter erschließbar
Münchner Verständlichkeitsprofil (MVP; MVP-online; Ziegler & Zierdt 2008; www.mvp.phonlab.de/)	Testhörer/in identifiziert gesprochenes Wort aus Auswahl von zwölf Wörtern, die sich nur durch den Anfangsbuchstaben oder durch einen Vokal unterscheiden	Verständlichkeitsprofil erstellbar, das anzeigt, welche Lautklassen die eingeschränkte Verständlichkeit bedingen; aber: geringe Sensitivität, da Ratewahrscheinlichkeit durch vorgegebene Auswahl erhöht; Vorteil von MVP-online: Unvertrautheit garantiert durch unbekannte Hörer/innen, Erhöhung der Sensitivität durch Verwendung von Trägersätzen
3. Partizipationsorientierte Diagnostik		
Communicative Effectiveness Survey (CES; Donovan et al. 2008; abgedruckt in Ziegler & Vogel 2010, 98)	Siebenstufige Skala zur Selbsteinschätzung der kommunikativen Effektivität	Einfach durchführbar, zeitökonomisch, aber »undifferenzierte Fragensammlung« (Ziegler & Vogel 2010, 98)
Voice Handicap Index (VHI; Jacobson et al. 1997; deutsche Fassung: DGPP 2003; www.phoniatrie-paedaudiologie.com/Informationen/assets/vhi-dt.pdf)	Selbstbeurteilungsbogen mit 30 Items, fünfstufige Bewertungsskala	Validiertes Verfahren (Nawka et al. 2003), aber nicht speziell für Dysarthrie, sondern für Dysphonie
Communicative Participation Item Bank (Baylor et al. 2013)	Englischsprachiges Verfahren zur Selbstbeurteilung, Datenbank mit Items, wobei kein starres Fragenformat, sondern individuelle Anpassung möglich	Erhöhte Sensitivität, da Orientierung am Einzelfall, bislang keine deutsche Fassung vorliegend
Living with Dysarthria (LwD) (Hartelius et al. 2008)	Englischsprachiges Verfahren zur Selbstbeurteilung, in Schweden entwickelt	Wurde evaluiert, aber bislang keine deutsche Fassung vorliegend
Fragebogen zu den Beeinträchtigungen der Kommunikation als Folge zentraler Sprechstörungen (Ziegler et al. 1996, Schmich 2010; Beispiele abgedruckt in Ziegler & Vogel 2010, 99)	Erfragt z. B. subjektive Wahrnehmung der Funktionsstörung, den Umgang mit der Dysarthrie, kommunikative Aktivitäten, Reaktionen von anderen Menschen, psychosoziale Folgen, Beurteilung auf dreistufiger Skala	Summenscore ergibt globalen Index der dysarthriebezogenen Schwierigkeiten, zwar bereits gut untersucht, aber noch nicht publiziert

2.3 Diagnostik bei Sprechapraxie

Die Sprechapraxie tritt zwar häufig zusammen mit Aphasien und Dysarthrien auf. Allerdings ist sie als eigenständiges Syndrom anzusehen (Staiger & Aichert 2014).

Definition und Symptomatik

Die Sprechapraxie wird definiert als neurologisch bedingte, erworbene Störung der Planung bzw. Programmierung von Sprechbewegungen (Ziegler 2008). Als Kernsymptome treten Störungen in der Lautbildung und Prosodie, Auffälligkeiten im Sprechverhalten (z. B. Sprechanstrengung) und eine Variabilität des Störungsmusters auf. Der Störungsmechanismus der Sprechapraxie hat keinen Einfluss auf nichtsprachliche Bewegungen der Vokaltraktmuskulatur, die meistens durch eine assoziierte bukkofaziale Apraxie bedingt sind (Staiger & Aichert 2014).

Die Diagnostik der Sprechapraxie erfolgt üblicherweise als Teil einer umfassenderen neurophonetischen und neurolinguistischen und kommunikativen Untersuchung (siehe die Unterkapitel in diesem Beitrag zur Diagnostik bei Aphasie und Diagnostik bei Dysarthrie; Brendel & Ziegler 2015). Allerdings ist es zum Nachweis des Vorliegens einer Sprechapraxie, für eine Differentialdiagnostik sowie für die Erhebung des Störungsanteils am Gesamtstörungsbild empfehlenswert, eine spezifische Überprüfung vorzunehmen. Dadurch kann auch eine gezielte Therapieplanung sowie -evaluation erfolgen.

Funktionsorientierte Sprechapraxiediagnostik

In der Funktionsdiagnostik bei Sprechapraxie unterscheidet man zwischen auditiven, akustischen und apparativen Verfahren. Im folgenden Beitrag soll auf die ersten beiden Formen eingegangen werden, da die letztere keine besondere Rolle in der derzeitigen klinischen Sprechapraxiediagnostik spielt (Staiger & Aichert 2014).

Auditive Verfahren bilden »bis heute den Goldstandard in der Diagnostik der Sprechapraxie« (Staiger & Aichert 2014, 283).

Brendel und Ziegler (2015) weisen darauf hin, dass es bislang noch keinen standardisierten Sprechapraxietest gibt. Als diagnostische Möglichkeiten führen sie die Spontansprachanalyse sowie Aufgaben zum Benennen, lauten Lesen und Nachsprechen an. Diese Methoden weisen unterschiedliche Vorzüge und Nachteile auf: Die Untersuchung der Sprachproduktion im freien Gespräch ermöglicht eine Feststellung phonetischer Entstellungen und phonematischer Paraphasien sowie Beeinträchtigungen des Redeflusses und Suchverhaltens. Andererseits läuft man Gefahr, dass bei Klient/innen mit aphasischen Störungen die Analyse der Leitsymptome der Sprechapraxie erschwert ist (Ziegler 2007). Dahingegen bieten Benennaufgaben den Vorteil, die Lautstruktur der Stimuli leichter kontrollieren zu können. Allerdings besteht die Gefahr, dass Wortfindungsprobleme die Sprechleistungen nicht eindeutig interpretieren lassen. Bei der Anwendung des lauten Lesens als diagnostische Methode gelingt eine systematische Überprüfung, jedoch können die Sprechleistungen hier mit den Störungen in der Schriftsprache diffundieren. Daher werden in der Funktionsorientierten Diagnostik auch systematische Prüfverfahren eingesetzt, die aus Nachsprechaufgaben auf Wortebene bestehen. Bei diesen Verfahren werden die Sprechleistungen systematisch erfasst und können hinsichtlich der Einflussfaktoren (wie z. B. Silbenanzahl, Silbenstruktur, Lautstruktur, Akzentsetzung, Lexikalität) interpretiert werden (z. B. Hierarchische Wortlisten; HWL; Liepold et al. 2003). Die Leistung beim Nachsprechen kann jedoch auch durch Hörstörungen oder Beeinträchtigungen des phonologischen Kurzzeitgedächtnisses beeinflusst werden (Brendel & Ziegler 2015). Von Nachsprechaufgaben isolierter Konsonanten wird abgeraten, anstelle dessen sollte auf Silbenebene geprüft werden (Staiger & Aichert 2014). Zudem ist zu beachten, dass nichtsprachliche Leistungen, die häufig in Diagnostikmaterialien erhoben werden, keine Rückschlüsse auf die Sprechleistungen im Rahmen der Sprechapraxie zulassen.

Ergänzend zur auditiven Evaluation können akustische Verfahren hinzugezogen werden. Mit Hilfe von Programmen zur phonetischen Signalanalyse, wie z. B. PRAAT, können bestimmte Parameter der Artikulation und Prosodie untersucht werden (siehe dazu auch Unterkapitel »Diagnostik bei Dysarthrie«). Tabelle 4 gibt einen Überblick über Diagnostikverfahren bei Sprechapraxie.

Aktivitäts- und Partizipationsorientierte Sprechapraxiediagnostik

Auf diesen Ebenen wird häufig auf Verfahren in der Aphasie- und Dysarthriediagnostik zurückgegriffen (siehe entsprechende Unterkapitel in diesem Beitrag).

Tab. 4: Verfahren der funktionsorientierten Sprechapraxiediagnostik im Überblick (Brendel & Ziegler 2015, Staiger & Aichert 2014)

Verfahren	Beschreibung	Bewertung
Spontansprachprobe	Verfahren zur auditiven Evaluation, proportionale Quantifizierung der Symptome möglich (Anteil segmentaler Fehler zu Gesamtzahl der Inhaltswörter, Anteil von Phrasen mit Redeflussstörungen zu Gesamtzahl der Phrasen)	Hohe ökologische Validität, da natürliche Erhebungsbedingungen vorliegend, aber keine systematische Untersuchung von kontrolliertem Sprachmaterial
Benennen; z. B. Untertest Benennen im AAT Huber et al. (1983)	Benennaufgabe auf Wort- und Satzebene mit Bildmaterial	Erhöhte Kontrolle der Lautstruktur, aber Einfluss von Wortfindungsstörungen gegeben
Lautes Lesen: z. B. Untertest Lautes Lesen im AAT Huber et al. (1983), Lesetext »Der Nordwind und die Sonne« (Lauer & Birner-Janusch 2010, 136)	Aufgabe zum lauten Lesen auf Wort- und Satzebene bzw. auf Textebene	Systematische Kontrolle des Untersuchungsmaterials, aber Differenzierungsproblem zwischen schriftsprachlichen und sprechmotorischen Leistungen
Hierarchische Wortlisten, HWL, Liepold et al. (2003), http://ekndata.userweb.mwn.de/hpdf/MAT_13_HWL.pdf	Verfahren zur auditiven Evaluation, systematisches Prüfverfahren, enthält vorstrukturiertes und phonetisch kontrolliertes Sprachmaterial auf Wortebene; Sortierung nach Silbenanzahl, -komplexität, Lexikalität	Zeigt segmentale und suprasegmentale Auffälligkeiten auf; übersichtliche Ergebnisdarstellung in einem Störungsprofil

Tab. 4: Verfahren der funktionsorientierten Sprechapraxiediagnostik im Überblick (Brendel & Ziegler 2015, Staiger & Aichert 2014) – Fortsetzung

Verfahren	Beschreibung	Bewertung
PRAAT (www.fon.hum.uva.nl/praat)	Verfahren zur akustischen Diagnostik, Software zur Aufzeichnung und Analyse von Sprachsignalen	Kostenlose Software, aber Wissen in der akustischen Phonetik erforderlich

2.4 Diagnostik bei Dysphagie

Der Diagnostik und Behandlung von Dysphagie kommt eine besondere Bedeutung zu, da es das einzige Störungsbild in der Sprachtherapie darstellt, das auch lebensbedrohlich werden kann.

Definition und Symptomatik

Dysphagie wird als Störung des Schluckvorgangs definiert (griechisch: dys = erschwert, phagein = essen). Man unterscheidet zwischen oropharyngealen Formen (Störung im Mund-Rachen-Bereich) und ösophagealen Formen (Störung im Bereich der Speiseröhre), wobei Sprachtherapeut/innen die erstgenannte Form behandeln (Bartolome 2007). Zu den pathologischen Kernsymptomen der Dysphagie zählen Penetration und Aspiration, Residuen, Leaking, Pooling. Schluckstörungen können neurogen bedingt sein (z. B. durch Schlaganfall) oder auf strukturelle (z. B. bei Tumoren im Kopf-Hals-Bereich) oder psychogene Ursachen zurückgehen (z. B. bei psychischen Erkrankungen). Eine Schluckstörung führt in der Folge auch zu Einschränkungen der Lebensqualität sowie zu psychosozialen Belastungen und gesellschaftlichem Rückzug.

Die Dysphagiediagnostik zielt auf (1) das Erkennen der Schluckstörung, (2) auf die Abgrenzung von anderen Störungsbildern sowie auf (3) die Beschreibung der Symptome und (4) der dahinterliegenden Pathomechanismen. Ein weiteres Ziel besteht darin, den (5) Schweregrad der Schluckstörung zu beurteilen sowie (6) Entscheidungen für eine sichere Trink- und Kostform ableiten zu können. Im Sinne der Prozess- und Evaluationsdiagnostik sollen auch die (7) Entwicklungen in der Therapie dokumentiert werden. Ferner möchte die Diagnostik (8) die psychosozialen Folgen der Dysphagie einholen.

Anamnese

Zu Beginn jeder Schluckuntersuchung erfolgen eine Anamnese mit dem Betroffenen und/oder eine Fremdanamnese mit Familienangehörigen bzw. Pflegekräften. Auch die Durchsicht der ärztlichen Vorbefunde ist ein wesentlicher Aspekt in der Vorbereitung der Schluckuntersuchung.

In den Leitlinien der Deutschen Gesellschaft für Neurologie (Diener & Weimar 2012) wird empfohlen, in der *Anamnese* u. a. folgende Aspekte zu fokussieren: häufiges Verschlucken, Kauschwäche, verminderte Nahrungs- oder Trinkmengen, veränderte Haltung beim Schlucken, »Steckenbleiben« von Speichel/Getränken/Speisen im Hals, Husten nach dem Essen/Trinken oder Erstickungsanfälle, unklare Fieberschübe und/oder Pneumonien (evtl. stumme Aspirationen!), unbeabsichtigter Gewichtsverlust.

Weitere Ausführungen zu Anamnese bei Dysphagie finden sich z. B. bei Prosiegel und Weber (2013).

Funktionsorientierte Dysphagiediagnostik

Bartolome (2014) nennt als die wichtigsten diagnostischen Verfahren in der Funktionsdiagnostik das *klinische Dysphagiescreening* sowie die *apparative Diagnostik*.

Klinisches Dysphagiescreening

Klinische Schluckscreenings beinhalten *Aspirationsschnelltests* und die *klinische Schluckuntersuchung*. Mehrere Aspirationsschnelltests erwiesen sich in wissenschaftlichen Reviews als sensitiv und sensibel (z. B. Daniels et al. 2012). In Tabelle 5 finden sich Verfahren und deren Beschreibung, die u. a. in den Leitlinien der Deutschen Gesellschaft für Neurologie (Diener & Weimar 2012) empfohlen werden. Hat sich im Aspirationsschnelltest der Verdacht auf ein Aspirationsrisiko erhärtet, ist eine *klinische Schluckuntersuchung (KSU)* von einer Sprachtherapeutin durchzuführen.

Die KSU besteht aus (1) einer ausführlichen Anamnese (siehe oben), (2) der Überprüfung der schluckrelevanten motorischen und sensiblen Funktionen mit Feststellung des Hirnnervenstatus sowie (3) aus der direkten Schluckprobe (Bartolome 2014).

Gemäß den Leitlinien für Neurogene Dysphagien (Diener & Weimar 2012) liegt hinsichtlich eines Protokolls der KSU noch kein Goldstandard vor. Eine gute Systematik einer KSU zeigt beispielsweise Bartolome (2013). Ergibt eine klinische Schluckdiagnostik Hinweise auf eine Dysphagie, wird eine weiterführende Untersuchung mit apparativen Verfahren empfohlen (Bartolome 2014).

Apparative Schluckdiagnostik

Als apparative Methoden in der Dysphagiediagnostik stellen zwei Verfahren das Mittel der Wahl dar: die *Videoendoskopie* (auch genannt: Flexible Endoscopic Evaluation of Swallowing, FEES; Schröter-Morasch 2013) sowie die *Videofluoroskopie* (auch genannt: Videofluoroscopic Swallowing Study, VFSS) bzw. nun immer häufiger die *digitale Fluoroskopie* (Digital Fluoroscopic Swallowing Study, DFSS; Holzapfel 2013). Zur Verbesserung der Beurteilerübereinstimmung wird ein standardisiertes Untersuchungsprotokoll empfohlen. Derzeit ist keines der publizierten Protokolle validiert (Diener & Weimar 2012). Eine verbreitete Skala zur Schweregradeinteilung von Penetrationen bzw. Aspirationen für beide Methoden stellt die Penetrations-Aspirations-Skala (PAS) von Rosenbek et al. (1996) dar. Für die Untersuchung von Menschen mit Trachealkanülen findet zudem häufig die Bronchoskopie Anwendung (Bartolome 2007). In den Leitlinien (Diener & Weimar 2012) werden generell die Vorteile der Videodokumentation betont: Positiv daran ist, dass sie eine Bild-zu-Bild-Analyse ermöglicht. Außerdem können mehrere Untersucher/innen die Aufnahme – unabhängig vom Zeitpunkt – beurteilen. Zudem bietet das Video eine Methode bei der Beratung und Aufklärung der betroffenen Person, der Angehörigen oder auch der Pflegekräfte. Der oder die betreuende Therapeut/-in sollte jeweils bei der Untersuchung auch anwesend sein.

Aktivitäten- und partizipationsorientierte Dysphagiediagnostik

Im Vergleich zur Funktionsdiagnostik spielt die systematische aktivitäts- und partizipationsorientierte Diagnostik bislang eine untergeordnete Rolle. Es lassen sich im deutschsprachigen Raum kaum publizierte Verfahren finden. Ein Grund kann darin liegen, dass bei Selbstbeurteilungsbögen für Klient/innen gewisse neuropsychologische und sprachliche Voraussetzungen erfüllt sein müssen. Dies ist im Rahmen von neurogenen Dysphagien häufig nicht ausreichend gegeben. Gerade aber bei degenerativer sowie struktureller Ätiologie empfiehlt sich jedoch der (standardisierte) Einbezug der Klient/innen mit Blick auf die psychosozialen Auswirkungen der Dysphagie.

Tab. 5: Exemplarische Verfahren zur Dysphagiediagnostik im Überblick

Verfahren	Beschreibung	Bewertung
1. Funktionsdiagnostik		
Klinisches Schluckscreening		
Gugging Dysphagia Bedside Screening (GUSS; Trapl et al. 2007)	Aspirationsschnelltest: Voruntersuchung mit indirektem Schluckversuch (Prüfung der Vigilanz, willkürliches Husten, Speichelschluck), direkte Schluckuntersuchung mit verschiedenen Konsistenzen (breiig, flüssig, fest) und Bolusgrößen	Auch für die Anwendung von geschultem Pflegepersonal geeignet (Diener & Weimar 2012), Aspirationsrisiko wird erkannt
3-Ounce Water Swallow Test (Suiter & Leder 2008)	Aspirationsschnelltest: Überprüfung beim Trinken von 3-Ounce (entspricht 90 ml) Wasser ohne Unterbrechung aus Glas mit/ohne Strohhalm	Evidentes Verfahren für Erhebung des Aspirationsrisikos, Alltagsrelevanz aufgrund größerer untersuchter Bolusmenge, aber Vortest mit kleineren Bolusmengen empfohlen
Klinische Schluckuntersuchung (z. B. Bartolome 2013)	Wird ausschließlich von Sprachtherapeut/innen durchgeführt, beinhaltet ausführliche Anamnese, Untersuchung schluckrelevanter motorischer und sensorischer Funktionen, direkte Schluckprobe	Erhebt im Gegensatz zu Aspirationsschnelltests auch Ursache der Dysphagie, aber keine sichere Aussage bzgl. (stille) Aspiration möglich
Apparative Verfahren		
Videoendoskopie/FEES (Schröter-Morasch 2013)	Wird transnasal mit flexiblem Endoskop (von ärztlicher Seite) durchgeführt, standardisiertes Prozedere mit Ruhebeobachtung, Funktionsprüfungen ohne und mit Nahrung, Überprüfung von Schlucktechniken und Reinigungsmanövern	Portables Gerät, als Bedside-Methode einsetzbar, keine Strahlenbelastung, Speichel sichtbar, erlaubt direkte Beobachtung prä- und postdeglutitiver Vorgänge, aber keine Information zu intradeglutitivem Moment (»white out«)

Tab. 5: Exemplarische Verfahren zur Dysphagiediagnostik im Überblick – Fortsetzung

Verfahren	Beschreibung	Bewertung
Videofluoroskopie (VFSS) bzw. digitale Fluoroskopie (DFSS) (Holzapfel 2013)	Röntgenuntersuchung, bei der Nahrung mit Kontrastmittel versetzt wird, Symptome und zugrunde liegende Pathophysiologie werden erfasst, prüft Wirksamkeit verschiedener Konsistenzen, Applikationsarten und Schlucktechniken	Alle Schluckphasen beurteilbar, Einschätzung des Aspirationsausmaßes aussagekräftiger als bei FEES (außer bei Speichel), aber Strahlenbelastung und Durchführung nur bei mobilisierbaren und belastbaren Klient/innen durchführbar
2. Aktivitätsorientierte Diagnostik		
Bogenhausener Dysphagie Score BODS (Bartolome, Schröter-Morasch & Hartmann 2005)	Zwei achtstufige Skalen, von der Sprachtherapeut/in auszufüllen: BODS-1 zur Einschätzung des Speichelschlucks, BODS-2 zur Einschätzung der Beeinträchtigung der Nahrungsaufnahme, es können für die einzelnen Skalen und für beide Skalen zusammen ein Schweregrad bestimmt werden	Einschätzung des Speichelschlucks möglich, auch gut bei Klient/innen mit Trachealkanüle, evaluiert
Münchener Dysphagie Test – Parkinson's Disease, MDT-PD dV (Simons 2012)	Fragebogen zur Früherfassung von Schluckstörungen bei idiopathischem Parkinson-Syndrom	Fragebogen zu subjektiver Einschätzung klinischer Dysphagiesymptome kann Früherkennung unterstützen, aber kognitive Voraussetzungen erforderlich

3 Fazit

Die Diagnostik stellt ein wesentliches Aufgabenfeld in der Sprachtherapie dar. Die Kenntnis der störungsspezifischen Verfahren in der Diagnostik bei Erwachsenen sowie die Berücksichtigung der übergreifenden Bedingungen (► Kap. 1) zusammen ergeben die Professionalität einer hochwertigen und aussagekräftigen Untersuchung. Gegenwärtig befindet sich die Diagnostik in einem Spannungsfeld zwischen Individualisierung und Partizipation auf der einen Seite sowie der Evidenzbasierung und Standardisierung auf der anderen Seite. Mit Blick auf die verfügbaren Untersuchungsinstrumente lässt sich eine Tendenz erkennen, dass immer mehr aktivitäten- und partizipationsorientierte Verfahren entstehen bzw. übersetzt und evaluiert werden. Dennoch herrscht bislang noch ein deutliches Ungleichgewicht zugunsten der Methoden der Funktionsdiagnostik.

Zusammenfassend ist festzuhalten, dass es aufgrund der verschiedenen Ausprägungen der Störungen sowie aufgrund individueller Person- und Kontextfaktoren keine Pauschallösung in der Diagnostik geben kann, sondern stets auf den Einzelfall fokussiert werden soll. Das folgende Zitat von Lowit et al. (2014, 38) in Bezug auf Dysarthriediagnostik lässt sich auf alle Störungsbilder übertragen:

»[The] rich variability speaks against any blanket solutions for assessment and rehabilitation of the disorders. […] The starting point is the speaker-defined problem and goals. Outcomes for speech intervention will be measured against whether speaker-defined goals are attained. Between these points, a variety of assessment and rehabilitation approaches may be valid, but which, when and in what combination are driven by individual cirumstances and aims, not by some set menu of management.«

Literatur

Ackermann, H., Hertrich, I. & Ziegler, W. (2010): Dysarthria. In: Damico, J. S., Müller, N., Ball, M. J. (Hrsg.): The Handbook of Language and Speech Disorders (362–390). Malden, MA: Wiley-Blackwell.

Bartolome, G. (2007): Dysphagien. In: Grohnfeldt, M. (Hrsg.): Lexikon der Sprachtherapie (80–83). Stuttgart: Kohlhammer.

Bartolome, G. (2013): Aspirationsschnelltest und klinische Schluckuntersuchung. In: Bartolome, G. & Schröter-Morasch, H. (Hrsg.): Schluckstörungen – Diagnostik und Rehabilitation, 3. Auflage (147–165). München: Urban & Fischer.

Bartolome, G. (2014): Dysphagien. In: Grohnfeldt, M. (Hrsg.): Grundwissen der Sprachheilpädagogik und Sprachtherapie (305–313). Stuttgart: Kohlhammer.

Bartolome, G., Schröter-Morasch, H. & Hartmann, U. (2005): Bogenhausener Dysphagie Score BODS. URL: http://www.egms.de/static/de/meetings/dgpp2006/06dgpp37.shtml_996221711.shtml [Aufruf am 30.09.2015].

Baylor, C., Yorkston, K., Eadie, T., Kim, J. Chung, H. & Amtmann, D. (2013): The Communicative Participation Item Bank (CPIB): Item bank calibration and development of a disorder-generic short form. Journal of Speech, Language and Hearing Research 56, 1190–1208.

Blanken, G. (1996): Auditives Sprachverständnis: Wortbedeutungen. Hofheim: NAT.

Blanken, G. (1999): Auditives Sprachverständnis: Wortformen. Hofheim: NAT.

Blanken, G., Döppler, R. & Schlenck, K. J. (1999): Wortproduktionsprüfung. Hofheim: NAT.

Blomert, L. & Buslach, D. (1994): Funktionelle Aphasiediagnostik mit dem Amsterdam-Nijmegen Everyday Language Test (ANELT). Forum Logopädie 8, 2, 3–6.

Bongartz, R. (1998): Kommunikationstherapie mit Aphasikern und Angehörigen. Grundlagen – Methoden – Materialien. Stuttgart: Thieme.

Breitenstein, C. (o. J.): Stroke and Aphasia Quality of Life Scale – SAQOL-39. Deutsche Übersetzung in Absprache mit der Autorin Hilari, K., Untersuchungsmaterial (unveröffentlicht).

Brendel, B. & Ziegler, W. (2015): Sprechapraxie. In: Siegmüller, J. & Bartels, H. (Hrsg.): Leitfaden. Sprache, Sprechen, Stimme, Schlucken, 4. Auflage (272–280). München: Urban & Fischer.

Burchert, F., Lorenz, A., Schröder, A., de Bleser, R. & Stadie, N. (2011): Sätze verstehen. Neurolinguistische Materialien für die Untersuchung von syntaktischen Störungen beim Satzverständnis. Hofheim: NAT.

Claros-Salinas, D. (1993): Texte verstehen. EKN-Materialien für die Rehabilitation. Band 3. Dortmund: Borgmann.

Daniels, S. K., Anderson, J. A. & Willson, P.C. (2012): Valid items for screening dysphagia risk in patients with stroke – a systematic review. Stroke 43, 892–897.

De Bleser, R., Cholewa, J., Stadie, N. & Tabatabaie, S. (2004): LEMO, Lexikon modellorientiert. Einzelfalldiagnostik bei Aphasie, Dyslexie und Dysgraphie. München: Elsevier.

DGPP. Deutsche Gesellschaft für Phoniatrie und Pädaudiologie e. V. (2003): Voice Handicap Index, deutsche Fassung. URL: www.phoniatrie-paedaudiologie.com/Informationen/assets/vhi-dt.pdf [Aufruf am 30.09.2015].

Diener, H.-C. & Weimar, C. (Hrsg.) (2012): Leitlinien für Diagnostik und Therapie in der Neurologie, Herausgegeben von der Kommission »Leitlinien« der Deutschen Gesellschaft für Neurologie. Stuttgart: Thieme. URL: http://www.dgn.org/leitlinien [Aufruf am 30.09.2015].

DIMDI. Deutsches Institut für medizinische Dokumentation und Information (2005): ICF Internationale Klassifikation der Funktionsfähigkeit, Behinderung und Gesundheit. Köln: DIMDI. URL: http://www.dimdi.de/dynamic/de/klassi/downloadcenter/icf/endfassung/¬icf_endfassung-2005-10-01.pdf [Aufruf am 07.10.2011].

Donovan, N. J., Kendall, D. L., Young M. E. et al. (2008): The communicative effectiveness survey: preliminary evidence of construct validity. American Journal of Speech Language Pathology 17, 335–347.

Duffy, J. R. (2005): Motor Speech Disorders: Substrates, Differential Diagnosis and Management. St. Louis: Elsevier Mosby.

Eckold, M. & Helmenstein, T. (2007): Die Bad Schwalbacher Schriftprobe: Validität und Reliabilität. European Journal of Geriatrics 9, 3, 125–129.

Enderby, P. M. (2004): Frenchay Dysarthrie Untersuchung. Handanweisung. Idstein: Schulz-Kirchner.

Glindemann, R., Klintwort, D., Ziegler, W. & Goldenberg, G. (2002): BOSU – Bogenhausener Semantik Untersuchung. München: Urban & Fischer.

Goodglass, H. & Kaplan, E. (1983): The Assessment of Aphasia and Related Disorders. Philadelphia: Lea & Febiger.

Grohnfeldt, M. (1996): Die Bedeutung der Lebenslaufforschung in der Sprachheilpädagogik. In: Grohnfeldt, M. (Hrsg.): Lebenslaufstudien und Sprachheilpädagogik (11–34). Dortmund: modernes lernen.

Grohnfeldt, M. (Hrsg.) (2007): Lexikon der Sprachtherapie. Stuttgart: Kohlhammer.

Hartelius, L., Elmberg, M., Holm, R., Lovberg, A. S. & Nikolaidis, S. (2008): Living with dysarthria: evaluation of a self-report questionnaire. Folia Phoniatrica 60, 11–19.

Hartmann, U., Schröter-Morasch, H. & Bartolome, G. (2005): Klinische Evaluation von Dysphagien: Der Bogenhausener Dysphagiescore (BODS) – Entwicklung und Validierung. Vortrag bei der 23. Wissenschaftlichen Jahrestagung der Deutschen Gesellschaft für Phoniatrie und Pädaudiologie e. V., 15.–17.09.2006, Heidelberg, URL: http://www.egms.de/static/de/¬meetings/dgpp2006/06dgpp37.shtml#ref2 [Aufruf am 30.09.2015].

Herrmann, M., Koch, U., Johannsen-Horbach, H. & Wallesch, C.-W. (1989): Communicative Skills in Chronic and Severe Nonfluent Aphasia. Brain and Language 37, 2, 339–352.

Holzapfel, K. (2013): Radiologische Funktionsdiagnostik bei Schluckstörungen. In: Bartolome, G. & Schröter-Morasch, H. (Hrsg.): Schluckstörungen – Diagnostik und Rehabilitation, 3. Auflage (119–146). München: Urban & Fischer.

Huber, W., Poeck, K. & Springer, L. (2006): Klinik und Rehabilitation der Aphasie. Stuttgart: Thieme.

Huber, W., Poeck, K., Weniger, D., Willmes, K. (1983): Aachener Aphasie Test. Göttingen: Hogrefe.

Kalbe, E., Reinhold, N., Ender, U. & Kessler, J. (2002): Die Aphasie-Check-Liste (ACL). Köln: Prolog.

de Langen, E. G. (2004): Partner Kommunikation Fragebogen (PKF). Beurteilung der verbalen Kommunikationsfähigkeit von Patienten mit Sprachstörungen durch den Partner. URL: www.aphasie.org/upload/aphasie/files/Frage¬bogen_4.pdf [Aufruf am 07.03.2013].

de Langen, E. G. (2010): Pragmatisch-funktionale Methoden der Aphasiediagnostik. In: Blanken, G. & Ziegler, W. (Hrsg.): Klinische Linguistik und Phonetik. Ein Lehrbuch für die Diagnose und Behandlung von erworbenen Sprach- und Sprechstörungen im Erwachsenenalter (77–99). Mainz/Aachen: Hochschulverlag.

Lauer, N. & Birner-Janusch, B. (2010): Sprechapraxie im Kindes- und Erwachsenenalter. Stuttgart: Thieme.

Liepold, M., Ziegler, W. & Brendel, B. (2003): Hierarchische Wortlisten. Ein Nachsprechtext für die Sprechapraxiediagnostik. Dortmund: Borgmann. URL: http://ekndata.userweb.¬mwn.de/hpdf/MAT_13_HWL.pdf [Aufruf am 30.09.2015].

Lowit, A., Miller, N. & Kuschmann, A. (2014): Motor Speech Disorders: What are they? In: Miller, N. & Lowit, A. (Hrsg.): Motor Speech Disorders. A Cross-Language Perspective (29–40). Bristol: CPI Group.

Nawka, T., Wiesmann, U. & Gonnermann, U. (2003): Validierung des Voice Handicap Index (VHI) in der deutschen Fassung, HNO 51, 921–929.

Nicola, F., Ziegler, W. & Vogel, M. (2004): Die Bogenhausener Dysarthrieskalen (BODYS): Ein Instrument für die klinische Dysarthriediagnostik. Forum Logopädie 18, 2, 14–22.

Prosiegel und Weber (2013): Dysphagie. Diagnostik und Therapie, 2. Auflage. Heidelberg: Springer.

Richter, K., Wittler, M. & Hielscher-Fastabend, M. (2006): Bielefelder Aphasie Screening. Hofheim: NAT.

Rosenbek, J. C., Robbins, J. A., Roecker, E. B., Coyler, J. L. & Wood, J. L. (1996): A penetration-aspiration scale. Dysphagia 11, 93–98.

Samar, V. J. & Metz, D. E. (1988): Criterion validity of speech intelligibility rating scale procedures for the hearing-impaired population. Journal of Speech Hearing Research 31, 307–316.

Schmich, J., Porsche, J., Vogel, M., Kuny, R., Mannsberger, U., Lorenzl, S., Levin, J. & Ziegler, W. (2010): Alltags- und kommunikationsbezogene Dysarthriediagnostik: Ein Fragebogen zur Selbsteinschätzung. Sprache – Stimme – Gehör 34, 73–79.

Schölderle, T. & Staiger, A. (2014): Dysarthrie. In: Grohnfeldt, M. (Hrsg.): Grundwissen der Sprachheilpädagogik und Sprachtherapie (275–285). Stuttgart: Kohlhammer.

Schröter-Morasch, H. (2013): Klinische Untersuchung des Oropharynx und videoendoskopische Untersuchung der Schluckfunktion. In: Bartolome, G. & Schröter-Morasch, H. (Hrsg.): Schluckstörungen – Diagnostik und Rehabilitation, 3. Auflage (167–204). München: Urban & Fischer.

Schütz, S. & Kuntner, K. (in Vorbereitung): Kommunikationsorientierte Selbstbeurteilung bei Aphasie (KOSA).

Schütz, S. (2013): Kommunikationsorientierte Therapie bei Aphasie. München: Ernst Reinhardt Verlag.

Simons, J. (2012): Früherkennung von Dysphagien bei Parkinson (IPS): Entwicklung und Validierung eines klinischen Patientenfragebogens (Münchener Dysphagie Test – Parkinson's Disease, MDT-PD) zur Früherfassung von Schluckstörungen bei idiopathischem Parkinson-Syndrom sowie Konzeptionierung eines Standards für die parkinsonspezifische klinische und videoendoskopische Dysphagie-Diagnostik. URL: https://edoc.ub.uni-muenchen.de/14554/1/Simons_Janine_A.pdf [Aufruf am 30.09.2015]

Stadie, N. & Schröder, A. (2009): Kognitiv orientierte Sprachtherapie – Methoden, Material und Evaluation für Aphasie, Dyslexie und Dysgraphie. München: Urban & Fischer.

Staiger, A. & Aichert, I. (2014): Sprechapraxie. In: Grohnfeldt, M. (Hrsg.): Grundwissen der Sprachheilpädagogik und Sprachtherapie (281–293). Stuttgart: Kohlhammer.

Stark, J. (1992a): ELA-Satzproduktionstest. Wien: Bösmüller. Zusammen mit Everyday Life Activities Photo Series erhältlich.

Stark, J. (1992b): ELA-Satzverständnistest. Wien: Bösmüller. Zusammen mit Everyday Life Activities Photo Series erhältlich.

Steiner, J. (2009): Aphasie. In: Grohnfeldt, M. (Hrsg.): Lehrbuch der Sprachheilpädagogik und der Logopädie. Band. 2: Erscheinungsformen und Störungsbilder, 2. Auflage (215–228). Stuttgart: Kohlhammer.

Trapl, M., Enderle, P., Nowotny, M. et al. (2007): Dysphagia bedside screening for acute stroke patients. The gugging swallowing screen. Stroke 38, 2948–2952.

Wyatt, T. (2012): Assessment of Multicultural and International Clients with Communication Disorders. In: Battle, D. (Hrsg.): Communication Disorders in Multicultural and international populations, 4. Auflage (243–278). St. Louis, Missouri: Elsevier.

Ziegler, W. & Vogel, M. (2010): Dysarthrie: Verstehen – Untersuchen – Handeln. Stuttgart: Thieme.

Ziegler, W. & Zierdt, A. (2008): Telediagnostic assessment of intelligibility in dysarthria: A pilot investigation of MVP-online. Journal of Communication Disorders 41, 553–577.

Ziegler, W. (2003): Speech motor control is task-specific. Evidence from dysarthria and apraxia of speech. Aphasiology 17, 1, 3–36.

Ziegler, W. (2007): Dysarthrie. In: Grohnfeldt, M. (Hrsg.): Lexikon der Sprachtherapie (76–78). Stuttgart: Kohlhammer.

Ziegler, W. (2007): Sprechapraxie. In: Grohnfeldt, M. (Hrsg.): Lexikon der Sprachtherapie (320–321). Stuttgart: Kohlhammer.

Ziegler, W. (2008): Apraxia of Speech. In: Goldenberg, G. & Miller, M. (Hrsg.): Handbook of Clinical Neurology 88, 269–285. London: Elsevier.

Ziegler, W. Vogel, M. & Brust, D. (1996): Beeinträchtigungen der Kommunikation als Folge zentraler Sprechstörungen. Unveröffentlichte EKN-Materialien.

V Therapiedidaktik

Sprachtherapeutische Didaktik

Karin Reber & Wilma Schönauer-Schneider

Didaktik in der Sprachtherapie?

Während Didaktik in der Sprachheilpädagogik v.a. im Kontext Unterricht eine lange Tradition hat, steckt die sprachtherapeutische Didaktik noch in den Kinderschuhen. Baumgartner und de Langen-Müller monieren, dass sich Publikationen häufig darauf konzentrierten, deren Notwendigkeit zu hinterfragen bzw. zu begründen (Baumgartner 2008, de Langen-Müller 2008). Letztendlich steht hinter solchen Überlegungen oft die vermeintliche Entscheidungsfrage nach der einen Bezugsdisziplin der Sprachtherapie, Medizin oder Pädagogik, allzu voreilig gerne gleichgesetzt mit der Frage nach Evidenzbasierung oder Personorientierung (Maihack & Baumgartner 2014). Dies kann jedoch keine »oder«-Frage sein: Sprachtherapie ist interdisziplinär, idealerweise sogar transdisziplinär, und nimmt Bezug auf verschiedenste Wissenschaften (Grohnfeldt 2012, 2014, Lüdtke & Stitzinger 2015, Blechschmidt & Lüdtke 2015), so eben auch auf Medizin und Pädagogik. Die Frage, »ob wir zuerst pädagogisch-didaktisches und dann das sprachstrukturelle und kognitionspsychologische Wissen brauchen oder umgekehrt« (de Langen-Müller 2008, 102), ist daher rein organisationstheoretischer Natur. Neben einer Evidenzforschung bzw. »Goldstandardforschung« bedarf Sprachtherapie zusätzlicher Anstrengungen, individuelle Wirkfaktoren sichtbar zu machen, um auch komplexen Störungsbildern, singulären Therapieverläufen oder einzigartigen systemischen Ressourcen gerecht werden zu können (Maihack & Baumgartner 2014, 59): »Die Wissenschaft sieht zu wenig die detailreichen funktionalen Zusammenhänge, die der Praktiker erkennt oder erahnt«. Neben sprachspezifischen gilt es daher auch allgemeine Wirkfaktoren (z.B. Beziehung, Motivation, Erwartungen der beteiligten Personen) professionell zu reflektieren bzw. therapeutisch zu nutzen.

In diesem Zusammenhang ist die zunehmende Bedeutung einer sprachtherapeutischen Didaktik in jüngster Zeit erkennbar: Veröffentlichungen greifen den Themenkomplex vermehrt auf, z.B. mit Bezug auf den klinisch-therapeutischen Kontext in Form von »Clinical Reasoning« (Maihack & Baumgartner 2014) im weiteren Sinne bzw. im pädagogischen Kontext unter dem Sammelbegriff »Sprachdidaktik« (Lüdtke & Stitzinger 2015, 134) im engeren, didaktischen Sinne. Hier taucht »Sprachtherapiedidaktik« neben Unterrichts- und Elementardidaktik explizit auf. Gerade vor dem Hintergrund der Inklusion, der Kooperation mit schulischen Berufsgruppen und Einbezug von (schulischen) Bildungszielen, der wenig verbreiteten, aber kostenreduzierenden Gruppentherapie (Dickson et al. 2009) oder der qualitativen Reflexion von Therapieerfolgen bzw. überraschenden Nichterfolgen im Sinne der Evidenzbasierung entsteht vermehrt Interesse und Motivation, sich im Zuge der Professionalisierung einer Sprachtherapiedidaktik zuzuwenden. Didaktische und curriculare Kenntnisse werden im Zuge dessen als unabdingbare

Erweiterung der Sachkompetenz gesehen (Lüdtke & Blechschmidt 2015).

Im Folgenden wird zunächst Therapie als pädagogischer Prozess grundgelegt, indem auf sprachliches Lernen eingegangen wird (► Kap. 1). Eine zentrale Subdisziplin der Pädagogik ist die Didaktik: Die allgemeine Didaktik (► Kap. 2.1), aber auch die sprachheilpädagogische Didaktik (► Kap. 2.2) bieten zentrale Anknüpfungspunkte für die sprachtherapeutische Didaktik (► Kap. 3). Für die professionelle Planung von Sprachtherapie sind didaktische Prinzipien (► Kap. 4) handlungsleitend. Anschließend werden der Planungsprozess im Überblick (► Kap. 5), die Planung einer Therapiesitzung anhand eines didaktischen Modells (► Kap. 6) sowie die konkrete Verlaufsplanung (► Kap. 7) beschrieben.

1 Therapie als pädagogischer Prozess

Sprachtherapie wird in Deutschland von verschiedenen Berufsgruppen mit unterschiedlicher Ausrichtung durchgeführt (siehe Beitrag »Wissenschaftstheoretische Grundlagen«). Je nach Schwerpunktsetzung (u. a. Medizin, Linguistik, Pädagogik) wird die pädagogische Grundlegung der Sprachtherapie mehr oder weniger akzentuiert. Dennoch ist Sprachtherapie ein genuin pädagogischer Prozess: »Ausgehend von der individuellen Sprachstörung und gestützt auf sein Fach- und Vermittlungswissen organisiert ein Sprachtherapeut den Übergang und die Entfaltung von sprachlichem Wissen und Können« (Homburg 2004, 257), d. h. er gestaltet (Sprach-)Lernprozesse im Sinne der Pädagogik innerhalb eines interdisziplinären Kontextes.

Die drei Grundbegriffe der Pädagogik sind Bildung, Erziehung und Sozialisation (Gudjons 2012). Zielt Sprachtherapie im modernen Sinne der ICF (WHO 2005) auf die Teilhabe/Partizipation einer Person an der Gesellschaft ab und stellt sie auch Transferprozesse bzw. Aspekte der Lebensbedeutsamkeit (Grohnfeldt 2012, 2014) mehr in den Mittelpunkt, erhalten diese Termini zunehmend Bedeutung im Kontext Sprachtherapie (► Tab. 1):

Tab. 1: Grundbegriffe der Pädagogik und ihre Bedeutung für die Sprachtherapie (vgl. Reber 2014)

Grundbegriffe der Pädagogik	Bedeutung	Bedeutung im Kontext Sprachtherapie/Beispiele
Bildung – Inhalte	Eigene Formung des Menschen in seiner Auseinandersetzung mit der Welt (von Hentig 2007)	z. B. Auswahl lebensbedeutsamer Therapieziele
Erziehung – Beziehung	Handlungen, um die Persönlichkeit anderer Menschen zu fördern (Brezinka 1990)	z. B. Gestaltung der Beziehung, Regeln in der Therapie, Umgang mit schwierigen Kindern
Sozialisation – Partizipation	Persönlichkeitswerdung eines Menschen in seiner Auseinandersetzung mit der Umwelt (Stein 2009)	z. B. Unterstützung des Alltagstransfers, Lebensbedeutsamkeit, Einbezug des Umfelds

Aus pädagogischer Sicht gestalten Sprachtherapeuten in der Therapie sprachliche Lernsituationen (Baumgartner 2008): Lebensbedeutsam ausgewählte Therapieinhalte werden in Beziehungssituationen erarbeitet, mit dem Ziel, am Alltag sprachlich partizipieren zu können. Diese didaktischen Tätigkeiten im Kontext Sprache hängen eng zusammen mit Annahmen zum natürlichen Spracherwerb in der Kindheit bzw. damit verbunden auch mit verschiedenen theoretischen Zugängen zum Lernen (vgl. im Überblick Lüdtke 2012, allgemeinpädagogisch: Stein 2009), die in Therapiekonzepten jeweils unterschiedliche Gewichtung und Umsetzungen erfahren, z. B.

- *Behaviorismus* (z. B. klassisches oder operantes Konditionieren): z. B. Pattern Drill, Lautkorrektur durch Konditionieren anhand von Imitation und Verstärkung, Nachsprechen
- *Nativismus*: Aufbau sprachlichen Regelwissens durch Intake-optimierte Trigger, z. B. Inputspezifizierung (Vermeiden von Ablenkern, Fokussierung der Zielstruktur)
- *Kognitivismus*: z. B. Assimilation und Akkomodation, enaktives vor ikonischem vor symbolischem Arbeiten in der Wortschatztherapie: Realgegenstand vor Bild vor abstraktem Gespräch; Verbalisieren von Metawissen/Regeln im Rahmen einer Reflexionsphase
- *Interaktionismus/soziales Lernen* (z. B. Modelllernen): u. a. Aufbau sprachlicher und kommunikativer Kompetenz durch gemeinsames Sprachhandeln und Beziehung, Triangulierung, Elternarbeit, Modellierungstechniken, Interaktionstrainings, Rollenspiele
- *Konstruktivismus*, z. B. alltagsintegrierte Sprachangebote, Erwerb der Sprache/Schriftsprache als konstruktiver Prozess, eigenaktives Lernen

In der Regel nutzen moderne Therapiekonzepte Methoden verschiedener (sprach-)lerntheoretischer Zugänge bzw. spracherwerbstheoretischer Annahmen (z. B. Kontextoptimierung nach Motsch 2010: u. a. Nachsprechen (Behaviorismus), Modellieren (Interaktionismus), freies Spiel (Konstruktivismus)). Sprachliches Lernen wird heute darüber hinaus als aktiver, konstruktiver Prozess verstanden (Baumgartner 2008) und der Lernende als Individuum gesehen: Daher können sich einzelne Lernzugänge je nach Person unterschiedlich effektiv bzw. erfolgreich zeigen. Beispielsweise gibt es Kinder mit eher expressiven (z. B. soziale Formeln, Routinephrasen, Verwendung von Pronomina, häufige Imitation) oder eher referentiellen (z. B. Benennen von Gegenständen, Verwendung von Nomen) Spracherwerbsstrategien. In Lernsituationen zeigen Lernende zudem unterschiedliche Präferenzen, z. B. bevorzugen einige eher Situationen mit vielen oder wenigen Ablenkern, benötigen mehr oder weniger Ruhephasen oder Körperaktivität bzw. ertragen mehr oder weniger Geräusche (Baumgartner 2008; vgl. »didaktische Vielfalt in der Sprachtherapie«, Wildegger-Lack & Reber 2014). Das bedeutet

- *für die Therapie:* Nicht jedes Therapiekonzept ist bei jeder Person gleich erfolgreich und unadaptiert in gleicher Weise bei jeder Person einsetzbar: Sprachtherapiedidaktik leitet den Adaptionsprozess mit Hilfe didaktischer Planungsmodelle.
- *für die Forschung:* Quantitative Forschungsmethoden (z. B. Interventionsstudien mit großen Stichproben) müssen durch qualitative Methoden (z. B. Einzelfallforschung) ergänzt werden.

2 Anknüpfungspunkte sprachtherapeutischer Didaktik

Sprachtherapeutische Didaktik kann sich zum einen auf allgemeindidaktische Modelle (2.1) beziehen, die vornehmlich für die Planung und Reflexion von Unterricht in der Schulpädagogik konstruiert wurden. Zum anderen existieren für den Unterricht im Förderschwerpunkt Sprache bereits verschiedene Adaptionen, die unter dem »Primat der Sprachlernprozesse« linguistisches und spracherwerbstheoretisches Wissen in den Planungsprozess integrieren (2.2). Im Folgenden werden die Modelle überblicksartig vorgestellt.

2.1 Allgemeine Didaktik bzw. Schulpädagogik

Ursprünglich entwickelte sich die Didaktik als Bezugsdisziplin für Lehrkräfte im schulischen Kontext und erschien somit auf den ersten Blick für Sprachtherapeuten als nicht relevant. Inzwischen setzt sich immer mehr eine weitere Definition von Didaktik durch, die sich auf jegliches Lehren und Lernen in Theorie und Praxis bezieht:

> *(Allgemeine) Didaktik* (griech. Lehrkunst) im weiteren Sinne ist die Wissenschaft vom Lehren und Lernen in jedem Lebensalter: Sie »kümmert sich um die Frage, wer was wann mit wem wo wie warum und wozu lernen soll« (Jank & Meyer 2002, 16), mit dem Ziel der professionellen Organisation der Lernprozesse.

Während die Didaktik die Inhaltsfrage untersucht (»Was« soll gelernt werden?), geht es bei der Methodik um die Vermittlungsfrage (»Wie« soll gelernt werden?) (Jank & Meyer 2002, 14):

> »*Methodik* ist die Theorie von den Methoden bzw. Vorgehensweisen, die für das Lehren und Lernen zum Erreichen bestimmter Ziele in Erziehung, Unterricht und Therapie zur Verfügung stehen« (Reber 2014, in Anlehnung an Jank & Meyer 2002, 16).

In der Didaktik werden wissenschaftliche Erkenntnisse als didaktische Theorien systematisch gebündelt (Kron 2008). Diese didaktischen Theorien werden im Hinblick auf praktische Umsetzungen und die Entwicklung von Konzepten für konkretes Handeln in didaktische Modelle transferiert. Didaktische Modelle strukturieren den Planungsprozess z. B. zeitlich und inhaltlich durch bestimmte Planungsdimensionen (u. a. Orientierung an Lernvoraussetzungen, Inhalte, Ziele, Methoden, Medien, Interaktionsformen, Organisationsstrukturen, vgl. Peterßen 2000). Wichtige Modelle und deren zentrale Anliegen sind in der folgenden Tabelle zusammengefasst (vgl. im Überblick Peterßen 2000, Jank & Meyer 2002):

Die Modelle zeigen unterschiedliche Stärken, auch mit Bezug auf die sprachtherapeutische Didaktik. Da Lernen jedoch ein sehr komplexer Prozess ist, bleibt einschränkend zu sagen: »Kein Modell passt auf alles; keine Analyse erweist sich als vollständig; keine Handlungsanleitung ist in ihren Wirkungen auf Erfolg eindeutig auf lange Sicht abschätzbar« (Reich 2012, 50).

Tab. 2: Didaktische Modelle der Schulpädagogik (mit Bezug zur Sprachtherapie)

Didaktisches Modell	Schwerpunkt	Impuls für die Sprachtherapie
Bildungstheoretische/kritisch-konstruktive Didaktik (Klafki 1985)	Reflektierte Auswahl von Bildungsinhalten (u. a. kategoriale Bildung: das Exemplarische, das Fundamentale; Weiterentwicklung: Schlüsselprobleme)	Anhaltspunkte zur Auswahl von lebensbedeutsamen Bildungsinhalten für die Sprachtherapie, z. B. für Sprachtherapie in inklusiven Bildungskontexten (Verknüpfung von sprachtherapeutischen Zielen mit Zielen der Bildungspläne)
Lehr-lerntheoretische Didaktik/Berliner Modell (Heimann et al. 1965)	Detaillierte Strukturanalyse der Entscheidungsfelder (Intentionen, Inhalte, Methoden, Medien) und Bedingungsfelder (anthropogene, situative, soziale, kulturelle, gesellschaftliche) als Grundlage für die Unterrichtsplanung	Reflektierte Therapieplanung bzgl. der Dimensionen Intentionen, Inhalte, Methoden und Medien in dezidierten Planungsschemata, Therapiesequenzplanung
Lernzielorientierte Didaktik (z. B. Möller 1997)	Orientierung an Lernzielen und Lernzielhierarchien (u. a. operationalisierte Lernziele)	Orientierung und Formulierung von konkreten Therapiezielen bzw. Therapiezielhierarchien
Konstruktivistische Didaktik (Reich 2012); z. T. systemisch-konstruktivistischer Ansatz	Orientierung am Lerner, an Beziehungen und eigenaktiver Konstruktion (u. a. hohe Bedeutung der handelnden Auseinandersetzung mit der Welt, Wechselwirkung zwischen einzelnen Systemen)	Orientierung des therapeutischen Vorgehens am Kind, Therapie als Optimierung des Settings für die Eigen- und Ko-Konstruktion von sprachlichem Wissen durch das Kind

2.2 Sprachheilpädagogische Didaktik

Die allgemeine Didaktik wurde für einzelne Fächer (Fachdidaktiken, z. B. Fachdidaktik Deutsch), für verschiedene Schularten (z. B. Grundschuldidaktik) oder für bestimmte Fachrichtungen (z. B. sprachheilpädagogische Didaktik) erweitert und spezialisiert (Gonschorek & Schneider 2007). Sprachheilpädagogische Didaktikmodelle, die linguistisches und spracherwerbstheoretisches Wissen miteinbeziehen, existieren seit vielen Jahrzehnten. »Sprachheilpädagogische Didaktik kommt immer dann zum Tragen, wenn aufgrund des sprachlich-kommunikativen Behinderungszustandes eines Kindes oder Jugendlichen [oder Erwachsenen] seine Bildung gegenwärtig oder zukünftig nicht bzw. nicht vollständig durch allgemein-didaktische Maßnahmen sichergestellt werden kann« (Glück 2008, 40; Ergänzung Autorinnen). Zentrale didaktische Modelle im Kontext Sprache sind (vgl. Lüdtke 2012, Sallat & Schönauer-Schneider 2015):

- Sprachtherapeutischer Unterricht: Berliner Modell (Braun 2004)
- Kooperative Sprachdidaktik (Welling 2004)
- Relationale Sprachdidaktik (Lüdtke 2004, Lüdtke & Stitzinger 2015)
- Sprachheilpädagogischer Unterricht: Münchener Modell (Reber & Schönauer-Schneider 2014)

3 Sprachtherapeutische Didaktik

Ziel der sprachtherapeutischen Didaktik ist es also, den Prozess der Planung einer Therapiesitzung bzw. -sequenz, d. h. der Adaption eines Therapiekonzepts an eine bestimmte Person, mittels didaktischer Prinzipien und Strukturhilfen für den Planungsprozess (sogenannte »didaktische Modelle«) zu leiten. Didaktik als Grundlagendisziplin einer an der Person orientierten Sprachtherapie kann folgendermaßen definiert werden:

> »Bezogen auf das Handlungsfeld Sprachtherapie kann *sprachtherapeutische Didaktik* im engeren Sinne als die Wissenschaft vom Therapieren und sprachlichen Lernen in jeglichem Lebensalter definiert werden« (Wildegger-Lack & Reber 2014, 331) mit dem Ziel der professionellen Organisation der Lernprozesse.

In jüngster Zeit findet sich auch der Begriff »Sprachdidaktik« als Oberbegriff für sprachtherapeutische und sprachheilpädagogische Didaktik:

> »Die *Sprachdidaktik* beschäftigt sich in Forschung und Praxis mit der professionellen Organisation sprach- und kommunikationsspezifischer Lehr-Lern-Prozesse« (Lüdtke & Stitzinger 2015, 134).

Diese sprach- und kommunikationsspezifischen Lehr-Lern-Prozesse finden sich im Sinne eines sprachdidaktischen Dreiecks zwischen den Polen Sache/Gegenstand – Person/Lernender – Vermittlung/Lehrender (u. a. Homburg 2004, Lüdtke & Stitzinger 2015). Stellt eine Therapie besonders die Person und ihre Diversität (Baumgartner 2008) in den Vordergrund, so sind für ihr methodisches Vorgehen die Person und seine Umwelt leitgebend. Je nach Alter (Kleinkind-, Kindergarten-, Grundschul-, Jugend-, Erwachsenen- bis ins hohe Alter), Störungsbild (Sprach-, Sprech-, Stimm- und Schluckstörungen) und individuellen Vorlieben bzw. Stärken ist ein individualisiertes, didaktisches Vorgehen mit angepassten Prinzipien der Therapieplanung und -gestaltung nötig. Voraussetzungen dafür sind die persönliche Bereitschaft der Person, sich auf die Therapie einzulassen, und entsprechend förderliche Alltagsbedingungen (z. B. ausreichend Zeit und Unterstützung durch Angehörige). Dabei leitet der Therapeut aus den neuesten Erkenntnissen der Wissenschaft empirisch gesicherte Methoden ab (Beushausen & Grötzbach 2011, de Langen-Müller & Hielscher-Fastabend 2007), die er leitlinienorientiert (vgl. u. a. de Langen-Müller et al. 2011, Diener & Weimar 2012) auf der Basis seines professionellen Erfahrungswissens an die Person und ihre Diversität anpasst (► Abb. 1; Maihack & Baumgartner 2014, Baumgartner 2008).

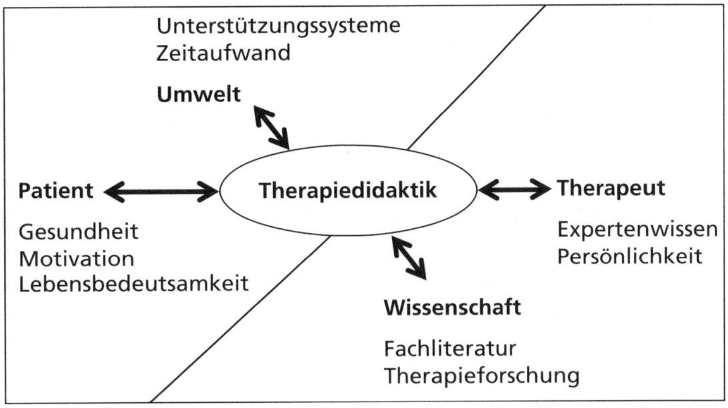

Abb. 1: Orientierungsrahmen der sprachtherapeutischen Didaktik (leicht modifiziert nach Wildegger-Lack & Reber 2014, 332)

4 Didaktische Prinzipien in der Sprachtherapie

Die Didaktik formuliert Grundprinzipien, die für die Gestaltung von Lernprozessen effektiv sind. So sucht die sprachtherapeutische Didaktik nach spezifischen, handlungsleitenden Grundprinzipien für die Gestaltung von Sprachtherapie. Neben vielen Prinzipien der allgemeinen Pädagogik (z. B. Individualisierung, Strukturierung, Ganzheitlichkeit, Selbsttätigkeit; vgl. Kiel 2012) finden sich auch spezifische Prinzipien der Sprachtherapie (vgl. u. a. Baumgartner 2008, Wildegger-Lack 2011, Katz-Bernstein & Subellok 2012, Maihack & Baumgartner 2014):

- *Sprachanlässe schaffen:* Handlungs- und Kommunikationssituationen als »echte« Kommunikation
- *Spracherwerbsorientierung* (► Kap. 3) *und Entwicklungsorientierung:* Orientierung am natürlichen, kindlichen Spracherwerb
- *Störungsorientierung/Ursachenorientierung:* Diagnostische und therapeutische Zentrierung auf die Störung bzw. den sozial bedingten Gesundheitszustand des Menschen mit biologischen und psychologischen Bedingungen sowie Faktoren in der Umwelt (nach ICF, WHO 2005)
- *Methodenorientierung:* Einsatz adäquater Methoden je nach Störungsbild und methodischen Standards (vgl. Qualitätsorientierung), Altersstufe (z. B. verschiedene Spielformen bei Kindern) und Person (z. B. persönliche Vorlieben)
- *Person- und Diversitätsorientierung:* Person als Individuum mit Diversität (u. a. soziale, kulturelle und ökonomische Ungleichheit), Mitspracherecht und Mitverantwortung, spezifische Interessen und Motivationen berücksichtigen
- *Beziehungsorientierung:* stabile, vertrauenswürdige Beziehung als Grundlage für Mitarbeit und Veränderungsbereitschaft sowie als zentraler Wirkfaktor in der Therapie (Hubble, Duncan & Miller 2001); interaktives reziprokes sprachliches Handeln
- *Ressourcenorientierung:* Beachten und Einbeziehen von Lernpotenzialen sowie weiteren hilfreichen Fähigkeiten der Lernenden; positive Umfeldressourcen nutzen
- *Lehr- und Lernorientierung:* u. a. Beachten von wirksamen Lehr- und Lernstrate-

gien (► Kap. 3), Ankurbeln erfolgreicher sprachlich-kommunikativer Lehr-/Lernprozesse
- *Kollaborationsorientierung:* Zusammenarbeit mit und in Einrichtungen, in denen die Personen leben, lernen und arbeiten, sowie mit deren Bezugspersonen (z. B. häusliches Übungsmaterial), um Übergänge und Synergieeffekte zu schaffen
- *Qualitätsorientierung:* Nachweis der Effizienz, Evidenzbasierung (Beushausen & Grötzbach 2011)

Didaktische Prinzipien dienen dazu, den sprachtherapeutischen Planungsprozess zu leiten. Ein Beispiel für deren Anwendung bei einer phonologischen Störung zeigen Reber & Wildegger-Lack (2013).

5 Der Planungsprozess im Überblick

Voraussetzungen für eine effektive Therapieplanung sind eine ausführliche Anamneseerhebung und eine umfassende Diagnostik mit Zielformulierung (► Kap. 7). Für die zeitliche Planung erläutert Wildegger-Lack (2011) die Einteilung in Makro-, Meso- und Mikroeinheiten der Therapie. Dabei wird deutlich, dass professionelle Planung weit über eine einzelne Therapiesitzung (Mikroeinheit) hinausgeht: Sie fasst zusätzlich mittel- (Mesoeinheiten) und langfristige (Makroeinheiten) Ziele ins Auge, was gerade für Berufsanfänger eine Herausforderung darstellen kann:

Die *Makroeinheit* umfasst dabei die gesamte Sprachtherapie einer Person über einen Lebensabschnitt (z. B. Kindheit) und stellt die *langfristige Therapieplanung* dar. Ein Beispiel wäre die Therapie einer Sprachentwicklungsstörung über mehrere Jahre in verschiedenen Therapieintervallen. Dabei wechseln sich Phasen der Therapie mit Therapiepausen ab, so dass über die Zeit ein sprachlicher Lernprozess mit verschiedenen Therapieschwerpunkten entsteht (z. B. Makroeinheit einer Sprachentwicklungsstörung, Beginn im Kleinkindalter: Modalverben – Pause –Verbzweitstellung, Präpositionalphrasen – Pause – phonologischer Prozess Reduktion von Mehrfachkonsonanz – Pause – Rhotazismus …; vgl. ebd., 54). Gerade in der Kindersprachtherapie finden sich gewisse Therapieschwerpunkte häufig in bestimmten Altersstufen wieder (Wildegger-Lack 2011, siehe Reber & Wildegger-Lack in diesem Buch).

Mesoeinheit: Die gerade beschriebene Makroeinheit enthält also verschiedene einzelne Therapiesequenzen, sogenannte Mesoeinheiten (siehe links z. B. Modalverben, Verbzweitstellung, Rhotazismus). Eine Mesoeinheit stellt somit die *mittelfristige Planung* dar. In Deutschland umfassen solche Sequenzen häufig zehn Therapiestunden, da dies einer Regelverordnung entspricht, je nach Ziel und/oder Person kann eine Sequenz natürlich auch länger oder kürzer dauern.

Mikroeinheit: Die kleinste Planungseinheit, die *kurzfristige Therapieplanung*, ist die Mikroeinheit: Damit ist die einzelne Therapiesitzung bzw. eine Therapiestunde gemeint (z. B. eine Sitzung zum Kick-off für die Subjekt-Verb-Kongruenz, eine Therapiesitzung zur Anbahnung eines Lautes). Die Planung einer einzelnen Sitzung ist ein komplexer Vorgang und in der Regel kein linearer Prozess. Ziel ist es, sich einen Ablauf der Therapiesitzung zu überlegen, der die unterschiedlichen didaktischen Dimensionen (Ziele, Inhalte, Methoden etc.) umsetzt. Die Einzelentscheidungen zu den Dimensionen selbst werden vorab mit Hilfe von didaktischen Modellen getroffen. Im Folgenden soll dies exemplarisch anhand des Münchener Modells (Reber & Schönauer-Schneider 2014) genauer aufgezeigt werden.

6 Planung einer Therapiesitzung mit Hilfe eines didaktischen Modells

Die einzelne Therapiesitzung (Mikroeinheit) folgt allgemein der logischen Grundstruktur der didaktischen Planung mit Zielformulierung, Analyse der Voraussetzungen, Entwurf eines Handlungsplans, Durchführung der Handlung und Kontrolle der Zielerreichung (de Langen-Müller 2008, 107) anhand von didaktischen Modellen. Da bisher kaum praktische Adaptionen für den Bereich Sprachtherapie vorhanden sind, wird im Folgenden gemäß der Devise von Baumgartner (2008, 246) – »Sprachtherapeutische Didaktik hat die Chance, von der Unterrichtsdidaktik zu lernen« – das Münchener Modell herangezogen. Dieses enthält in Anlehnung an allgemeinpädagogische Planungsmodelle Elemente lerntheoretischer, lernzielorientierter und konstruktivistischer Didaktik (Peterßen 2000, Jank & Meyer 2002) und wurde für den sprachheilpädagogischen Unterricht konzipiert (Reber & Schönauer-Schneider 2014) bzw. für Sprachtherapie adaptiert (vgl. Wildegger-Lack & Reber 2014). Die dort dargestellten sechs Planungsdimensionen für sprachliches Lernen *Intention, Inhalt, Methode, Medium, Interaktion und Organisation* (▸Abb. 2) werden auch für die sprachtherapeutische Therapieplanung verwendet, wobei für die Sprachtherapie die individuelle Befunderhebung und damit das differenzierte Erfassen der Voraussetzungen *im Bereich der Sprache, des Sprechens, der Stimme und/oder des Schluckens* sowie der individuellen Umfeldfaktoren verstärkt die Planung beeinflusst. Ferner orientieren sich die Planungsdimensionen stärker als Unterricht am Erreichen des Therapieziels und damit an den Auswirkungen in dem mit der Person vereinbarten Therapiebereich (ebd.). Dieses Therapieziel, das anhand der individuellen Voraussetzungen möglichst in Absprache mit der betroffenen Person überschaubar, machbar und lebensbedeutsam (orientiert an der ICF) formuliert wird (Grötzbach & Iven 2009), stellt den Ausgangspunkt für die weiteren Planungsdimensionen dar:

Intention: Die Planung einer einzelnen Therapiesitzung beginnt meist mit der Formulierung der konkreten Therapieziele: Meist gibt es ein Sitzungsziel (auch Grobziel, Stundenziel, z. B. Akkusativ maskulinum) und hierarchisch untergeordnete Feinziele, die die Therapiesitzung evtl. nochmal in Phasen gliedern und das Sitzungsziel spezifizieren (z. B. Rezeption, Produktion, Reflexion). Darüber hinaus werden auch die mittel- (Mesoeinheit: z. B. Erwerb des Akkusativs) und langfristigen Ziele (Makroeinheit: z. B. Überwindung einer Sprachentwicklungsstörung) immer wieder reflektiert und angepasst. Diese Intentionen werden nun mit Hilfe bestimmter Inhalte, Methoden, Medien, Interaktions- und Organisationsformen umgesetzt.

Inhalte: Die Inhalte, d. h. Formate einer Therapie können sich sowohl an der *betroffenen Person* (bevorzugte Spiel- oder Übungsformen, z. B. Ballspiele, Rollenspiel, Gespräch) als auch an *prototypischen Therapiekontexten* (z. B. Bilderbuch, das hochfrequent die Zielstruktur Akkusativ enthält, weshalb es sehr gut geeignet ist, diese Zielstruktur auch oft zu evozieren) orientieren. Die Wahl des Inhalts ist zudem *altersabhängig*: Während im Kindergartenalter v. a. alters- und störungsadäquate Rollen- bzw. einfache Regelspiele eingesetzt werden (Wildegger-Lack 2011), sind dies in der Aphasie- oder Stimmtherapie mit Erwachsenen oft Gespräche auf der Metaebene oder Rollenspiele (siehe Beitrag Reber & Wildegger-Lack und Zeller in diesem Buch).

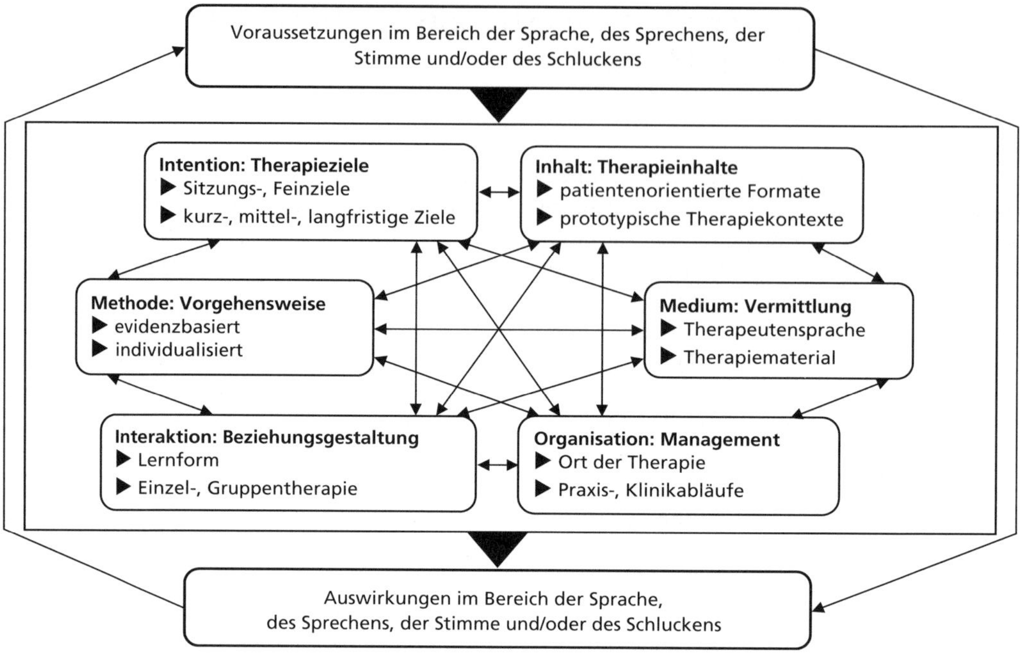

Abb. 2: Planung von Sprachtherapie (leicht modifiziert nach Wildegger-Lack & Reber 2014, 334, in Anlehnung an das Münchener Modell nach Reber & Schönauer-Schneider 2014)

Im zeitlichen Verlauf einer Therapiesitzung wird der Person zudem in der Regel immer mehr Eigenverantwortung übertragen: Während zu Beginn z. B. eher *geschlossene, strukturierte Formate* (z. B. Minimalpaar mit Realgegenständen umsetzen) das Erfassen der Zielstruktur unterstützen (hohe Aktivität des Therapeuten), wird anschließend das Format z. B. durch ein strukturiertes Spiel (z. B. Kartenspiel zur Zielstruktur) geöffnet, um gegen Ende in *offene, freie Formate* (z. B. Kaufladen, zunächst unter Vorgabe der Zielstruktur, später im freien Dialog) zu münden (Therapeut nimmt sich immer mehr zurück) (Wildegger-Lack 2011, 49).

Motivational und für das Lernen nachhaltig ist, wenn für die Therapiesitzung (Mikroeinheit) bzw. sogar für die Therapiesequenz (Mesoeinheit) eine Themen- bzw. Projektorientierung besteht, also nicht nur Einzelübungen aneinandergereiht werden (erst Benennsituation, dann Kartenspiel etc.), sondern diese durch ein gemeinsames Thema zu einer größeren Einheit verbunden sind (z. B. durch eine Rahmengeschichte, einen Handlungsstrang, eine Leitfigur; vgl. Reber & Wildegger-Lack 2013, phonologische Therapie zum Thema »Star Wars«). Für die semantisch-lexikalische Therapie ist dies sogar unabdingbar. In inklusiven Kontexten können für Kinder aktuelle Lehrplanthemen und für Erwachsene Anknüpfungen an ihr aktuelles Arbeitsfeld bzw. an ihre Lebensumwelt (vgl. ICF) solche Verbindungen liefern (Lüdtke & Blechschmidt 2015).

Methoden: Um die geplanten Intentionen und Inhalte umzusetzen, bedarf es konkreter Vorgehensweisen, d. h. Methoden: Diese sollten zum einen *evidenzbasiert*, zum anderen *individuell* passend bzw. an der Person orientiert ausgewählt werden. Dieser Spagat zwischen programmatischer und individueller Therapie (Maihack & Baumgartner 2014) stellt hohe

Anforderungen an die Methodenkompetenz des Therapeuten.

Weiterhin können neben *direkten* Therapiemethoden (z. B. Arbeit mit dem Kind) auch *indirekte* Methoden gewählt werden (z. B. Elterngespräch am Ende der Therapiesitzung). Hilfreich sind dabei Therapiekonzepte: Diese gewichten Einzelmethoden (z. B. Pattern Drill, Nachsprechen, Modellieren) in Bezug auf Störungen (z. B. syntaktisch-morphologische Störungen) und sind im Idealfall evaluiert (z. B. Kontextoptimierung nach Motsch 2010).

Medium: Um Vermittlungsprozesse zu gestalten, werden Therapiemittel/-medien eingesetzt. Immer verfügbar ist das oft vergessene Medium *Therapeutensprache*: Diese lässt sich z. B. hinsichtlich Klang, Geschwindigkeit, Betonung etc. zur Präsentation einer Zielstruktur adaptieren (Dannenbauer 1999). Darüber hinaus existieren verschiedenste *Therapiematerialien*, von käuflich bis selbst hergestellt, analog bis digital etc. Dabei bestimmt nicht die Menge der Medien, sondern deren gezielte Auswahl die Qualität einer Therapie. Verschiedene Medien sind für bestimmte Altersgruppen, Phasen der Therapie, Zielsetzungen oder Störungsbilder unter Umständen besonders geeignet (z. B. Realgegenstände zu Beginn, Computer nur in Übungsphasen) oder müssen entsprechend angepasst werden (z. B. Texte an bestimmte Störungsbilder und thematische Interessen).

Interaktion: Hier geht es maßgeblich um Beziehungsgestaltung: Nach Hubble, Duncan & Miller (2001) lassen sich ca. 30 % des Therapieerfolges auf Faktoren der therapeutischen Beziehung zurückführen. Baumgartner beschreibt kindersprachtherapeutische Beziehung u. a. als zeitlich begrenzt, mit definierten Zielen, auf sprachliches Lernen spezialisiert, an Regeln und Vertrauen gebunden, mit bestimmten Erwartungshaltungen verknüpft etc. (2008, 170). Die Interaktionen werden in der Sprachtherapie in der Regel als *Einzelinteraktionen* gestaltet, selten als *Gruppentherapie*. Dabei werden verschiedene *Lernformen* genutzt: individualisierte, alltagsnahe, modellgeleitete oder aufgabenbearbeitende, wobei sowohl die Person als auch der Therapeut Impulse setzen.

Organisation: Vor allem der *Ort* der Therapie bzw. die Einrichtung, in der diese stattfindet, beeinflusst maßgeblich die aktuellen Rahmenbedingungen: Dies können klinisch-therapeutischen Einrichtungen (z. B. niedergelassene Praxen, Klinik- und Reha-Einrichtungen) sein, aber in Zeiten von Inklusion und Ganztagsschule auch immer mehr schulische (Lüdtke & Blechschmidt 2015). Jeder Ort eröffnet andere methodische Möglichkeiten und Notwendigkeiten, insbesondere auch im Bereich Kollaboration und Vernetzung (ebd.).

Die Gestaltung der *Räumlichkeiten*, in denen die Therapie stattfindet, sollte dabei wohlüberlegt und zweckmäßig sein: Je nach Zielgruppe (Kinder, Jugendliche, Erwachsene) oder auch Störungsbild (Stimmstörungen, Schluckstörungen, Kinder mit zusätzlichen Verhaltensauffälligkeiten) ergeben sich andere Anforderungen an die Einrichtung und Ausstattung (z. B. für kleine Kinder bei Zollinger 1995, 86). Mindeststandards legen die Zulassungsempfehlungen der Kostenträger im jeweiligen Land fest. Grundlegend ist jedoch eine klare Strukturierung einschließlich zielgruppenadäquatem Mobiliar. Für die Generalisierung von Zielstrukturen bieten sich neben dem Therapieraum vor allem *in-vivo*-Übungen bzw. alltägliche Lernorte an, um den Transfer zu unterstützen (z. B. Anwendung von erlernten Strukturen beim Einkaufen oder im Unterricht, Stichwörter Inklusion und Partizipation/Teilhabe).

7 Verlaufsplanung einer Therapiesitzung

Die mit Hilfe des didaktischen Modells (in der Praxis oft nur gedanklich getroffenen und nicht schriftlich festgehaltenen) Entscheidungen bezüglich Umsetzung der einzelnen Dimensionen (Intention, Inhalte, Methoden, ...) werden anschließend in eine zeitliche Planung überführt, die in der Akte auch dauerhaft den Therapieverlauf dokumentiert. Diese enthält neben Rezepten, diagnostischen Ergebnissen und bisherigen sprachtherapeutischen Berichten ein Deckblatt mit Informationen zu Makro- und Mesoeinheiten (Überblick über bisherige Verordnungen mit deren Therapiezielen, Überblick zum geplanten Verlauf der gesamten Therapie, Therapiepausen). Der Ablauf einer Mesoeinheit bzw. einzelner Mikroeinheiten kann dann mit Hilfe eines Therapieverlaufs- bzw. Artikulationsschemas (fortlaufend oder eine Seite pro Mikroeinheit) geplant (Spalte 1–4) und reflektiert (Spalte 5 u. 6) werden. Einen beispielhaften Auszug aus so einem Verlaufsschema zum Therapieziel Akkusativ zeigt Tabelle 3.

Sowohl an der Komplexität des Münchener Modells bzw. der Vielzahl der in den einzelnen Dimensionen nötigen Entscheidungen als auch am Verlaufsschema wird deutlich, dass die Gestaltung von Lernprozessen in der Sprachtherapie großer Erfahrung und Expertise bedarf. Gut strukturierte Therapiekonzepte, idealerweise sogar mit beispielhaften Therapiesitzungen oder erläuternden Kasuistiken, erleichtern den Theorie-Praxis-Transfer und somit die Planung, wobei vorliegende Schemata nicht dazu verleiten sollten, unreflektiert übernommen zu werden. Derartige Verlaufsschemata bzw. zumindest didaktische Hinweise für verschiedene Störungsbilder bzw. Altersstufen finden sich z. B.

- im Rahmen von Zeitschriftenpublikationen mit didaktischen Beiträgen (z. B. Fachzeitschrift »Praxis Sprache«, auch zum Download),
- im Sprachheilwiki/Sprachtherapiewiki (http://www.sprachheilwiki.de),
- in Veröffentlichungen zur Kontextoptimierung (z. B. Grammatik: Motsch 2010, Berg 2008),
- in Verlaufsbeschreibungen bei Kasuistiken bzw. Therapiestudien, idealerweise mit Reflexion der Entscheidungsprozesse (Beushausen 2013; z. B. Aussprache: Klose et al. 2009, Watermeyer & Kauschke 2009, Reber & Wildegger-Lack 2013) oder
- in Therapie-/Übungsbeschreibungen bzw. -sammlungen (z. B. http://www.logopaletti.de; Grammatik: Spielsammlung Prolog, Schmidt 2011, Materialien zur Therapie nach dem patholinguistischen Ansatz (PLAN) von Kauschke et al. 2012, Wortschatz: Motsch et al. 2015; Pragmatik: Achhammer (2014); Stimme: Beushausen & Haug (2003) für Kinder, Hammer (2005) für Erwachsene; neurologische Sprachstörungen: Masoud (2009); Stottern: Thum & Mayer (2014)).

Darüber hinaus sind Erfahrung bzw. Methodenkompetenz bei Berufsroutiniers von großem Vorteil, genauso wie eine gut strukturierte Medienauswahl im Therapiezimmer. Dies alles sind Gelingensbedingungen, um im Alltag in der Kürze der Zeit didaktisch reflektierte Therapie gestalten zu können.

Tab. 3: Beispielhafter Auszug aus einem Therapieverlaufsschema mit Dokumentation der Beobachtungen und des Therapieerfolgs (vgl. Motsch 2010, 195: Kontextoptimierung; de Langen-Müller 2008, 118: Therapieverlaufsplanung)

Datum	Intention	Inhalte & Methoden, Thema	Medien	Beob., Erfolg	Weiterarbeit
1.10.15	Akkusativ mask. Kick Off Nominativ Akkusativ Reflexion	Thema Umzug, Wörter verzaubern: • Tom muss umziehen. Ein paar Dinge sind ganz wichtig, die darf Tom nicht vergessen • Was muss alles mit? *Der* … • Wer trägt was? Du trägst … *den* Computer, … • Ist dir etwas aufgefallen? • Komische Sprache (Betonung), *der* vs. *den*, immer nach »tragen« *den*, manche Wörter verzaubern den Begleiter: *der* wird zu *den*, Visualisierung	Umzugswagen Bilderliste mit Umzugsdingen (mask) Wort-Klappkarten Plakat Zauberstab	Anfangs Genusunsicherheiten (60 % richtig), daher lange beim Nominativ geblieben visuelle Hilfen zum Erkennen der Besonderheiten dringend nötig, vgl. nächstes Mal noch mehr	Nächstes Mal beim Wortfeld »Umzug« bleiben, genussicher machen
Erläuterung					
	Sitzungsziel, aber auch Feinziele bzw. Zwischenschritte der Sitzung	Beschreibung des Therapieverlaufs, evtl. Einzelmethoden benennen; zentrale Passagen werden wörtlich formuliert, z. B. die Fragen, die den Akkusativ evozieren sollen; zu betonende Stellen werden hervorgehoben (Therapeutensprache)	Medien dieser Phase nennen, besonders die, die speziell vorbereitet werden müssen	Wird nach der Sitzung ergänzt: Einzelbeobachtungen; evtl. kurze Transkriptionen; evtl. auch Auswertung der Umsetzung einer Zielstruktur in Prozent (Schätzung, evtl. basierend auf einer mitgeführten Strichliste)	Wird nach der Sitzung ergänzt: Hinweise zur Gestaltung der nächsten Sitzung, Adaption der Mesoeinheit

8 Ausblick

Insbesondere im Zuge der Inklusion mit neuen Herausforderungen für Sprachtherapeuten bietet die sprachtherapeutische Didaktik Möglichkeiten einer mit mehreren Berufsgruppen verzahnten Planung sprachlicher Lehr- und Lernsituationen. Im Bereich Intentionen und Inhalte können beispielsweise vermehrt schulische Inhalte (z. B. Sachaufgaben, Fachwortschatz aus einzelnen Schulfächern) ausgewählt werden, die durch Lehrplankenntnisse von (Sprachheil-) Lehrern eingebracht werden. Sprachtherapeutische Methoden sind für Gruppensituationen und heterogene Lerngruppen zu überdenken und individuell anzupassen. Bildungsmedien müssen aufbereitet werden, um sprachliche Barrieren im Unterricht zu vermeiden (Reber & Schönauer-Schneider 2014). Lüdtke und Blechschmidt (2015, 88) sprechen in diesem Zusammenhang sogar von einem zu bewältigenden »Quantensprung« von »der bisherigen klinisch-einzelfallorientierten zu einer inklusiv-unterrichtskompatiblen Expertise«.

Da sich Didaktik immer an der Person orientiert, zeigt der folgende Beitrag nun zunächst Grundlagen und Beispiele der sprachtherapeutischen Didaktik für die Zielgruppe der Kinder, der nächste dann für die Zielgruppe der Erwachsenen.

Literatur

Achhammer, B. (2014): Pragmatisch-kommunikative Fähigkeiten fördern. Grundlagen und Anleitungen für die Sprachtherapie in der Gruppe. München: Ernst Reinhardt.

Baumgartner, St. (2008). Kindersprachtherapie. Eine integrative Grundlegung. München: Ernst Reinhardt.

Berg, M. (2008): Kontextoptimierung im Unterricht, Praxisbausteine für die Förderung grammatischer Fähigkeiten. München: Ernst Reinhardt

Beushausen, U. & Haug, C. (2003): Kindliche Stimmstörungen. Mehrdimensionale Diagnostik und Therapie. Heidelberg: Springer.

Beushausen, U. & Grötzbach, H. (2011). Evidenzbasierte Sprachtherapie. Grundlagen und Praxis. München: Urban & Fischer.

Beushausen, U. (2013): Therapeutische Entscheidungsfindung in der Sprachtherapie. Grundlagen und 14 Fallbeispiele. London: Elsevier Health Sciences Germany.

Braun, O. (2004): Bildung, Erziehung und Unterricht in der Sprachheilpädagogik. In: Grohnfeldt, M. (Hrsg.): Lehrbuch der Sprachheilpädagogik und Logopädie. Band 5: Bildung, Erziehung und Unterricht (25–52). Stuttgart: Kohlhammer.

Brezinka, W. (1990): Grundbegriffe der Erziehungswissenschaft (5. Auflage). München/ Basel: Ernst Reinhardt.

Dannenbauer, F. M. (1999): Grammatik. In: Baumgartner, S. & Füssenich, J. (Hrsg.): Sprachtherapie mit Kindern, 4. Auflage (105–161). München: Ernst Reinhardt.

Dickson, K., Marshall, M., Boyle, J., McCartney, E., O'Hare, A. & Forbes, J. (2009): Cost analysis of direct versus indirect and individual versus group modes of manual based speech-and-language therapy for primary school-age children with primary language impairment. International Journal of Language & Communication Disorders 44, 369–381.

Diener, H. C. & Weimar, C. (2012). Leitlinien für Diagnostik und Therapie in der Neurologie, 5. Auflage. Stuttgart: Thieme.

Gonschorek, G. & Schneider, S. (2007): Einführung in die Schulpädagogik und die Unterrichtsplanung, 5. Auflage. Donauwörth: Auer.

Grötzbach, H./Iven, C. (2009): ICF in der Sprachtherapie. Umsetzung und Anwendung in der logopädischen Praxis. Idstein: Schulz-Kirchner.

Glück, Ch. W. (2008): Zur Lage der Didaktik. In: Grohnfeldt, M. (Hrsg.): Didaktik in der Sonderpädagogik. Festschrift zum 60. Geburtstag von Dr. Stephan Baumgartner (33–64). Rimpar: edition von freisleben.

Gudjons, H. (2012): Pädagogisches Grundwissen, 11., grundlegend überarb. Auflage, Bad Heilbrunn: Klinkhardt.

Grohnfeldt, M. (2012): Grundlagen der Sprachtherapie und Logopädie. München: Reinhardt.

Grohnfeldt, M. (Hrsg.) (2014): Grundwissen der Sprachheilpädagogik und Sprachtherapie. Stuttgart: Kohlhammer.

Hammer, S. S. (2005): Stimmtherapie mit Erwachsenen. Was Stimmtherapeuten wissen sollten, 2. Auflage. Springer: Heidelberg.

Heimann, P., Otto, G. & Schulz, W. (1965): Unterricht. Analyse und Planung. Hannover: Schrödel.

von Hentig, H. (2007): Bildung. Ein Essay, 7. Auflage. Weinheim/Basel: Beltz.

Homburg, G. (2004): Die Pädagogik der Sprachtherapie. In: Baumgartner, S., Dannenbauer F. M., Homburg, G. & Maihack, V. (Hrsg.): Standort: Sprachheilpädagogik (251–275). Dortmund: verlag modernes lernen.

Hubble, M., Duncan, B. & Miller, S. (Hrsg.) (2001). So wirkt Psychotherapie. Dortmund: modernes lernen.

Jank, W. & Meyer, H. (2002): Didaktische Modelle. 11. Auflage, Berlin: Cornelsen Scriptor.

Katz-Bernstein, N. & Subellok, K. (2012): Sprachtherapie. In: Braun, O. & Lüdtke, U. (Hrsg.): Sprache und Kommunikation (536–541). Stuttgart: Kohlhammer.

Kauschke, Ch., Siegmüller, J., Riederer K., Schröders, C. & Schwylay, J. (2012): Materialien zur Therapie nach dem patholinguistischen Ansatz (PLAN). Syntax und Morphologie. München: Elsevier.

Kiel, E. (2012). Unterricht sehen, analysieren, gestalten. 2. Auflage. Bad Heilbrunn: Klinkhardt.

Klafki, W. (1985): Neue Studien zur Bildungstheorie und Didaktik. Beiträge zur kritisch-konstruktiven Didaktik. Weinheim: Beltz.

Klose, M., Kritzer, C. & Pretzsch, S. (2009): Aussprachestörungen bei Kindern. Sprachentwicklung, Diagnostik, Therapie. Idstein: Schulz-Kirchner.

Kron, F. W. (2008): Grundwissen Didaktik. 5., überarb. Auflage. München: Ernst Reinhardt.

de Langen-Müller, U. & Hielscher-Fastabend, M. (2007): Retroquant-retrospektive Erfassung quantitativer Daten der Sprachtherapie mit Kindern in Deutschland. Die Sprachheilarbeit 52, 48–63.

de Langen-Müller, U. (2008). Zwischen Heilmittel und Heilkunst – Gedanken zu einer Didaktik der Sprachtherapie. In Grohnfeldt, M. (Hrsg.), Didaktik in der Sonderpädagogik. Festschrift zum 60. Geburtstag von Dr. Stephan Baumgartner (95–129). Rimpar: edition von freisleben.

de Langen-Müller, U., Kauschke, C., Kiese-Himmel, C., Neumann, K. & Noterdaeme, M. (Hrsg.) (2011). Diagnostik von (umschriebenen) Sprachentwicklungsstörungen. Eine interdisziplinäre Leitlinie. Frankfurt a. M.: Peter Lang.

Lüdtke, U. (2004). Emotionen im Unterricht – Theorie und Praxis einer Relationalen Didaktik im Förderschwerpunkt Sprache. In: Grohnfeldt, M. (Hrsg.), Lehrbuch der Sprachheilpädagogik und Logopädie. Band 5: Bildung, Erziehung und Unterricht (106–126). Stuttgart: Kohlhammer.

Lüdtke, U. (2012). Sprachdidaktiktheorie. In: O. Braun & U. Lüdtke (Hrsg.): Sprache und Kommunikation (449–491). Stuttgart: Kohlhammer.

Lüdtke, U. & Blechschmidt, A. (2015): Sprachtherapie in inklusiven schulischen Kontexten. Sprache Stimme Gehör (39), 86–92.

Lüdtke, U.M. & Stitzinger, U. (2015): Pädagogik bei Beeinträchtigungen der Sprache. München. Ernst Reinhardt.

Maihack, V. & Baumgartner, St. (2014): Sprachtherapie – Wissenschaftlichkeit, Methodik, Praxis. In: Grohnfeldt, M. (Hrsg.): Grundwissen der Sprachheilpädagogik und Sprachtherapie (54–67). Stuttgart: Kohlhammer.

Masoud, V. (2009): Gruppentherapie bei neurologischen Sprachstörungen. Stuttgart: Thieme.

Möller, Ch. (1997): Die curriculare Didaktik oder: Der lernzielorientierte Ansatz. In: Gudjons, H. & Winkel, R. (Hrsg.): Didaktische Theorien. 9. Auflage (75–92). Hamburg: Bergmann + Helbig.

Motsch, H.-J. (2010): Kontextoptimierung. Evidenzbasierte Intervention bei grammatischen Störungen in Therapie und Unterricht. München/Basel: Ernst Reinhardt.

Motsch, H.-J., Marks, D.-K. & Ulrich, T. (2015): Wortschatzsammler. Evidenzbasierte Strategietherapie lexikalischer Störungen im Kindesalter. München: Ernst Reinhardt.

Peterßen, W. H. (2000): Handbuch Unterrichtsplanung. Grundfragen, Modelle, Stufen, Dimensionen (9. Auflage). München/Düsseldorf/Stuttgart: Oldenbourg.

Reber, K. (2014): Pädagogik. In: Grohnfeldt, M. (Hrsg.): Grundwissen der Sprachheilpädagogik und Sprachtherapie (73–80). Stuttgart: Kohlhammer.

Reber, K. & Schönauer-Schneider, W. (2014). Bausteine sprachheilpädagogischen Unterrichts. 3. Auflage. München: Ernst Reinhardt.

Reber, K. & Wildegger-Lack, E. (2013): Star Wars und Phonologie?! Prinzipien der Kindersprachtherapie nach Stephan Baumgartner–Fallbeispiel. Praxis Sprache 58, 180–183.

Reich, K. (2012): Konstruktivistische Didaktik. Das Lehr- und Studienbuch mit Online-Methodenpool. 5., erw. Auflage. Weinheim/Basel: Beltz.

Sallat, S. & Schönauer-Schneider, W. (2015): Unterricht bei Kindern mit Sprach- und Kommunikationsstörungen. Sprache – Stimme – Gehör (39), 70–75.

Schmidt, M. (2011): Kontextoptimierung für Kinder von 3–6 Jahren. 85 Praxiseinheiten für die Förderung grammatischer Fähigkeiten. München: Ernst Reinhardt.

Stein, M. (2009): Allgemeine Pädagogik. München: Ernst Reinhardt.

Thum, G. & Mayer, I. (2014): Stottertherapie bei Kindern und Jugendlichen. Ein methodenkombinierter Ansatz. München: Ernst Reinhardt.

Watermeyer, M. & Kauschke, C. (2009): Behandlung von Störungen beim Erwerb der Verbzweitstellungsregel nach dem patholinguistischen Ansatz: eine Therapiestudie. Die Sprachheilarbeit 54, 3–17.

Welling, A. (2004). Kooperative Sprachdidaktik als Konzept sprachbehindertenpädagogischer Praxis. In: Grohnfeldt, M. (Hrsg.): Lehrbuch der Sprachheilpädagogik und Logopädie. Band 5: Bildung, Erziehung und Unterricht (127–146). Stuttgart: Kohlhammer.

WHO (2005): ICF. Internationale Klassifikation der Funktionsfähigkeit, Behinderung und Gesundheit. Genf. (http://www.dimdi.de/dynamic/de/klassi/downloadcenter/icf/endfassung/), Zugriff am 19.01.2013.

Wildegger-Lack, E. (2011). Therapie von kindlichen Sprachentwicklungsstörungen (3–10 Jahre). München: Ernst Reinhardt.

Wildegger-Lack, E. & Reber, K. (2014): Sprachtherapeutische Didaktik. In: Grohnfeldt, M. (Hrsg.): Grundwissen der Sprachheilpädagogik und Sprachtherapie (331–336). Stuttgart: Kohlhammer,

Zollinger, B. (1995): Die Entdeckung der Sprache. Bern/Stuttgart/Wien: Haupt.

Sprachtherapeutische Didaktik bei Kindern und Jugendlichen

Elisabeth Wildegger-Lack & Karin Reber

Einleitung

In der Kindersprachtherapie gibt es verschiedenste Störungsbilder in den Bereichen Sprache, Sprechen, Stimme, Schlucken und Kommunikation. Die Symptomatik ist jeweils individuell, genauso wie Bedingungshintergründe oder persönliche Ressourcen (vgl. ICF, WHO 2005). Neben der Anwendung evidenzbasierter Therapiemethoden (Beushausen & Grötzbach 2011) ist es daher unumgänglich, diese Vorgehensweisen individuell für den jeweiligen Kindklienten zu adaptieren:

> »In einfühlenden Grundhaltungen versucht der Kindersprachtherapeut die Situation ›mit den Augen‹ des Kindklienten zu sehen und ihr im Rückgriff auf sein theoretisches Wissen und seine früheren Erfahrungen Bedeutung zu geben. […]« (Baumgartner 2008, 55)

Mit der Feinanpassung des jeweils zugrunde gelegten Therapiekonzeptes an den jeweiligen Klienten beschäftigt sich die Therapiedidaktik: Im Rahmen der Planung einer Therapie überlegt der Therapeut, wer was von wem wann mit wem wo wie womit und wozu lernen soll (vgl. neun W-Fragen der Didaktik, Jank & Meyer 2014). Orientierung im Planungsprozess liefern sogenannte didaktische Modelle (im Überblick siehe Beitrag Reber & Schönauer-Schneider, Jank & Meyer 2014), die den Planungsprozess strukturieren, indem sie zentrale Entscheidungsfelder benennen und Planungskriterien aufzeigen.

Im Folgenden sollen zentrale Aspekte der didaktischen Therapieplanung für den Bereich der Kindersprachtherapie erläutert werden. Als didaktisches Modell wird exemplarisch das im vorhergehenden Beitrag schon erläuterte Münchener Modell (Reber & Schönauer-Schneider 2014) gewählt. Um aufzuzeigen, dass Therapieplanung sich zudem individuell am jeweiligen Kindklienten orientieren muss, wird dabei auf ein für die ambulante sprachtherapeutische Praxis typisches Fallbeispiel Bezug genommen, einen Jungen mit einer spezifischen Sprachentwicklungsstörung. In Deutschland gelten Heilmittelrichtlinien (gültig seit 1.7.2011, GKV Spitzenverband 2011) u. a. für den Bereich Stimm-, Sprech- und Sprachtherapie. Hier werden die verschiedenen zu behandelnden Störungsbilder nach Indikationen aufgelistet. Im Heilmittelkatalog ist festgelegt, wie viele Therapieeinheiten innerhalb des Regelfalls möglich sind. Für unser Fallbeispiel »Martin« gilt zuerst der Indikationsschlüssel »SP1 – Störung der Sprache vor Abschluss der Sprachentwicklung« und im Vorschulalter nach einer längeren Therapiepause der Indikationsschlüssel »SP3 – Störung der Artikulation« (► Abb. 6).

Bevor die Planung sprachlicher Lernprozesse nach dem Münchener Modell und in Verbindung mit dem Fallbeispiel »Martin« dargestellt wird, werden im nächsten Abschnitt zunächst übergreifende Prinzipien der Kindersprachtherapie erläutert.

1 Prinzipien in der Kindersprachtherapie

Neben den im vorherigen Kapitel (siehe Reber & Schönauer-Schneider in diesem Buch) beschriebenen Prinzipien nach Baumgartner (2008) sind speziell in der Kindersprachtherapie noch weitere Prinzipien zu berücksichtigen (► Abb. 1; ausführlich vgl. Wildegger-Lack 2011).

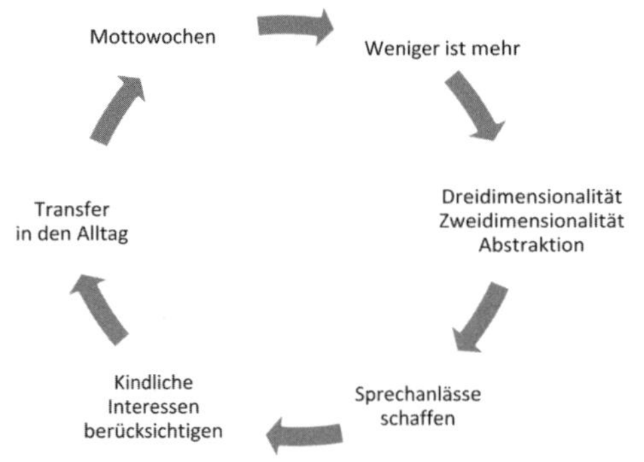

Abb. 1: Prinzipien in der Kindersprachtherapie in Anlehnung an Wildegger-Lack (2011)

Weniger ist mehr: Eine Therapiesitzung sollte für das Kind und seine Bezugspersonen in einem überschau- und nachvollziehbaren Rahmen stattfinden. Das gilt sowohl für die Themen als auch für die Wahl der Therapieformate: Möglichst wenige unterschiedliche Themen sollten den Mittelpunkt einer Therapiesitzung bilden, um das Kind in der Zielsetzung nicht zu verwirren. Ideal ist eine Themen- oder Projektorientierung, d. h. ein Thema begleitet das Kind und seine Eltern bzw. Bezugspersonen über einen längeren Zeitraum.

Darüber hinaus sind gerade jüngere Kinder oft dankbar, wenn Spielformate die Therapie über Wochen begleiten und sich Rituale bilden. So entsteht ein verlässlicher Beziehungsrahmen, und das Kind kann sich auf etwas freuen. Hier ist die Empathie des Therapeuten von zentraler Bedeutung: Kontinuität oder Abwechslung im therapeutischen Setting müssen an die Bedürfnisse des jeweiligen Kindklienten angepasst werden.

Dreidimensionalität, Zweidimensionalität, Abstraktion: Zu Beginn eines Lernprozesses sind besonders für Kinder im Kindergartenalter, aber auch für ältere Kinder dreidimensionale Therapiematerialien besser »begreifbar« als zweidimensionales Bildmaterial (Cox 2005). Das liegt daran, dass ein Bild einen Gegenstand stets nur aus einer Perspektive zeigt, reale Gegenstände dagegen von verschiedenen Seiten betrachtet und in ihrer Funktionalität geprüft werden können. Auf diese Weise entstehen beim Hantieren mit Realobjekten mehrkanalige Sinneserfahrungen (z. B. taktil-kinästhetisch, auditiv), die nicht nur das sprachliche Lernen auf besondere Weise unterstützen. Bruner spricht in diesem Zusammenhang in Weiterführung von Piagets Theorie der kognitiven Entwicklung (Bruner et al. 1971, vgl. im Überblick Schneider et al. 2012) von der enaktiven (Erfahrung durch Handlungen, Bewegung), ikonischen (visuelle Erfahrungen durch Bilder) und symbolischen (abstrakte bzw. sprachliche Darstellung) Ebene (auch »EIS-Prinzip«: *e*naktiv, *i*konisch, *s*ymbolisch). Wird ein neuer Inhalt eingeführt, sollten nach und nach alle drei Repräsentationsebenen durchlaufen werden, um gesicherte Konzepte zu erwerben.

Erfahrungen jüngerer Kinder mit dreidimensionalen Gegenständen auf enaktiver Ebene müssen daher im Verlauf der Therapie über Bildmaterialien (ikonisch) sowie Gespräche (symbolisch) nach und nach abstrahiert werden. Ältere Kinder und Jugendliche, die bereits über enaktive Vorerfahrungen verfügen, profitieren vor allem von aussagekräftigem, prototypischem Bildmaterial. Idealerweise sollten das sogar möglichst unterschiedliche Darstellungen ein und desselben Inhalts sein, damit verschiedene Perspektiven, Eigenschaften und Zustände sichtbar werden. Dies entspricht dem extensionalen Erwerb von Begriffen (Schwarz & Chur 2007), also dem Erwerb eines Begriffs über die Menge aller möglichen Referenten bzw. über Beispiele, im Gegensatz zum intensionalen Erwerb, d. h. über eine Erklärung oder Beschreibung. Leicht umsetzbar ist dies mittels digitaler Medien (z. B. ein Tablet mit einer Bildersuch-App: Wird ein Wort eingesprochen oder getippt, zeigt die Applikation eine Fülle von Bildmaterial an, in dem geblättert werden kann, ohne es auszudrucken).

Gegen Ende der Therapie, wenn Konzepte abstrakt vorhanden sind, kann dann auch symbolisch bzw. mit der Vorstellung gearbeitet werden, z. B. mit Tierrätseln: »Ich denke mir ein Tier: Es ist grau und hat Stoßzähne«. Für Bildungskontexte ist es gerade für Jugendliche wichtig, dass sprachliches Wissen so gut verknüpft ist, dass es auch auf diese Weise noch abrufbar ist, bzw. dass auch abstrakte Inhalte im Alltag wirklich verfügbar sind (vgl. Bildungssprache, Gogolin & Lange 2011).

Sprachanlässe schaffen: Das Therapiematerial muss für Kindklienten so gestaltet sein, dass es möglichst spontan zum Sprechen anregt. Für ein Therapiezimmer ungewöhnliche Materialien wie ein abgeschnittener Gartenschlauch, extragroße Schrauben oder besonders kleine Spielzeugautos können unmittelbare Gesprächsanlässe bieten (Wildegger-Lack 2011). Werden digitale Medien eingesetzt, sollte man darauf achten, dass Kinder nicht vor den Geräten verstummen, sondern dass die Inhalte im Gespräch reflektiert werden. Nur wenn dem Therapeuten dies gelingt, ist der Einsatz digitaler Medien im Therapiezimmer sinnvoll.

Kindliches Interesse berücksichtigen: In der Kindersprachtherapie ist es unerlässlich, die jeweiligen Vorlieben für Spielmaterial in der Therapieplanung zu berücksichtigen: Nach Dannenbauer (1999) gilt es, Formate des Kindes zu finden. Gleiche Therapieziele können mit unterschiedlichen Materialien (Tiere, Autos, Puppen, ...) und in verschiedenen Spielformaten (Ballspiele, Basteln, ...; Autoparkhaus, Autowettrennen, Autoverkauf, ...) umgesetzt werden.

Transfer in den Alltag: Im Rahmen einer ambulanten Sprachtherapie ist es erforderlich, dass die Bezugspersonen versuchen, den Transfer in den kindlichen Alltag zu unterstützen. Der Therapeut gibt Empfehlungen, die es möglich machen sollen, häusliche Übungen auf unterschiedliche Art und Weise umzusetzen, sodass die Bezugspersonen des Kindes im Idealfall zu Co-Therapeuten werden.

Mottowochen: Im Zusammenhang mit den häuslichen Übungen haben sich Mottowochen besonders bewährt. *Ein* therapeutisch sinnvolles, hochfrequentes Wort oder eine hochfrequente Phrase soll im Alltag mit dem Kind möglichst oft und stets sinnvoll eingebaut werden. Sinnvolle Mottowörter können je nach therapeutischer Zielformulierung z. B. »Schuh« in der phonetisch-phonologischen Therapie oder »in den Kindergarten« im Rahmen der Therapie der Präpositionalphrase sein. In den jeweils passenden Alltagssituationen soll das Mottowort bzw. die Mottophrase bewusst mit dem Kind angewandt werden, z. B. immer beim Anziehen der Schuhe, immer auf der Fahrt in den Kindergarten. So schließt sich der Kreis zum ersten Prinzip »Weniger ist mehr«: Sinnvoll eingebaute Mottowörter sind für die Bezugspersonen *weniger* »Zusatzarbeit« als täglich zehn Minuten mit dem Kind zu üben. Gleichzeitig gelingt beim alltäglichen Üben mit Hilfe der Mottowörter *mehr* Transfer in den kindlichen Alltag (Wildegger-Lack 2011).

2 Planung sprachlicher Lernprozesse nach dem Münchener Modell

Auf der Basis der genannten Prinzipien erfolgt die Therapieplanung in mehreren Schritten in Abhängigkeit von den äußeren Rahmenbedingungen: Sprachtherapie in einer ambulanten Praxis bedeutet in Deutschland in der Regel, dass dem Therapeuten eine ärztliche Verordnung für zehn Behandlungseinheiten vorliegt. Nach diesen zehn Sitzungen muss ein Bericht erstellt werden. Im Regelfall können sechs Mal zehn Therapien bei der Diagnose Sprachentwicklungsstörung verordnet werden.

Für den didaktischen Planungsprozess bedeutet dies, dass in verschiedenen Einheiten gedacht werden muss (Wildegger-Lack 2011, siehe Reber & Schönauer-Schneider in diesem Buch): Mittelfristig (Mesoeinheit: eine Verordnung über zehn Sitzungen) muss eine Therapiesequenz angelegt werden, die aber im größeren Kontext aktueller Lebensphasen und langfristiger Therapieziele geplant werden muss (Makroeinheit). Die Planung der nächsten Therapiesitzung (Mikroeinheit) ist also nur ein Planungsbaustein, wenn auch der nächstliegende.

Hilfreich für den gesamten Planungsprozess sind didaktische Modelle. Diese benennen Planungsdimensionen, die leitend für didaktische Entscheidungen sind. Im Folgenden soll exemplarisch anhand eines Modells, dem Münchener Modell (in diesem Buch), praxisorientiert das didaktische Vorgehen bei der Therapie von Kindern mit spezifischen Sprachentwicklungsstörungen dargestellt werden. Therapie wird dabei als sprachliche Lernsituation interpretiert (Baumgartner 2008), bei der es im konstruktivistischen Sinne um die eigenaktive Konstruktion von sprachlichem Wissen durch das Kind geht. Aufgabe des Therapeuten ist es, die Lernumgebung bzw. den Kontext für sprachliche Lernprozesse zu optimieren (Baumgartner 2008, Motsch 2010). Therapie orientiert sich dabei stets an der Person selbst und an den individuellen Voraussetzungen im Bereich der Sprache, des Sprechens, der Stimme, des Schluckens und/oder der Kommunikation (Baumgartner 2008). Dazu ist eine fundierte Diagnostik notwendig, wobei sich exemplarisch die im Beispiel dargestellte Ausgangssituation ergeben könnte.

Beispiel »Martin«: Anamnese und Differenzialdiagnostik

Bei einem Jungen im Alter von 3;10 Jahren wurde im Rahmen der U8 beim Kinderarzt eine spezifische Sprachentwicklungsstörung diagnostiziert. Die Differenzialdiagnostik ergab:

- Konsequent phonologische Störung: u. a. Plosivierung im An-, In- und Auslaut, Alveolarisierung und Reduktion von Mehrfachkonsonanz
- Mundmotorische Auffälligkeiten und derzeit noch teilweise bestehende Habits
- Syntaktische Störung: Mehrwortäußerungen ohne Verbzweitstellung in der Spontansprache
- Semantisch-lexikalische Fähigkeiten erscheinen derzeit altersadäquat, weil alle Begriffe im Rahmen der phonetisch-phonologischen Analyse sehr spontan und immer korrekt benannt werden können.
- Persönliche Ressourcen: Der Junge spricht gerne und viel. Er versucht auch durch Gestik und Mimik sich immer wieder aufs Neue sprachlich auszudrücken. Die Mutter und die große Schwester verstehen ihn eigentlich immer.

Die weitere, systemische Anamnese ergab: Es können derzeit keine sonstigen Entwicklungsverzögerungen festgestellt werden. Der Kinderarzt attestierte im Rahmen der U8 eine altersadäquate Entwicklung (außer im Bereich Sprache). Der Junge geht derzeit in den Regelkindergarten am Wohnort, in dem er gut integriert ist. Im laufenden Schuljahr besucht die zwei Jahre ältere Schwester noch die gleiche Kindergartengruppe und hilft ihrem kleinen Bruder bei auftretenden Verständnisproblemen als Vermittlerin.

Um die sprachliche Lernsituation zu gestalten, werden im Münchener Modell sechs Planungsdimensionen benannt: *Intention, Inhalt, Methode, Medium, Interaktion und Organisation*. Im Folgenden werden diese auf Kindersprachtherapie bezogen und anhand unterschiedlicher Therapiesitzungen in nichtchronologischer Reihenfolge des Fallbeispiels »Martin« erläutert.

2.1 Intention: Therapieziele

Erste Planungsdimension ist die Intention, also die Formulierung von Therapiezielen in Form von Sitzungs- und Feinzielen (Mikroeinheit), aber auch mittel- (Mesoeinheit) und langfristigen (Makroeinheit) Zielen. Dies geschieht vor dem Hintergrund der diagnostischen Ergebnisse: Die Ziele sollten lebensbedeutsam und für das Kind entwicklungsangemessen sein, soweit als möglich unter aktiver Mitbestimmung des Kindes (Entwicklungsorientierung nach Baumgartner 2008, 142: »Kinder als kompetente und selbstaktive Lerner«) und der Eltern (Kollaborationsorientierung, ebd.) gewählt werden. Übergeordnetes Ziel ist die Teilhabe bzw. Partizipation an der Gesellschaft (ICF, Grötzbach & Iven 2009) vor dem Hintergrund individueller Ressourcen und Bedürfnisse.

Bei der Therapie von spezifischen Sprachentwicklungsstörungen sind in der Regel mehrere linguistische Domänen (Phonetik-Phonologie, Semantik-Lexik und Morphologie-Syntax) von der Störung betroffen, sodass kurzfristige Therapieziele sich auf nur eine linguistische Domäne beziehen, mittel- und langfristige Ziele darüber hinaus auch die anderen Bereiche sinnvoll zueinander in Beziehung setzen sollten.

In bestimmten Altersstufen ergeben sich dabei häufig Schwerpunkte in bestimmten linguistischen Domänen (► Abb. 2): Während bei kleinen Kindern im Alter von drei bis vier Jahren der Therapieschwerpunkt meist im Bereich Phonologie oder Syntax liegt, kann im Vorschulalter bei möglichen Störungen die Therapie in allen linguistischen Domänen erfolgen. Im Schulalter tritt der Bereich der Semantik und Lexik vor allem mit Hilfe des sekundären Sprachsystems mehr und mehr in den Fokus der Therapie von Sprachentwicklungsstörungen. Defizite in der auditiven Verarbeitung oder im bewussten Aufbau syntaktischer Strukturen lassen Auffälligkeiten im aktiven und passiven Wortschatz erkennen und sollten daher sowohl im primären als auch im sekundären Sprachsystem behandelt werden.

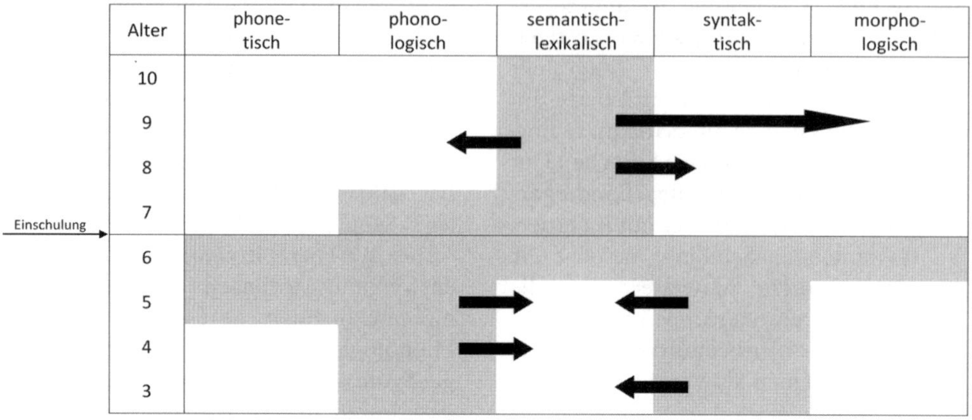

Abb. 2: Schwerpunkte (graue Felder) der Therapie von Sprachentwicklungsstörungen mit Hinweisen (Pfeile) auf Einbeziehung anderer linguistischer Domänen (Wildegger-Lack 2011, 46)

Beispiel »Martin«: Ableitung von Therapiezielen nach Anamneseerhebung und Diagnostik in der ersten Mesoeinheit à zehn Therapiesitzungen

Bei Martin zeigt sich eine nicht altersadäquate Sprachentwicklung sowohl im Bereich der Syntax als auch im Bereich der phonologischen Prozesse. Normalerweise tauchen Verbzweitstellungen bei Kindern mit spätestens 2;6 Jahren auf (Motsch 2010, 26). Außerdem wird Martins Verständlichkeit durch die Plosivierung in allen Wortpositionen gravierend beeinträchtigt, sodass dies in der Auswahl des Wortmaterials berücksichtigt werden sollte. Darüber hinaus muss mit den Eltern die Entwöhnung des Habits (Fläschchen trinken) thematisiert werden. So können nach Befunderhebung und erster Diagnostik folgende Therapieziele formuliert werden:

Kurzfristiges Ziel (Mikroeinheit): Behandlung der Verbzweitstellung mit Berücksichtigung der Plosivierung stehen im Fokus der Therapiesitzung, wobei bei der Planung Schwerpunkte gesetzt werden, ohne das jeweils andere Therapieziel bei der Auswahl des Wortmaterials aus dem Auge zu verlieren.

Mittelfristiges Ziel (Mesoeinheit): Verbzweitstellung und Plosivierung müssen mit unter Umständen wechselnder Schwerpunktsetzung im Laufe der nächsten ein bis zwei Verordnungen à zehn Sitzungen den Mittelpunkt des therapeutischen Handelns bestimmen.

Langfristiges Ziel (Makroeinheit): Alle Auffälligkeiten im Bereich der Syntax und auffälligen phonologischen Prozesse sollen bis zum Vorschulalter soweit als möglich behandelt werden.

2.2 Inhalt: Therapieinhalte

Im nächsten Schritt werden die Ziele durch die Auswahl kindgeeigneter, motivierender Inhalte konkretisiert. Die Inhalte können sich zum einen an den Vorlieben des Kindklienten orientieren: Von ihm bevorzugte und evtl. bekannte Übungs- und Spielformate knüpfen an Vorerfahrungen und Routinen an. Zum anderen können prototypische Therapiekontexte angeboten werden, d. h. Formate, die es erlauben, bestimmte Zielstrukturen hochfrequent, in prägnanter Weise und kommunikativ sinnvoll (Motsch 2010) zu evozieren (z. B. Kaufladen für Verbzweitstellungen). Sind diese aus dem häuslichen Umfeld weniger bekannt, wecken sie evtl. Neugier oder haben Aufforderungscharakter, evtl. allein schon durch das Hantieren mit neuen Dingen. Generell ist es Ziel, möglichst Formate des Kindes zu finden (Dannenbauer 1999) und die Auswahl der Inhalte nicht an den Vorlieben des Therapeuten zu orientieren. Therapeuten sind z. B. selbst im Regelspielalter, sollten jedoch kindgerecht mit kleinen Kindern eher Symbol- und Rollenspiele in die Therapie einbauen. Hier gilt es immer wieder, das eigene Handeln zu reflektieren, auch gestützt durch nonverbale Kindklienten-Rückmeldungen.

Aus entwicklungspsychologischer Sicht treten neben den Kriterien »Vorlieben des Klienten« sowie »prototypische Kontexte« noch Gesichtspunkte der Spielentwicklung bei Kindern und Jugendlichen hinzu (Wildegger-Lack 2011, Schneider et al. 2012; ► Abb. 3):

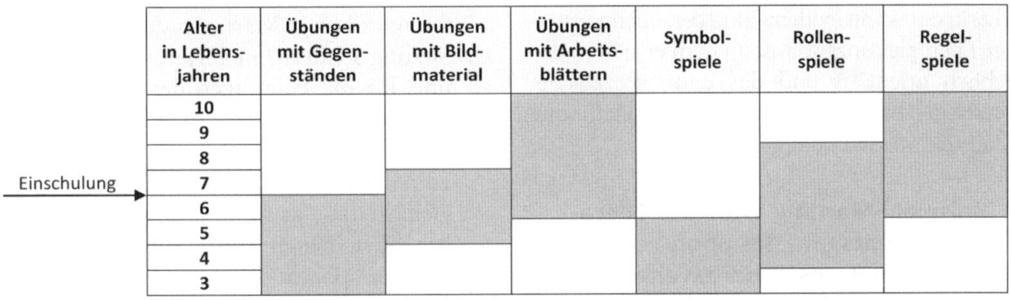

Abb. 3: Übungen und Spiele in den verschiedenen Altersstufen (Wildegger-Lack 2011, 69)

Für kleine Kinder sind im Sinne des Explorationsspiels Übungsformate mit Gegenständen besonders sinnvoll. Nach und nach gelingt es Kindergartenkindern immer besser, Bilder zu erkennen und Übungen mit unterschiedlichen Bildmaterialien zu akzeptieren. Erst im Vorschulalter können »Arbeitsblätter« zunehmend effektiv in der Therapie eingesetzt werden. Auch das kindliche Spielverhalten zeigt eine altersabhängige Reihenfolge: So spielen Kleinkinder zuerst Symbolspiele, die parallel zur Sprachentwicklung mehr und mehr zu sozialen Rollenspielen werden. Ab dem späten Kindergartenalter und weiter im Schulalter werden Regelspiele mit willkürlich festgelegten Regeln immer wichtiger. Der Reiz des Regelspiels ist bis ins Erwachsenenalter dessen Wettbewerbscharakter (Oerter 2008, 239).

2.3 Methode: Vorgehensweise

Nun folgt eine zentrale Phase der Therapieplanung, die Wahl der Therapiemethodik, d. h. der konkreten Vorgehensweise. Die Methodenkompetenz des Therapeuten ist dabei ein maßgeblicher Faktor für die Qualität der Therapie. Die Kenntnis unterschiedlichster Methoden, Wissen zu deren Effizienz für bestimmte Indikationen sowie das eigene Erfahrungswissen spielen eine große Rolle, um Therapie einerseits individualisiert, andererseits nach Maßstäben evidenzbasierter Sprachtherapie planen zu können, denn

> »die Anforderungen an die Therapeutin steigen. Einerseits durch den Wunsch nach Effektivität

und Effizienz ihres Tuns, andererseits durch die Forderung nach Wirtschaftlichkeit sowohl von Seiten des Gesundheitssystems als auch von Seiten der Nutzer therapeutischer Angebote, die als informierte Patienten Leistungen bewerten und in Frage stellen. Das Streben nach bestmöglicher fachlicher Kompetenz ist deshalb das berechtige Interesse der Gesundheitsfachberufe.« (Beushausen 2009, 29)

Für die Therapie von Sprachentwicklungsstörungen allgemein existieren nach Kannengieser (2009) oder Grohnfeldt (2014) verschiedene Therapiekonzepte, genauso für den Bereich der phonetisch-phonologischen Störungen (Weinrich & Zehner 2011, Fox-Boyer 2015). Der Therapeut wählt evidenz- und personengeleitet ein Therapiekonzept aus, an dem er sich maßgeblich orientiert und das dann spezifische Methoden bzw. Schwerpunktsetzungen für die Therapie an die Hand gibt.

Beispiel »Martin«: Wahl des Therapiekonzepts und des phonologischen Prozesses in der zweiten Mesoeinheit nach erfolgreicher Behandlung der Verbzweitstellung

Die Therapie bei Martin orientiert sich v. a. am Ansatz nach Fox-Boyer (2015), weil dieser explizit für das Deutsche konzipiert wurde, durch ein Sprachverarbeitungsmodell fundiert ist und erste Evidenzen vorliegen. Für kleine Kinder ist außerdem von Vorteil, dass kein so hohes Maß an Sprachbewusstheit nötig ist wie bei anderen Konzepten. Es soll mit der Modalität Rezeption begonnen werden. Zusätzlich werden in die Therapie Pseudowörter integriert. In der Therapie mit Martin wird der auffällige phonologische Prozess der Plosivierung thematisiert.

Anhand der Ergebnisse der phonologischen Analyse muss der Therapeut einen Prozess für die Therapie auswählen. Gleichzeitig an mehreren Prozessen zu arbeiten ist dabei nicht sinnvoll:

»Es besteht weitestgehend Einigkeit darüber, dass ein Kind mit einer phonologischen Erwerbsstörung immer zunächst eine gründliche rezeptive Therapiephase durchlaufen sollte, bevor die Produktion der Zielstruktur gefordert wird.« (Kannengieser 2009, 99)

Trotzdem ist Therapie nicht immer komplett planbar:

Beispiel »Martin«: Didaktische Vielfalt und spontane Reaktion auf kindliche Interessen in der zweiten Mesoeinheit

Spontan bringt Martin in der vierzehnten Sitzung seine eigenen Tiere mit: Plötzlich und für die Planungen des Therapeuten unerwartet sind nun auch die Kuh, das Kamel und ein Tiger im Sortiment. Um vom Therapieziel nicht abzuweichen und gleichzeitig das Kind mit seinen mitgebrachten Tieren nicht zurückzuweisen, müssen spontan alle Tiere mit Plosiven auf kreative Art und Weise umbenannt werden. Die Kuh darf somit nur als »Susi« »mitspielen«. Das Kamel muss »Schuschu« heißen, und der Tiger wird der »Fofo«. So können gleichzeitig für die phonologische Therapie Pseudowörter (Fox-Boyer 2015) eingeführt werden. Beim Kind selbst entsteht Neugier und Sprachbewusstheit (Warum darf das Kamel eigentlich nicht mitspielen?). Es lernt, dass Dinge Namen haben, die zwischen Gesprächspartnern per Konvention gewählt werden dürfen (Arbitrarität von Wörtern, vgl. Zeichenbegriff nach de Saussure, Bally et al. 2001). Das Spiel mit der Sprache und das Erlebnis, dass in der Sprachtherapie das Kamel »Schuschu« heißen muss, faszinieren und motivieren.

Das Eingehen auf Themen und Interessen des Klienten spielt in der Therapie von Kindern und Jugendlichen eine ganz besondere Rolle, da jüngere Personen nicht einfach aus Höflichkeit unmotivierende, für sie nicht sinnhaft erscheinende Abläufe erdulden, sondern mit unruhigem Verhalten bis Verweigerung reagieren. Therapie muss flexibel auf die jeweilige Person eingehen und deren Anliegen ernst nehmen, auch wenn dies auf den ersten Blick schwer in das geplante Tagesschema passt (vgl. auch Fallbeispiel nach Reber & Wildegger-Lack 2013): Hohe Methodenkompetenz und Flexibilität in den Wegen zum Ziel sind daher zentrale Eigenschaften eines Kindersprachtherapeuten:

> »Kindersprachtherapie kennt grundsätzlich mehrere Behandlungen für alle Fälle. Die Unterschiede zwischen den Kindklienten müssen in differenzielle sprachtherapeutische Maßnahmen münden. Uniformität der Vorgehensweise lähmt kindliche Motivation und muss mit Therapieabbrüchen in Zusammenhang gebracht werden.« (Baumgartner 2008, 63)

Das bedeutet in der Praxis, dass ein- und dasselbe Therapieziel bei verschiedenen Klienten evtl. ganz anders realisiert werden muss, wodurch eine große didaktische Vielfalt entsteht, wenn man Individualisierung im Alltag ernst nimmt (► Abb. 4; vgl. auch Fallbeispiel Reber & Wildegger-Lack 2013).

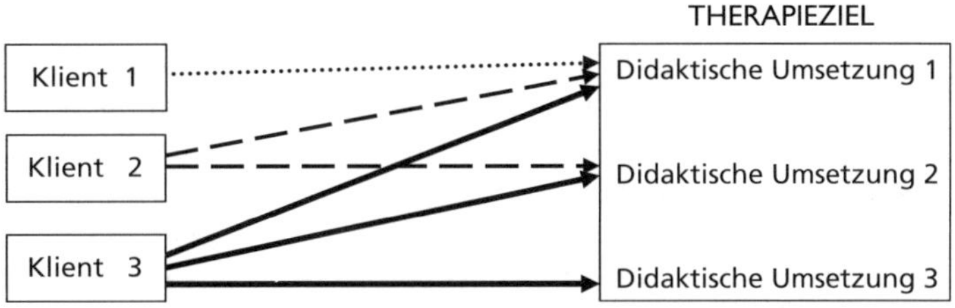

Abb. 4: Individualisierung der Umsetzung eines Therapieziels durch didaktische Vielfalt (leicht verändert nach Wildegger-Lack & Reber 2014, 335)

2.4 Medium: Vermittlung

Zur Umsetzung einer Therapiemethodik bedarf es stets konkreter Medien bzw. Materialien. Teilweise sind diese im gewählten Therapiekonzept schon verankert wie die Handpuppe Pirat im Wortschatzsammler (Motsch et al. 2015), teilweise lassen Konzepte die Wahl der konkreten Medien auch offen. Medien sollten altersgemäß gewählt werden. Für die Auswahl von Medien sollte man u. a. folgende Kriterien beachten:

- *Wahl einer angemessenen Repräsentationsstufe* (vgl. Prinzipien: Dreidimensionalität, Zweidimensionalität, Abstraktion bzw. EIS-Prinzip, ► Kap. 1): Die gewählte Repräsentationsstufe sollte zum Alter und aktuellen Stand des sprachlichen Lernprozesses passen.
- *Unterstützung des sprachlichen Lernprozesses*: Die Medien sollten angemessen das sprachliche Therapieziel unterstützen, nicht ablenken und im Sinne des Einsatzzweckes gut verwendbar sein (z. B. zum Rollenspiel auffordern).
- *Effektivität des Medieneinsatzes*: Die Medien sollten zeitökonomisch verfügbar sein (z. B. leicht herstellbar bzw. sofort griffbereit), ein angemessenes Kosten-Nutzen-Verhältnis aufweisen und nicht nur punktuell einsetzbar sein, sondern im Laufe einer Therapiestunde oder besser sogar -sequenz immer wieder verwendet werden können (vgl. Prinzip »Weniger ist mehr«, ► Kap. 1).
- *Unterstützung des Transfers*: Für den Alltagstransfer ist es schön, wenn Medien auch an die Familie weitergegeben werden können: Denkbar sind verleihbare Spielmaterialien, noch praktischer aber Arbeitsblätter, Bildkopien oder Programme/Apps.

Beispiel »Martin«: Wahl geeigneter Medien in der zweiten Mesoeinheit

Aufgrund seines Interesses für Tiere eignen sich für Martin in der zwölften Therapiesitzung besonders gut dreidimensionale Plastiktiere, um Symbol- und Rollenspiele umzusetzen. Später kann auch Bildmaterial zum Einsatz kommen. Da Kinder unter vier Jahren jedoch noch Probleme mit der Bilderkennung gerade bei Strichzeichnungen haben können, ist es sinnvoll, buntes Bildmaterial zu verwenden, z. B. aus zabulo (Reber & Steidl 2015). Im Rahmen der Therapie können bunte Tierbilder ausgedruckt und den Plastiktieren zugeordnet werden, wodurch verschiedenste Übungsformate Bestandteil der Sprachtherapie werden können. So lässt sich Zwei- und Dreidimensionalität verschränken.

Ein zentrales Medium in der Therapie ist auch die Therapeutensprache: Neben allgemeinen Gestaltungsmerkmalen (z. B. Reduktion der Komplexität, Sprechpausen, Betonung, Prosodie, Mimik und Gestik, Blickkontakt; Reber & Schönauer-Schneider 2014) unterstützen besonders der kindlichen Äußerung vorausgehende (z. B. Präsentation, Alternativfragen) oder nachfolgende Modellierungstechniken (z. B. Expansion, Extension, korrektives Feedback) den kindlichen Spracherwerb (Dannenbauer 1999). Um den Sprechumsatz des Klienten zu erhöhen, sollte man auf eine angemessene Fragetechnik achten (z. B. keine rhethorischen Fragen oder Janein-Fragen in Phasen, die nicht rein der Kommunikationsanbahnung dienen). Darüber hinaus geben Impulstechniken (z. B. nonverbale Impulse oder Provokationen) Kindern und Jugendlichen Raum für die Erprobung von Zielstrukturen: Auf diese Weise können Phrasen oder Sätze elizitiert werden, ohne direkt zum Sprechen aufzufordern, was kommunikativ unnatürlich wäre (Reber & Schönauer-Schneider 2014).

2.5 Interaktion: Beziehungsgestaltung

Im Rahmen dieser Planungsdimension geht es um die Gestaltung der therapeutischen Beziehung. Untersuchungen zur Wirksamkeit aus der Psychotherapie zeigen dabei, dass Beziehung ein ganz entscheidender und nicht zu unterschätzender Wirkfaktor ist: Hubble et al. (2001) führen 30 % des Therapieerfolgs hierauf zurück, 15 % auf die verwendete Methodik (vgl. auch Baumgartner 2008, Grohnfeldt 2012).

Meist wird Sprachtherapie in Einzelsitzungen, manchmal jedoch auch als Gruppentherapie durchgeführt. Letzteres ist v. a. bei Therapiezielen des Alltagstransfers (Partizipation, vgl. ICF: WHO 2005) bzw. bei kommunikativ-pragmatischen Therapiezielen (Bühling 2013, Achhammer 2014) sinnvoll. Beide Settings erfordern eine professionelle, vertrauensvolle und möglichst komplementäre Beziehungsgestaltung (Sachse 2006): Die Grundhaltung des Therapeuten sollte dabei von Kongruenz (Echtheit und Unverfälschtheit des Therapeuten), Empathie (einfühlendes Verstehen) und Akzeptanz (Respektieren und positive Wertschätzung des Klienten) geprägt sein (nach Rogers 1996):

> »Im Verstehen zeigt der Kindersprachtherapeut dem Kind, dass er ihm aufmerksam zuhört, sein Denken und seine Gefühle ernst nimmt, für das, was es tut, Interesse hat. Kindklienten und ihre Bezugspersonen zu verstehen, setzt ein hohes Maß an Akzeptanz der anderen Person voraus.« (Baumgartner 2008, 55)

Bei komplexen Störungsbildern oder Klienten mit weiteren Auffälligkeiten (z. B. im Bereich Verhalten) ist Beziehungsgestaltung besonders wichtig (Baumgartner 2008, Bühling 2013). Dazu gehören z. B. eine Begrüßungsphase zu Stundenbeginn, maximale Transparenz des Vorgehens, Verlässlichkeit und Gültigkeit der Regeln für alle (auch den Therapeuten) oder eine gezielte Anwendung von Techniken der Verhaltenssteuerung (positive Verstärkung,

Umlenken, Spiegeln etc. nach Bergsson & Luckfiel 2012). Wird Gruppentherapie geplant, müssen zusätzlich Peer-Interaktionen eingebettet werden (Bühling 2013).

Beispiel »Martin«: Basis tragfähige Beziehung in der ersten Mesoeinheit im Rahmen der Syntaxtherapie

Martin ist in der dritten Sitzung nun so vertraut mit der Therapeutin, dass er sich auf Übungs- und Spielformate, die die Therapeutin vor dem Hintergrund der Therapieziele (Verbzweitstellung) anbietet, einlassen kann. Thema der Sitzung kann nun auch ein Waschtag mit Puppenkleidern sein, die gewaschen und aufgehängt werden müssen – ohne das von Martin eigentlich bevorzugte Format »Tiere«.

2.6 Organisation: Management

Im Rahmen der Planungsdimension *Organisation* werden Rahmenbedingungen vor Ort für den aktuellen Therapieprozess reflektiert und optimiert. Von Vorteil ist dabei, wenn das Therapiezimmer gut und multifunktional vorstrukturiert ist, also gleichermaßen für Kinder und Jugendliche z. B. durch geeignetes Mobiliar entsprechende Optionen bietet. Eine reizarme Gestaltung ist in der Regel von Vorteil. So eigenen sich z. B. Schränke deutlich besser als offene Regalsysteme. Um spontan und effektiv auf Spielvorschläge der Klienten eingehen zu können, sollte das Material schnell und gut sortiert verfügbar sein (z. B. in Schubladen für dreidimensionale Materialien für einzelne Therapieziele, in Themenordnern).

Neben der konkreten Arbeit mit dem Kind in der Therapie ist es die Aufgabe des Therapeuten, Abläufe in der Praxis oder Klinik zu organisieren, zu gestalten und zu dokumentieren. Ein effektiver Umgang mit Klientendaten und -akten, Abrechnungsprozessen oder bei der Erstellung von Berichten gehört zur Optimierung der Abläufe in der Einrichtung (Giel et al. 2010). Darüber hinaus muss auch die interdisziplinäre Zusammenarbeit z. B. mit dem behandelnden Arzt oder dem Kindergarten organisiert werden.

Beispiel »Martin«: Organisatorische Aspekte in der ersten Mesoeinheit

Für Martin kann es sinnvoll sein, nach Zustimmung der Eltern (Schweigepflichtsentbindung) mit dem Kindergarten des Jungen Rücksprache zu halten. Außerdem sind Elterngespräche ohne das Kind eine effektive Maßnahme, um zum einen Möglichkeiten des Transfers in den kindlichen Alltag genauer zu besprechen und zum anderen die Eltern bezüglich der Habitentwöhnung zu beraten.

3 Synthese der Therapieplanung: Mikroeinheit

Die oben vorgestellten Planungsdimensionen werden in der Regel nicht linear durchlaufen, sondern vernetzt gedacht (vgl. Pfeile in der Grafik des Münchener Modells, siehe Beitrag Reber & Schönauer-Schneider in diesem Buch). Ziel ist kurzfristig die Planung der nächsten Therapiestunde (Mikroeinheit), mittelfristig aber auch der Sequenz (Mesoeinheit, d. h. eine ärztliche Verordnung über zehn Sitzungen) und der langfristigen Therapie (Makroeinheit).

Die Synthese der kurzfristigen Entscheidungen in den einzelnen Dimensionen *Intention, Inhalt, Methode, Medium, Interaktion* und *Organisation* führt zu einer vorläufigen Planung für die einzelne Therapiestunde, der Mikroeinheit. Den klassischen Spannungsbogen zeigt Abbildung 5.

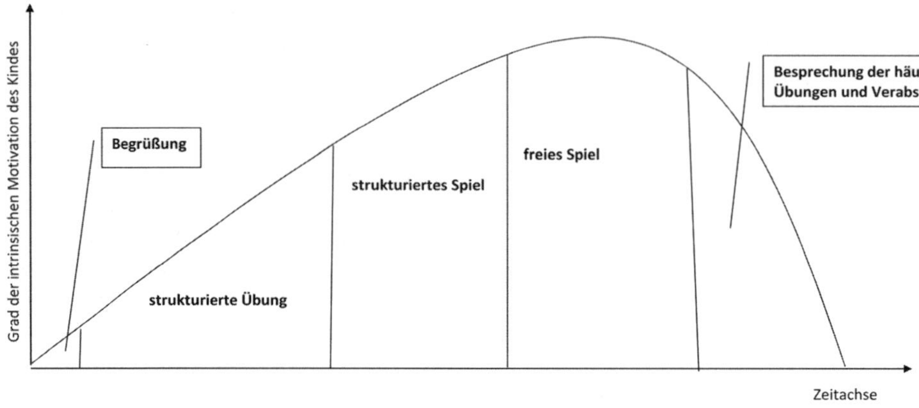

Abb. 5: Beispielhafter Verlauf einer Mikroeinheit (Wildegger-Lack 2011, 49)

Die Sitzung beginnt mit einer kurzen Begrüßung und einem persönlichen Gespräch, in dem sich der Therapeut nach aktuellen Gegebenheiten und Bedürfnissen des Klienten erkundigt. Diese Phase hat große Bedeutung für die therapeutische Beziehung (vgl. Dimension Interaktion). In der Regel empfiehlt sich dann eine kurze Wiederholungsphase, gekoppelt an eine strukturierte Übung, in der neue Inhalte in einer klar definierten Situation eingeführt werden. Ablenker jeglicher Art (bezogen auf Zielstruktur, Materialien, Umgebung) werden weitmöglichst reduziert, um den Fokus des Kindklienten auf den neuen sprachlichen Inhalt zu lenken. Gleichzeitig stehen durch den eng gefassten Übungscharakter maximale kognitive Ressourcen zur Verfügung. Zur Flexibilisierung der Zielstruktur könnte dann ein strukturiertes Spiel folgen. Die spielerischen Elemente lenken schon etwas vom sprachlichen Geschehen ab, sodass hier für die korrekte sprachliche Umsetzung bereits ein höherer Automatisierungsgrad notwendig ist. Im freien Spiel gegen Ende der Therapiesitzung werden Wortschatz und Setting weiter geöffnet. Am Ende erfolgt z. B. durch Hausaufgaben oder Tipps für das Üben in anderen Settings noch einmal eine Zusammenfassung und Akzentuierung der sprachlichen Inhalte.

Beispiel »Martin«, dreizehnte Therapiesitzung in der zweiten Mesoeinheit (▸ Abb. 6): Behandlung der Plosivierung

Begrüßung: Martin betritt ohne seine Mutter das Therapiezimmer und ist voll positiver Erwartung auf das, was in der Therapiesitzung nun passieren wird. Auf die Eingangsfrage der Therapeutin, ob es etwas Neues gibt, erzählt Martin vom gestrigen Ausflug in den Tierpark *(Interaktion: Beziehungsgestaltung, Einzeltherapie)*.

Strukturierte Übung: »Frikativ«-Tiere aus Plastik *(Intention: Überwindung der Plosivierung; Inhalt: patientenorientiertes Format »Tiere«; Medium: dreidimensional)* von verschiedenen Herstellern (Anmerkung: Sie müssen leichter und schwerer sein) werden auf dem Tisch *(Methode: geschlossenes Setting Tisch)* nebeneinander aufgestellt und von der

Therapeutin rezeptiv Martin präsentiert *(Methodik nach Fox 2015: Rezeption vor Produktion)*: vier Schafe, fünf Fische, fünf Frösche, zwei Schwäne und zwei Schlangen *(Inhalt: Zahlwörter und Tiere mit Frikativen)*. Nun wird eine produktive/sprachliche Realisierung durch Martin versucht *(Methode: Produktion)*. Dabei können manche Schlüsselwörter teilweise korrekt realisiert werden *(Medium: Therapeut modelliert, Therapeutensprache)*.

Strukturiertes Symbol- und Rollenspiel: Eine kleine, mit Wasser gefüllte Schüssel wird dazu auf den Tisch gestellt *(Inhalt: Stabilisierung Verbzweitstellung im Satz mit Begriffen, die Frikative enthalten als Verknüpfung der ersten und zweiten Mesoeinheit, im Format »Schwimmen und Sinken« in verschiedenen Wortpositionen: Wasser, Schüssel, Tisch)*. Nun werden von Martin und der Therapeutin Hypothesen aufgestellt, wer schwimmt und welches Tier mit welchem Tier diskutiert oder sogar streitet: »Du schwimmst nicht!«, sagt das Schwein zum Fisch. »Sicher schwimme ich im Wasser. Du wirst es gleich sehen«, antwortet darauf der Fisch. Der Fisch und das Schwein werden nacheinander ins Wasser geworfen. Er schwimmt schief (= auf der Seite liegend; *Intention: »schief« als Wort mit Frikativen*). Es (= das Schwein) schwimmt nicht *(Inhalt: weitere Vertiefung Verbzweitstellung im Satz mit Frikativ-Schlüsselwörtern; Methode: Anwendung im Satzkontext, d. h. Öffnung des Settings: Rollenspiel; Intention: Verwendung von Frikativen in Nomen, Verben und Adjektiven sowie in allen Wortpositionen.*

Freies Spiel: Plastiktiere werden aus dem Wasser herausgeholt, getrocknet, neu sortiert und nochmal hineingeworfen, und andere Plastikgegenstände aus dem Kaufladensortiment werden von Martin ebenfalls noch auf Schwimmfähigkeit »getestet« *(Inhalt: weitere Begriffe, freies Spiel; Interaktion: Beziehungsgestaltung durch Eingehen auf kindliche Interessen)*.

Besprechung der häuslichen Übungen und Verabschiedung: Im Laufe der Therapiesitzung gelang es Martin immer wieder, »vier« und »fünf« *(Intention: Überwindung der Plosivierung)* korrekt zu realisieren. Diese Wörter sollen als Mottowörter *(Methode: hochfrequentes Zielwort in den Alltag integrieren)* in den kindlichen Alltag der Bezugspersonen eingebaut werden. *(Organisation: Transfer mit Hilfe der Eltern)*.

4 Ausblick

Therapiedidaktik ist zwar noch ein junges Forschungsfeld, liefert aber wichtige und sinnvolle Beiträge zur Therapieplanung. Impulse aus der schulischen Didaktik, wo hierzu eine lange Forschungstradition besteht, sind hilfreich, müssen aber an die besonderen Bezüge adaptiert werden: Ausgangspunkt in der Therapie ist kein Lehrplan, sondern ein individueller Therapieplan. Während sich Schule in erster Linie den Aufgaben Bildung und Erziehung verschreibt, steht in der Therapie die individuelle Entfaltung der Persönlichkeit, in der Sprachtherapie die sprachliche Partizipation an der Gesellschaft im Vordergrund. Existierende evidenzbasierte Konzepte bedürfen daher immer der individuellen Adaption an die Bedürfnisse des Einzelnen – mittels einer professionellen, didaktisch reflektierten Herangehensweise.

Gerade Kinder und Jugendliche fordern durch ihre Impulsivität und Sprunghaftigkeit Sprachtherapeuten zu didaktischer Hochform heraus. Das Fallbeispiel »Martin« zeigt, dass Therapie dabei nicht immer nach Programm läuft, sondern gerade aufgrund der Spontanität, Emotionalität und Neugier von jüngeren Klienten eine umsichtige didaktische Planung mit didaktischer Vielfalt notwendig macht, um dauerhaft zu motivieren. Klienten danken dies mit Therapieerfolg und langem Vertrauen, so auch Martin (▸ Abb. 6):

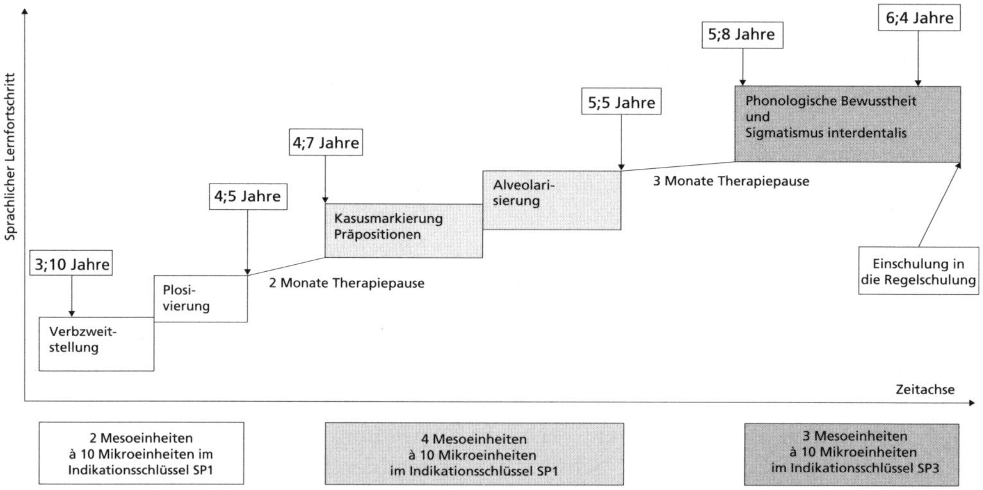

Abb. 6: Makroeinheit bei Martin

Beispiel »Martin« (▸ Abb. 6): Verlauf der Makroeinheit

In insgesamt 90 Therapieeinheiten wurde die spezifische Sprachentwicklungsstörung bei Martin in einem Zeitraum von zweieinhalb Jahren erfolgreich behandelt. Zwei längere Therapiepausen waren dabei zur Aufrechterhaltung der Lernmotivation notwendig und sinnvoll. Gelungen ist die erfolgreiche Therapie nicht zuletzt auch deshalb in diesem Zeitintervall, weil die Mitarbeit von Martins Eltern das Therapiegeschehen kooperativ, konstruktiv und effektiv ergänzt hat. Auch hat Martins Sprechfreude und seine intrinsische Motivation, sich sprachlich auszudrücken und mit anderen Menschen ins Gespräch zu kommen, nie nachgelassen, sodass seine semantisch-lexikalische Entwicklung keine besonderen Auffälligkeiten zeigte. Er wurde regulär in die örtliche Grundschule eingeschult.

Literatur

Achhammer, B. (2014): Pragmatisch-kommunikative Fähigkeiten fördern. München: Ernst Reinhardt.

Bally, C., de Saussure, F., Riedlinger, A., Lommel, H. & Ernst, P. (Hrsg.) (2001): Grundfragen der allgemeinen Sprachwissenschaft (3. Auflage). Berlin: de Gruyter.

Baumgartner, St. (2008): Kindersprachtherapie. Eine integrative Grundlegung. München: Ernst Reinhardt.

Bergsson, M. & Luckfiel, H. (2012): Umgang mit »schwierigen« Kindern. Auffälliges Verhalten, Förderpläne, Handlungskonzepte (9. Auflage). Berlin: Cornelsen Scriptor.

Beushausen, U. (2009): Therapeutische Entscheidungsfindung in der Sprachtherapie. München: Elsevier.

Beushausen, U. & Grötzbach, H. (2011): Evidenzbasierte Sprachtherapie. Grundlagen und Praxis. München: Urban & Fischer.

Bruner, J. S., Olver, R. R., Greenfield, P. M., Aebli, H. & Juzi, G. (1971): Studien zur kognitiven Entwicklung. Eine kooperative Untersuchung am »Center for Cognitive Studies« der Harvard-Universität. Stuttgart: Klett.

Bühling, S. (2013): Logopädische Gruppentherapie für Kinder und Jugendliche. Stuttgart: Thieme.

Cox, M. (2005): The Pictorial World of The Child. New York: Cambridge University Press.

Dannenbauer, F. M. (1999): Grammatik. In: Baumgartner, St. (Hrsg.): Sprachtherapie mit Kindern. Grundlagen und Verfahren (4. Auflage) (105–161). München: Ernst Reinhardt.

Fox-Boyer, A. (2015): Kindliche Aussprachestörungen (7. Auflage). Idstein: Schulz-Kirchner Verlag.

Giel, B., Schubert, K., Wahl, M. & Wildegger-Lack, E. (2010): Qualitätsstandards-dbs. Moers: Deutscher Bundesverband der akademischen Sprachtherapeuten.

GKV-Spitzenverband (2011): Empfehlungen des GKV-Spitzenverbandes gemäß § 124 Abs. 4 SGB V zur einheitlichen Anwendung der Zulassungsbedingungen nach § 124 Abs. 2 SGB V für Leistungserbringer von Heilmitteln, die als Dienstleistung an Versicherte abgegeben werden (Zulassungsempfehlungen) in der Fassung vom 01.03.2012

Grötzbach, H. & Iven, C. (2009): ICF in der Sprachtherapie. Idstein: Schulz-Kirchner Verlag.

Gogolin, I. & Lange, I. (2011): Bildungssprache und Durchgängige Sprachbildung. In: Fürstenau, S. & Gomolla, M. (Hrsg.): Lehrbuch: Migration und schulischer Wandel. Mehrsprachigkeit (107–127). Wiesbaden: VS Verlag für Sozialwissenschaften.

Grohnfeldt, M. (2012): Grundlagen der Sprachtherapie und Logopädie. München: Ernst Reinhardt.

Grohnfeldt, M. (2014): Grundwissen der Sprachheilpädagogik und Sprachtherapie. Stuttgart: Kohlhammer.

Hubble, M., Duncan, B. & Miller, S. (Hrsg.) (2001): So wirkt Psychotherapie. Dortmund: modernes lernen.

Jank, W. & Meyer, H. (2014): Didaktische Modelle (11. Auflage). Berlin: Cornelsen Scriptor.

Kannengieser, S. (2009): Sprachentwicklungsstörungen. München: Urban & Fischer.

Motsch, H.-J. (2010): Kontextoptimierung. Evidenzbasierte Intervention bei grammatischen Störungen in Therapie und Unterricht (3. Auflage). München: Ernst Reinhardt.

Motsch, H.-J., Marks, D.-K. & Ulrich, T. (2015): Wortschatzsammler. Evidenzbasierte Strategietherapie lexikalischer Störungen im Kindesalter. München: Ernst Reinhardt.

Oerter, R. (2008): Kindheit. In: Oerter, R. & Montada, L. (Hrsg.): Entwicklungspsychologie (6. Auflage) (225–270). Weinheim/Basel: Beltz Verlag.

Reber, K. & Schönauer-Schneider, W. (2014): Bausteine sprachheilpädagogischen Unterrichts (3. Auflage). München: Ernst Reinhardt.

Reber, K. & Wildegger-Lack, E. (2013): STAR WARS und Phonologie?! Prinzipien der Kindersprachtherapie nach Stephan Baumgartner – Fallbeispiel. Praxis Sprache 58,180–183.

Reber, K. & Steidl, M. (2015): Computerprogramm zabulo. Individuelle Lernmaterialien (4. Auflage). Paedalogis, Weiden. http://www.paedalogis.com

Rogers, C. R. (1996): Die klientenzentrierte Gesprächspsychotherapie. Frankfurt a. M.: Fischer.

Schneider, W., Lindenberger, U., Oerter, R. & Montada, L. (Hrsg.) (2012): Entwicklungspsychologie (7. Auflage). Weinheim: Beltz.

Sachse, R. (2006): Therapeutische Beziehungsgestaltung. Göttingen: Hogrefe.

Schwarz, M & Chur, J. (2007): Semantik Ein Arbeitsbuch (5. Auflage). Tübingen: Gunter Narr Verlag.

Weinrich, M. & Zehner, H. (2011): Phonetische und phonologische Störungen bei Kindern. Aussprachetherapie in Bewegung (4. Auflage). Berlin/Heidelberg: Springer.

Wildegger-Lack, E. (2011): Therapie von kindlichen Sprachentwicklungsstörungen). München: Ernst Reinhardt.

WHO (2005): ICF. Internationale Klassifikation der Funktionsfähigkeit, Behinderung und Gesundheit. Genf. (http://www.dimdi.de/dynamic/de/klassi/downloadcenter/icf/endfassung/), Zugriff am 19.01.2013.

Spezielle Fragen und Voraussetzungen der Therapiedidaktik bei Erwachsenen

Cornelia Zeller

Einleitung

Von 0 bis 99 – diese Altersangabe trifft auf die mit Sprachtherapie versorgten Personengruppen zu, wobei der Fokus dieses Kapitels auf der Therapiedidaktik bei Erwachsenen liegt. Bei Erwachsenen gibt es eine Gruppe von Störungsbildern, die in Folge von Schädigungen des zentralen oder peripheren Nervensystems auftreten. Hierbei handelt es sich um Aphasien, nichtaphasische zentrale Sprachstörungen, Dysarthrien, Sprechapraxien und Dysphagien sowie um den Sprachabbau bei Demenz (Böhme 2006, Ziegler & Vogel 2010), wobei Dysphagien auch durch strukturelle Veränderungen der am Schluckvorgang beteiligten oder benachbarten Organe entstehen können (Schröter-Morasch 2006). Außerdem kann es bei Erwachsenen zu Dysphonien funktionaler oder organischer Ursache (Hammer 2007), Rhinophonien (Neumann 2009), Myofunktionellen Störungen (Hahn 2009), Stotter- und Poltersymptomatiken (Weickert 2014, Sick 2004), Mutismus und Sprechangst (Hartmann 2014, Kriebel 2014) sowie zu Artikulationsstörungen (Weinrich & Zehner 2011) kommen.

1 Planung sprachlicher Lernprozesse nach dem Münchener Modell

Die folgenden Ausführungen zur Therapiedidaktik bei Erwachsenen gliedern sich nach den sechs Planungsdimensionen des Münchener Modells, das ursprünglich für die Didaktik des sprachheilpädagogischen Unterrichts konzipiert und inzwischen für die Sprachtherapie modifiziert wurde (Wildegger-Lack & Reber 2014). Eine allgemeine Einführung in das Münchener Modell sowie grundlegende Überlegungen zur sprachtherapeutischen Didaktik finden sich in »Sprachtherapeutische Didaktik« (siehe Reber & Schönauer-Schneider in diesem Buch). Der inhaltliche Schwerpunkt dieses Kapitels liegt auf der didaktischen Vorgehensweise bei Aphasie.

Für die Planung der Therapie kommt den individuellen Voraussetzungen des Betroffenen in den Bereichen *Sprache*, *Sprechen*, *Stimme* und/oder *Schlucken* eine große Bedeutung zu (Wildegger-Lack & Reber 2014). Deren Erfassung erfolgt im Rahmen des Diagnostikprozesses, der sowohl zu Beginn als auch im weiteren Therapieverlauf eine wichtige Rolle spielt. Weitere Informationen zur Diagnostik finden sich im Beitrag »Allgemeine Kriterien und Grundlagen der Diagnostik« (siehe Sachse & Spreer in diesem Buch).

1.1 Intention: Therapieziele

Therapieziele bei Erwachsenen

In Abhängigkeit des vorliegenden Störungsbildes bestimmen in der Erwachsenentherapie folgende übergeordnete Therapieziele das therapeutische Handeln: das Erreichen einer aspirationsfreien Ernährung des Betroffenen und/oder eine Verbesserung der Kommunikationsfähigkeit (dbs-Dozentenkonferenz 2010).

Beide Ziele gehen mit einer Verbesserung der Partizipationsmöglichkeiten einher, die nach der ICF das Ziel einer jeden therapeutischen Intervention darstellen soll (DIMDI 2005; für genauere Informationen zur ICF siehe »Zur Bedeutung der ICF« von Grötzbach & Iven in diesem Buch). Ist absehbar, dass die prämorbiden Fähigkeiten nicht wiederhergestellt werden können und es zu dauerhaften Beeinträchtigungen kommt, besteht ein weiteres Therapieziel darin, den Klienten auf ein Leben mit der Aphasie bzw. einer anderen Erkrankung vorzubereiten (Tesak 2007). Für die Festlegung von spezifischen Therapiezielen müssen die in Anamnese und Diagnostik identifizierten Ressourcen, Defizite und Bedürfnisse des Betroffenen und gegebenenfalls der Angehörigen herangezogen werden.

Liegen mehrere Störungsbilder vor, ist es wichtig, an derjenigen Beeinträchtigung priorisiert zu arbeiten, die eine höhere medizinische Notwendigkeit aufweist.

Treten beispielsweise eine Dysphagie und Dysarthrie parallel auf, sollte zunächst vorrangig die Dysphagie behandelt werden, um Aspirationspneumonien zu verhindern und die Ernährung des Klienten zu sichern (Prosiegel & Weber 2013). Eine gute Methode ist es, die Therapieziele nach der SMART-Regel zu formulieren (Frommelt & Grötzbach 2010).

Therapieziele bei Aphasie

Ohne Kommunikation kann eine Partizipation an der Gesellschaft nicht erfolgen (Lamprecht 2007). Deshalb stellt die Verbesserung der Kommunikationsfähigkeit das übergeordnete Ziel der Aphasietherapie dar (Schütz 2013, Wehmeyer et al. 2014a).

Für die Therapie ist es notwendig, dieses Ziel zu konkretisieren. Dafür wird neben dem Alter der betroffenen Person, der Ätiologie und dem Schweregrad der Sprachstörung auch die post-onset-Zeit beachtet. Außerdem ist es wichtig, die aphasische Symptomatik, die Alltagsrelevanz möglicher Therapieziele und die Wünsche des Betroffenen bei der Zielbestimmung einzubeziehen (Huber et al. 2013, Tesak 2007, Wehmeyer et al. 2014a). Obwohl Klienten häufig Schwierigkeiten haben, Ziele auszudrücken, ist es von großer Bedeutung, diese zu erfahren, gegebenenfalls unter Einbeziehung der Angehörigen. Werden diese Wünsche in die Planung integriert, wirkt sich das positiv auf die Motivation aus (Grötzbach 2004, Tesak 2007).

Glindemann et al. (2004) unterscheiden in Anlehnung an die ICF ein Globalziel sowie Funktions- und Alltagsziele. Dabei bezieht sich das Globalziel auf das übergeordnete Ziel, das mit interdisziplinären Therapien erreicht werden soll. Dies kann z. B. die Rückkehr in den Beruf sein. In Abhängigkeit von diesem Globalziel werden sowohl die Funktionsziele, die einzelne sprachlich-kommunikative Funktionen umfassen, als auch die Alltagsziele, die den alltäglichen Anwendungskontext thematisieren, formuliert.

In Tabelle 1 sind exemplarisch die Ziele eines Klienten aufgeführt, mit dem an den kommunikativen Fähigkeiten gearbeitet wurde, die für einen Café-Besuch notwendig sind. Dabei wurden die Funktionsziele so formuliert, dass diese quantifizierbare Leistungen enthalten (Glindemann et al. 2004).

Tab. 1: Beispiele für Therapieziele (Daten aus Zeller 2012)

Globalziel: Kommunikation im privaten Umfeld	
Alltagsziel	*Funktionsziele*
Soll am öffentlichen Erwerb und Verzehr von Getränken und kleinen Gerichten im Café teilhaben können	Soll nach auditiver Vorgabe auf alle Objekte des individuellen Wortschatzes zeigen
	Soll auf 50 % der Objekte des individuellen Wortschatzes verbal oder mit einer Umwegleistung korrekt referieren
	Soll bei allen Wörtern des individuellen Übungswortschatzes mindestens eine hohe semantische Ähnlichkeit erreichen
	Soll 50 % der Wörter des individuellen Übungswortschatzes phonematisch korrekt realisieren
	Soll die kommunikativen Ziele in allen sechs Szenen ohne Hilfe des Therapeuten erreichen
	Soll in vier der sechs Szenen korrekte Formulierungen produzieren
	Soll typische Formulierungen des Gesprächspartners in allen Szenen rezeptiv verarbeiten

1.2 Inhalt: Therapieinhalte

Therapieinhalte in der Erwachsenentherapie

Um strukturiert an der Erreichung der festgelegten Therapieziele zu arbeiten, ist es wichtig, einen Therapieplan zu erstellen, der die inhaltliche Gestaltung der Sitzungen umfasst. Welche Übungsformate zum Einsatz kommen, ist vom Therapieziel sowie von den Möglichkeiten und Vorlieben des Betroffenen abhängig. Wie es für die Kindersprachtherapie unterschiedliche Spielformate gibt, so kann auch in der Erwachsenentherapie zwischen verschiedenen Übungsformaten gewählt werden. Anders als zumeist in der Kindertherapie liegt bei Erwachsenen der Schwerpunkt auf einer eher expliziten Vorgehensweise. Das bedeutet, dass einzelne Übungen meist nicht in Spiele verpackt, sondern direkt durchgeführt werden. Den Betroffenen auch hier in die Entscheidung über ein geeignetes Format einzubeziehen, erhöht die Selbstbestimmung und Motivation und fazilitiert somit den therapeutischen Prozess. Neben dem Übungsformat kann bei vielen Therapiezielen auch der Übungskontext angepasst werden (Wildegger-Lack & Reber 2014), z. B. durch Bezugnahme auf ein bestimmtes Thema, das für den Betroffenen bedeutsam ist.

In der Regel ist es empfehlenswert, innerhalb einer Therapiesitzung zwischen verschiedenen Übungen abzuwechseln, um einer Ermüdung entgegenzuwirken (Nobis-Bosch et al. 2013). Dabei ist es bedeutsam, den Sitzungen eine Struktur zu geben, die jedoch auch spontan verändert werden kann, um auf Bedürfnisse des Klienten flexibel eingehen zu können.

Therapieinhalte bei Aphasie

> In der Aphasietherapie kann sich die sprachtherapeutische Intervention sowohl auf die Arbeit an sprachlichen Symptomen und Kompensationsstrategien als auch auf die Krankheitsbewältigung beziehen (Tesak 2007).

In einigen Fällen ist es sinnvoll, nach Absprache mit dem Betroffenen, die Angehörigen in die Therapie zu integrieren, da auch sie von den Beeinträchtigungen betroffen sind (Tesak 2007).

Für die inhaltliche Gestaltung der Intervention kann zwischen verschiedenen Therapieformaten gewählt werden. Exemplarisch sind in Tabelle 2 Therapieinhalte aufgeführt, die für die Arbeit an sprachlichen Symptomen und Kompensationsstrategien eingesetzt werden können.

Tab. 2: Beispiele für Übungsformate der Aphasietherapie (Inhalte aus Nobis-Bosch et al. 2013, Schneider et al. 2014)

Übungsformat	Therapieziele
Evozieren sprachlicher Äußerungen mit affektiv anregenden Situationsbildern Reihensprechen (z. B. Zählen, Wochentage)	Stimulierung und Deblockierung der Sprache
Einsatz eines Stopp-Zeichens (z. B. verbal über »Stopp«)	Hemmen repetitiver Symptome und überschießender Sprache
Semantische Merkmale bei Realobjekten erarbeiten (z. B. Form, Materialeigenschaften, ggf. Geruch, Geschmack) Semantisches Sortieren	Reaktivieren des semantischen Systems
Ausagieren von Arbeitsaufträgen Zuordnen eines verbal vorgegebenen Satzes zu einem Situationsbild	Verbesserung des Satzverständnisses
Ergänzen verbal vorgegebener Lückensätze Benennen von auf Bildkarten dargestellten Objekten, Tätigkeiten, Eigenschaften	Verbesserung der Wortfindungsleistungen
Anagramme legen Ergänzen von Lückenwörtern	Verbesserung des Schreibens von einzelnen Wörtern
Gespräch (z. B. zu Beginn einer Therapiesitzung)	u. a. Verbesserung Sprachverständnis, Wortfindung, Satzproduktion, Kompensationsstrategien, turn-taking
Rollenspiele	u. a. Verbesserung Sprachverständnis, Wortfindung, Satzproduktion, Kompensationsstrategien, turn-taking, ggf. sprachliches Verhandeln

Bei den verschiedenen Übungsformaten ist es wichtig, die Alltagsziele des einzelnen Betroffenen zu beachten.

Da eine Aphasie selten isoliert, sondern meist in Kombination mit Begleitstörungen auftritt (Huber et al. 2006, Masuhr et al. 2013), sollten diese bei der Gestaltung der Therapie bedacht werden (Wehmeyer & Grötzbach 2014a). Zum Beispiel können es Hemiparesen erforderlich machen, den Betroffenen beim Transfer vom Bett in den Rollstuhl zu unterstützen oder den paretischen Arm bei der Arbeit am Schreibtisch zu lagern.

1.3 Methode: Vorgehensweise

Vorgehensweise in der Erwachsenentherapie

Die therapeutische Vorgehensweise wird maßgeblich durch die Anwendung einer oder mehrerer Methoden bestimmt.

Bei der Methodenwahl sind neben dem Schweregrad und den auftretenden Symptomen auch die Therapieziele, die Ressourcen von Therapeut und Betroffenem sowie die wissenschaftlich belegte Effektivität zu beachten. Außerdem ist auf erwachsenengerechte Methoden zurückzugreifen, da sich diese meistens am besten eignen und sich viele Erwachsene bei einer an Kindern orientierten Vorgehensweise nicht ernst genommen fühlen.

Für einige Methoden ist eine spezifische Fortbildung des Therapeuten erforderlich, wie beispielsweise bei der Anwendung der Lee Silverman Voice Treatments, die bei Parkinson eingesetzt werden können (LSVT global 2015). Die Effektivität einer Methode kann in Datenbanken recherchiert werden, wobei einschränkend zu erwähnen ist, dass Forschungslücken bestehen und es außerhalb der Universität schwierig sein kann, entsprechende Studien zu beziehen (Beushausen 2014).

Für die erfolgreiche Anwendung einer Methode ist außerdem die Akzeptanz der betroffenen Person erforderlich. Diese kann unterstützt werden, indem der Therapeut die Methode begründet und den Klienten darüber informiert, an welchen Zielen gearbeitet wird.

Vorgehensweise in der Aphasietherapie

Die Methoden der Aphasietherapie lassen sich einem oder mehreren Ansätzen zuordnen, die in Abbildung 1 dargestellt sind.

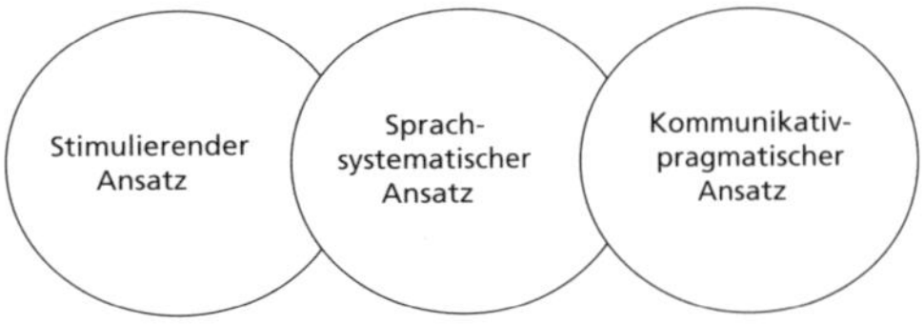

Abb. 1: Ansätze der Aphasietherapie in Anlehnung an Schütz (2013)

Methoden des stimulierenden Therapieansatzes kommen vor allem in der Akutphase zum Einsatz (Schütz 2014), um sprachrelevante Verarbeitungsmechanismen zu aktivieren (Glindemann 2006).

Ein Beispiel dieses Ansatzes stellt die Modalitätenaktivierung (MODAK; Lutz 2009) dar (Glindemann 2006). Mit Hilfe von MODAK können verschiedene sprachliche Leistungen aktiviert werden, wie z. B. das Sprachverständnis, das Referieren auf Objekte sowie das Führen eines Dialogs (Lutz 2004).

Die sprachsystematische Therapie bezieht sich auf die sprachlichen Ebenen *Phonologie*, *Semantik*, *Morphologie*, *Syntax* und *Text* (Schütz 2013). Durch die Übungen sollen die Symptome so weit wie möglich modifiziert werden (Glindemann 2006).

Das Übungsmaterial wird nach linguistischen Kriterien zusammengestellt (Schneider 2014a). Dabei werden die Bedingungen vorübergehend ausgeblendet, unter denen kommunikative Handlungen im Alltag stattfinden, um isoliert an den Sprachfunktionen arbeiten zu können (Glindemann & Springer 1989).

Eine Methode für die Therapie semantisch-lexikalischer Störungen stellt z. B. die semantische Merkmalsanalyse von Boyle & Coelho (1995) dar, deren Effektivität nachgewiesen wurde (z. B. Coelho et al. 2000, Falconer & Antonucci 2012). Unabhängig davon, ob das Benennen der Objektkarten des Zielwortschatzes gelingt, wird der Klient dazu angeleitet, semantische Merkmale des Objekts zu nennen (Boyle & Coelho 1995). Die Schwierigkeit des sprachsystematischen Ansatzes besteht häufig im Transfer der Therapieinhalte in die Alltagskommunikation (Schneider 2014a).

In der kommunikativ-pragmatischen Aphasietherapie stellt hingegen eine Verbesserung der Alltagskommunikation das primäre Therapieziel dar. Hier gilt »Funktion vor Form«, und es wird neben der verbalen Kommunikationsfähigkeit auch an der Anwendung nonverbaler Mittel, wie Zeichnen und Gestik, gearbeitet (Glindemann & Springer 1989, Schneider 2014b).

Promoting Aphasics' Communicative Effectiveness (PACE) stellt eine bekannte Methode der kommunikativ-pragmatischen Therapie dar, deren Ziel es ist, unabhängig von der verwendeten Modalität eine Verständigung herzustellen. Klient und Therapeut sind gleichwertige Partner, die abwechselnd die auf Bildkärtchen enthaltenen (neuen) Informationen austauschen. Der Therapeut signalisiert dabei, ob er die Mitteilung verstanden hat (Davis 2005).

Als Beispiel für eine Methode, die Elemente des sprachsystematischen und kommunikativ-pragmatischen Ansatzes kombiniert, dient das Kommunikationsorientierte Wortschatz- und Handlungstraining zur Verbesserung der Partizipationsmöglichkeiten bei Aphasie (KWHT; Zeller 2012).

Das KWHT besteht aus Bausteinen, die individuell kombiniert werden können, um spezifische kommunikative Handlungen zu erarbeiten. Diese Bausteine enthalten Übungen zum Skript- und Situationswissen, ein Wortschatztraining nach dem Konzept einer semantischen Merkmalsanalyse, ein Formulierungstraining sowie Rollenspiele und Erprobungen in authentischen Situationen vor Ort (Zeller & Glindemann 2015). Eine Übersicht über Methoden der Aphasietherapie findet sich z. B. bei Schütz (2013).

Schließlich ist es die Aufgabe des Therapeuten, gemeinsam mit dem Betroffenen diejenige Methode/Methodenkombination zu wählen, mit der die Therapieziele am besten erreicht werden können. Wichtig ist es auch, die therapeutische Vorgehensweise regelmäßig zu evaluieren, um eine Anpassung der Therapie zu ermöglichen.

1.4 Medium: Vermittlung

Vermittlung in der Erwachsenentherapie

Für die Vermittlung therapeutischer Inhalte spielen die Sprache des Therapeuten, dessen Vorbildrolle sowie das eingesetzte Material eine große Rolle (Wildegger-Lack & Reber 2014). Bezüglich der Therapeutensprache ist zu bedenken, dass es sich bei Klient und Angehörigen in der Regel um fachfremde Personen handelt, die oft zum ersten Mal mit der Materie konfrontiert werden.

Deshalb ist es notwendig, genügend Zeit für Gespräche einzuplanen, auf eine einfache Sprache und ein angemessenes Sprechtempo zu achten sowie Fachbegriffe zu vermeiden. Jedoch sollte der Therapeut nicht auf kindgerichtete Sprache zurückgreifen, da sich der Betroffene ansonsten häufig nicht ernst genommen fühlt.

Über die informierende und beratende Funktion hinaus verfügt der Therapeut auch in der Erwachsenentherapie über eine Vorbildfunktion.

Diese bezieht sich auf Verhaltensweisen, die zu einer gelungenen Kommunikation beitragen, wie z. B. eine aufrechte Sitzhaltung und ein angemessenes Sprechtempo. Darüber hinaus kommen in Abhängigkeit des Störungsbildes weitere Aspekte hinzu: So sollte der Therapeut beispielsweise in der Dysphonietherapie verstärkt auf stimmhygienische Maßnahmen achten und bei laryngektomierten Betroffenen das Pseudoflüstern demonstrieren können (Glunz et al. 2011).

Außerdem ist es bedeutsam, mit erwachsenengerechtem, attraktivem und möglichst aktuellem Material zu arbeiten.

Dieses kann z. B. bei Fachverlagen erworben oder selbst erstellt werden. Beachtet werden sollte auch das Angebot an Computerprogrammen und Applikationen, das für einige Betroffene besonders attraktiv ist. Bevor ein Programm genutzt wird, ist es jedoch wichtig, dieses zu prüfen und geeignete Einstellungen vorzunehmen. Der Vorteil von selbst hergestelltem Material besteht darin, dass eine Anpassung an die individuelle Lebenssituation möglich ist, wodurch sich der Alltagsbezug erhöht.

Vermittlung in der Aphasietherapie

In der Aphasietherapie spielt die Sprache des Therapeuten eine besondere Rolle, da es aufgrund von Defiziten im Sprachverständnis zu Missverständnissen kommen kann. Liegen solche Defizite vor, bietet sich eine multimodale Inhaltsvermittlung an.

Ist sich der Therapeut unsicher bezüglich der Botschaft des Klienten, kann die Methode des *Paraphrasierens* eingesetzt werden, indem der Therapeut das Verstandene wiederholt (Schlee 2008).

Die Vorbildfunktion des Therapeuten kann z. B. beim Trainieren von Strategien genutzt werden, indem der Therapeut bei Übungen im PACE-Setting die Anwendung geeigneter Kommunikationskanäle demonstriert (Davis 2005).

In der Aphasietherapie können Bild-, Wort-, Satz- und Textmaterial, Tonaufnahmen, Videos und auch Realgegenstände verwendet werden. Tabelle 3 enthält einige Beispiele für vorgefertigtes Material.

Tab. 3: Materialien für die Aphasietherapie

Therapiematerial	Art des Materials	Anwendungsbereich	Verlag	Bezugsquelle[1]
Neurolinguistische Aphasietherapie (NAT-Material)	Arbeitsblätter	u. a. lexikalisch-semantische Störungen, Agrammatismus, Störung der Verarbeitung von Nomina Komposita	nat-verlag	https://www.nat-verlag.de/verlagsprogramm-1/neurolinguistische-aphasietherapie/
AphasiePartizipationsTraining (APT; Grönke & Mebus 2011)	Materialien für alltagsorientierte Funktionsübungen und Rollenspiele in Anlehnung an die ICF	v. a. Agrammatismus, Verbesserung der kommunikativen Fähigkeiten, Unterstützung des Transfers in die Spontansprache	Schulz-Kirchner Verlag	http://www.schulz-kirchner.de/buecher/logopaedie/therapiematerial/apt-aphasie-partizipations-training-buch.html
Der kleine Herr Jakob, Band 2, Bildergeschichten (Press 2014)	Bildergeschichten	u. a. mündliche und schriftliche Textproduktion	Gulliver	http://www.beltz.de/kinder_jugendbuch/produkte/produkt_produktdetails/7155-der_kleine_herr_jakob.html
Fotoboxen	Fotokarten zu semantischen Feldern	u. a. semantisches Sortieren, Sprachverständnis, Wortfindung, PACE-Übungen	ProLog	http://prolog-therapie.de/xtctherapie/advanced_search_result.php?keywords=Fotobox&x=11&y=15
Logicon (Nürnberger-Behrends 2010)	Wort- und Bildmaterial für ein Kommunikationsbuch	u. a. Referieren auf Objekte/Tätigkeiten, Sprachverständnis	ProLog	http://prolog-therapie.de/xtctherapie/Logicon::2392.html
AphasieWare (Schwarz 1997–2015)	Computertherapieprogramm	u. a. auditives Sprachverständnis, Lesesinnverständnis, Schriftsprachproduktion, Lautsprachproduktion	NCSys	http://www.aphasiaware.de/
Speechcare Aphasie	Applikation	u. a. Sprachverständnis, Wortfindung, Zuordnen von Präpositionen	Speechcare	http://www.speechcare.de/die-apps/erwachsene/aphasie/

1 Stand 25.5.2016. Ansonsten wird auf die Homepage der Verlage verwiesen.

Zudem werden derzeit die Applikationen für kommunikativ-pragmatische Aphasietherapie (AKOPRA) im Rahmen eines Promotionsprojekts entwickelt und erprobt. Die vier Apps umfassen verschiedene Aufgabentypen und ermöglichen den Einsatz verbaler und nonverbaler Kommunikationsmittel (Zeller et al. 2014).

1.5 Interaktion: Beziehungsgestaltung

Interaktion in der Erwachsenentherapie

Die Interaktion wird durch die therapeutische Beziehung, die Form der Therapie und das Format des Lernens bestimmt (Wildegger-Lack & Reber 2014). Da angenommen werden kann, dass sich die Qualität der therapeutischen Beziehung auf den Therapieerfolg auswirkt (Grohnfeldt 2014), sollte hierauf großer Wert gelegt werden.

> Bei Erwachsenen kann der Aufbau einer therapeutischen Beziehung im Vergleich zu Kindern mehr Zeit benötigen, da zwischen Erwachsenen häufig eine größere Distanz besteht. Erwachsene Betroffene sind z. T. auch nicht mehr so anpassungsfähig und flexibel wie Kinder.

Sie verfügen über eine jahrzehntelange Lebenserfahrung, sind häufig älter als der Therapeut und sollen nun entweder ein routiniertes Verhalten ändern oder nach einem einschneidenden Lebensereignis, wie beispielsweise einem Schlaganfall, früher beherrschte Fähigkeiten wieder neu zu üben beginnen.

Wie intensiv Klient und Therapeut miteinander interagieren, ist auch von der gewählten Therapieform abhängig. Wie die Therapie bei Kindern kann auch die Erwachsenentherapie in Einzel- und Gruppensitzungen durchgeführt werden.

> Die Gruppentherapie als Ergänzung zur Einzeltherapie einzusetzen, wird von vielen Autoren empfohlen (z. B. Masoud 2009).

Besondere Gruppenkonzepte bieten beispielsweise die LVR Klinik Bonn mit der stationären Bonner Stottertherapie für Jugendliche und Erwachsene (LVR Klinik Bonn 2016[2]) sowie das Stimmheilzentrum in Bad Rappenau an (Kompetenzzentrum für medizinische Rehabilitation Bad Rappenau 2015). Ein interessantes Video zur Bonner Stottertherapie findet sich unter: https://www.youtube.com/watch?feature=player_detailpage&v=J1i3oK7zJ8o.

In der sprachtherapeutischen Intervention sind außerdem verschiedene Lernformen zu differenzieren, die sowohl isoliert als auch in Kombination eingesetzt werden können:

- Gemeinsames Üben von Klient und Therapeut (z. B. Bearbeiten von Aufgabenblättern, Rollenspiele)
- Anleitung zum selbständigen Üben (z. B. bei Übungen zur Kräftigung der Zungenmuskulatur)
- Begleitendes Üben (z. B. therapeutische Begleitung bei *in-vivo*-Übungen)
- Selbständiges Üben des Klienten (z. B. bei therapeutischen Hausaufgaben)
- Passives Üben des Klienten (z. B. intraorale Stimulation)

2 Stand 25.5.2016. Ansonsten wird auf die Homepage der LVR Klinik Bonn, Bonner Stottertherapie verwiesen.

Interaktion in der Aphasietherapie

Für die therapeutische Beziehung ist es bedeutsam, den Betroffenen und Angehörigen gegenüber eine empathische, wertschätzende und offene Haltung einzunehmen (Wehmeyer et al. 2014b).

Das aphasieauslösende Ereignis stellt mit all seinen Krankheitsfolgen häufig einen Einschnitt in das Leben des Betroffenen und seines Umfelds dar (Lutz 2004). Als Therapeut ist es deshalb wichtig, einen Perspektivenwechsel vorzunehmen und Verständnis für das subjektive Erleben des Klienten zu zeigen (Wehmeyer et al. 2014b). Dennoch muss eine innere Distanz gewahrt werden, um unabhängig agieren zu können (Büttner & Quindel 2013).

Bezüglich der Behandlung von Aphasien ist zu berichten, dass diese sowohl in Einzel- als auch in Gruppentherapie stattfindet, wobei das Einzelsetting überwiegt (Wehmeyer & Grötzbach 2014b).

Schütz (2013) bewertet die Gruppentherapie als eigenständige und wichtige Therapieform des kommunikativ-pragmatischen Therapieansatzes. In der Gruppe kann das Führen von Dialogen gut geübt werden, da eine alltagsnahe Situation geschaffen wird und sich die Gruppenmitglieder einander natürliche Rückmeldungen geben. Darüber hinaus wird der Austausch mit anderen Betroffenen gefördert, der sich positiv auf die Krankheitsverarbeitung auswirken kann. Manche Klienten fühlen sich jedoch in Gruppen nicht wohl, weil sie z. B. Angst haben, sich zu blamieren oder in der Gruppe unterzugehen. Deshalb ist es empfehlenswert, die Teilnahme an einer Gruppentherapie gemeinsam mit dem Betroffenen abzuwägen (Schütz 2013, Wehmeyer & Grötzbach 2014b).

In der Aphasietherapie können mit Ausnahme des passiven Übens alle aufgeführten Lernformen angewandt werden.

Prinzipiell ist es sinnvoll, die Therapiesitzungen durch selbständige Übungseinheiten zu Hause zu ergänzen. Dadurch können die in der Therapie erarbeiteten Inhalte vertieft und die Therapiefrequenz erhöht werden.

Einige Betroffene schätzen es, über die Therapiesitzungen hinaus selbständig, in ihrem eigenen Rhythmus, ortsungebunden und ohne prompte therapeutische Kontrolle üben zu können. Hier bietet es sich vermehrt an, Softwareprogramme einzusetzen.

1.6 Organisation: Management

Organisation in der Erwachsenentherapie

Die Durchführung therapeutischer Interventionen bei Erwachsenen findet entweder ambulant oder stationär statt. Für die stationäre Behandlung werden die Betroffenen in Kliniken oder Rehabilitationszentren untergebracht, für die ambulante Therapie stehen sprachtherapeutische/logopädische Praxen und Therapiezentren zur Verfügung (Deutscher Bundesverband für Logopädie e. V. 2015). Kann der Klient aus medizinischen Gründen die Praxis nicht aufsuchen, kann außerdem ein Hausbesuch verordnet werden (Gemeinsamer Bundesausschuss 2011). In klinischen Einrichtungen findet die therapeutische Intervention im Krankenzimmer oder in logopädischen Behandlungsräumen statt. Für die Therapie in der Praxis stehen ebenfalls Behandlungsräume zur Verfügung, und bei Hausbesuchen wird die therapeutische Intervention entweder am Bett des Betroffenen oder beispielsweise im Ess- oder Wohnzimmer durchgeführt.

> Vor allem wenn die Therapie nicht in einem Behandlungszimmer stattfindet, ist es wichtig, das therapeutische Setting gut zu strukturieren, um eine geeignete Lernatmosphäre zu schaffen.

Werden in der sprachtherapeutischen Praxis Kinder und Erwachsene behandelt, ist ein getrenntes Zimmer für die Erwachsenentherapie sinnvoll, da für die beiden Klientengruppen unterschiedliche Materialien benötigt werden. Die Praxisausstattung ist von den Störungsbildern der Betroffenen abhängig. Prinzipiell werden Räumlichkeiten benötigt, die barrierefrei zugänglich sind. Neben einem Schreibtisch und Stühlen ist eine Liege, z. B. für die Durchführung von Wahrnehmungsübungen, von Vorteil sowie ein Kühl- und Gefrierschrank, in dem beispielsweise Eisstäbchen und Götterspeise für die Dysphagietherapie gelagert werden können.

Sprachtherapeutische Fachkräfte arbeiten nicht isoliert, sondern in interdisziplinärer Zusammenarbeit. In der ambulanten Behandlung ist diese meist weniger ausgeprägt, wobei auch hier zumindest Kontakt zum überweisenden Arzt besteht.

> Im Rahmen der stationären Behandlung finden meist regelmäßig interdisziplinäre Fallbesprechungen statt. Diese haben den Vorteil, dass alle Berufsgruppen über die jeweiligen Entwicklungen Bescheid wissen und es auch einfacher möglich ist, die Therapien aufeinander abzustimmen.

Organisation in der Aphasietherapie

Tritt eine Aphasie akut auf, findet die Behandlung in einem neurologischen Akutkrankenhaus statt.

> In vielen Häusern gibt es sogenannte *stroke units*, die auf die Behandlung von Personen mit akuten Schlaganfällen spezialisiert sind (Huber et al. 2006). Hier besteht die Empfehlung, dass Sprachtherapeuten täglich auf Station kommen (Deutsche Schlaganfall-Gesellschaft 2015), sodass die Befundung beginnen kann, sobald dies der Allgemeinzustand und der Betroffene selbst zulassen.

Daran schließt sich die Anschlussheilbehandlung in einer Rehabilitationsklinik an. Ist diese abgeschlossen, findet eine ambulante Weiterbehandlung statt, die sich oftmals über Jahre erstrecken kann (Huber et al. 2006). Vor allem für die Therapie auf der Stroke Unit oder bei Hausbesuchen ist es notwendig, über portables und einfach zu desinfizierendes Material zu verfügen.

> Außerdem spielt in der Aphasietherapie die interdisziplinäre Zusammenarbeit eine wichtige Rolle, da die Betroffenen neben der Aphasie häufig weitere neuropsychologische Beeinträchtigungen aufweisen (Wehmeyer et al. 2014b).

2 Fazit

Mit dem Münchener Modell liegen sechs Planungsdimensionen vor, mit denen das didaktische Vorgehen in der Sprachtherapie systematisch an erwachsene Betroffene angepasst werden kann.

Das bedeutet, Ziele, Inhalte, Methoden, Lernformen, Material und Organisation sowie die Sprache des Therapeuten und die Gestaltung der therapeutischen Beziehung auf die Altersgruppe abzustimmen, um den Bedürfnissen Erwachsener gerecht zu werden. So dominiert in der Erwachsenentherapie typischerweise ein eher explizites therapeutisches Vorgehen, wobei eine kindgerichtete Sprache vermieden werden sollte. Darüber hinaus ist es wichtig, dem Betroffenen als Partner und Begleiter für die Bewältigung seiner Ziele mit Offenheit und Wertschätzung zu begegnen und die Therapie individuell zu gestalten, um eine Verbesserung der Partizipationsmöglichkeiten an der Gesellschaft zu erreichen. Die Individualität und Effektivität der Therapie spielen eine umso größere Rolle, je begrenzter die Lernkapazitäten der betroffenen Person sind. Denn in diesem Fall ist es besonders bedeutsam, die verbliebenen Ressourcen optimal für diejenigen Fähigkeiten und Tätigkeiten zu nutzen, die für den Klienten im Alltag relevant sind.

Literatur

Beushausen, U. (2014): Chancen und Risiken einer evidenz-basierten Sprachtherapie. LOGOS 22, 2, 96–104.

Böhme, G. (Hrsg.) (2006): Sprach-, Sprech-, Stimm- und Schluckstörungen. Band 2: Therapie. 4. Auflage. München: Urban & Fischer.

Boyle, M. & Coelho, C. A. (1995): Application of semantic feature analysis as a treatment for aphasia dysnomia. American Journal of Speech-Language Pathology 4, 94–98.

Büttner, C. & Quindel, R. (2013): Gesprächsführung und Beratung. Sicherheit und Kompetenz im Therapiegespräch. 2. Auflage. Heidelberg: Springer.

Coelho, C. A., McHugh, R. E. & Boyle, M. (2000): Semantic feature analysis as a treatment for aphasic dysnomia: a replication. Aphasiology 14, 2, 133–142.

Davis, G. A. (2005): PACE revisited. Aphasiology 19, 1, 21–38.

dbs-Dozentenkonferenz (2010): Leitbild Akademische Sprachtherapeutin/Akademischer Sprachtherapeut. URL: http://www.dbs-ev.de/fileadmin/dokumente/Publikationen/dbs_Leitbild.pdf [Aufruf am 25.05.2016].

Deutsche Schlaganfall-Gesellschaft (2015): Zertifizierungskriterien 2015 – Regionale und überregionale Stroke Units (PDF). URL: http://www.dsg-info.de/images/stories/DSG/PDF/StrokeUnits/SU-Zertifizierungskriterien-2015.pdf [Aufruf am 28.09.2015].

Deutscher Bundesverband für Logopädie e. V. (2015): Logopädie wird verordnet. URL: http://www.dbl-ev.de/kommunikation-sprache-sprechen-stimme-schlucken/stoerungen-bei-erwachsenen/logopaedie-wird-verordnet.html [Aufruf am 28.09.2015].

Deutsches Institut für Medizinische Dokumentation und Information, DIMDI (2005): Internationale Klassifikation der Funktionsfähigkeit, Behinderung und Gesundheit. URL: http://www.dimdi.de/static/en/klassi/icf/index.htm [Aufruf am 26.05.2016].

Falconer, C. & Antonucci, S. M. (2012): Use of semantic feature analysis in group discourse treatment for aphasia: Extension and expansion. Aphasiology 26, 1, 64–82.

Frommelt, P. & Grötzbach, H. (2010): Kontextsensitive Neurorehabilitation. Einführung in die klinische Neurorehabilitation. In: From-

melt, P. & Lösslein, H. (Hrsg.): NeuroRehabilitation (3–22). Berlin: Springer-Verlag.
Gemeinsamer Bundesausschuss (2011): Richtlinie des Gemeinsamen Bundesausschusses über die Verordnung von Heilmitteln in der vertragsärztlichen Versorgung (Heilmittel-Richtlinie/HeilM-RL) in der Fassung vom 20. Januar 2011/19. Mai 2011. Bundesanzeiger 2011, 96, 2247. URL: https://www.g-ba.de/downloads/62-492-532/HeilM-RL_2011-05-19_bf.pdf [Aufruf am 28.09.2015].
Glindemann, R. (2006): Aphasietherapie und die Behandlung der nicht-aphasischen zentralen Kommunikationsstörungen. In: Böhme, G. (Hrsg.): Sprach-, Sprech-, Stimm- und Schluckstörungen. Band 2: Therapie. (351–380). 4. Auflage. München: Urban & Fischer.
Glindemann, R., Pössl, J., Ziegler, W. & Goldenberg, G. (2004): Erfahrungen mit individuellen Therapiezielen bei Patienten mit Aphasie. Die Sprachheilarbeit 49, 298–305.
Glindemann, R. & Springer, L. (1989): PACE-Therapie und sprachsystematische Übungen – Ein integrativer Vorschlag zur Aphasietherapie. Sprache-Stimme-Gehör 13, 188–192.
Glunz, M., Reuß, C., Schmitz, E. & Stappert, H. (2011): Laryngektomie. Von der Stimmlosigkeit zur Stimme. 2. Auflage. Heidelberg: Springer-Verlag.
Grönke, C. & Mebus, M. (2011): AphasiePartizipationsTraining. Idstein: Schulz-Kirchner Verlag.
Grötzbach, H. (2004): Zielsetzung in der Aphasietherapie. Forum Logopädie 18, 5, 12–16.
Grohnfeldt, M. (2014): Therapie. In: Grohnfeldt, M. (Hrsg.): Grundwissen der Sprachheilpädagogik und Sprachtherapie (346–351). Stuttgart: Kohlhammer.
Hahn, V. (2009): Myofunktionelle Störungen. In: Grohnfeldt, M. (Hrsg.): Lehrbuch der Sprachheilpädagogik und Logopädie. Band 2: Erscheinungsformen und Störungsbilder (327–339). 3. Auflage. Stuttgart: Kohlhammer.
Hammer, S. (2007): Stimmtherapie mit Erwachsenen. 3. Auflage. Heidelberg: Springer Medizin Verlag.
Hartmann, B. (2014): Mutismus. In: Grohnfeldt, M. (Hrsg.): Grundwissen der Sprachheilpädagogik und Sprachtherapie (249–255). Stuttgart: Kohlhammer.
Huber, W., Poeck, K. & Springer, L. (2006): Klinik und Rehabilitation der Aphasie. Stuttgart: Georg Thieme Verlag.
Huber, W., Poeck, K. & Springer, L. (2013): Klinik und Rehabilitation der Aphasie. Zweite Auflage. Stuttgart: Georg Thieme Verlag.
Kompetenzzentrum für medizinische Rehabilitation und Prävention Bad Rappenau (2016): Phoniatrisch-logopädische Rehabilitation. URL: http://www.kurbadrappenau.de/behandlungsangebot/phoniatrie [Aufruf am 26.05.2016].
Kriebel, R. (2014): Sprechangst. In: Grohnfeldt, M. (Hrsg.): Grundwissen der Sprachheilpädagogik und Sprachtherapie (255–262). Stuttgart: Kohlhammer.
Lamprecht, G. (2007): Wege aus der Sprachlosigkeit: Kommunikation mit Hindernissen – Mut zum trotzdem Sprechen. In: Fries, W., Lössl, H. & Wagenhäuser, S. (Hrsg.): Teilhaben! Neue Konzepte der NeuroRehabilitation – für eine erfolgreiche Rückkehr in Alltag und Beruf (89–97). Stuttgart: Georg Thieme Verlag.
LSVT Global (2015): About LSVT Global, Inc. URL: http://www.lsvtglobal.com/about-us [Aufruf am 28.09.2015].
Lutz, L. (2004): Das Schweigen verstehen. 3. Auflage. Heidelberg: Springer-Verlag.
Lutz, L. (2009): MODAK. Modalitätenaktivierung in der Aphasietherapie. Ein Therapieprogramm. 2. Auflage. Heidelberg: Springer Medizin Verlag.
LVR Klinik Bonn (2016): Bonner Stottertherapie. URL: http://www.klinik-bonn.lvr.de/de/nav_main/fachgebiete/besondere_angebote/bonner_stottertherapie/bonner_stottertherapie_1.html [Aufruf am 25.05.2016].
Masoud, V. (2009): Gruppentherapie bei neurologischen Sprachstörungen. Stuttgart: Georg Thieme Verlag.
Masuhr, K. F., Masuhr, F. & Neumann, M. (2013): Duale Reihe Neurologie. 7. Auflage. Stuttgart: Georg Thieme Verlag.
Neumann, S. (2009): Näseln (Rhinophonie). In: Grohnfeldt, M. (Hrsg.): Lehrbuch der Sprachheilpädagogik und Logopädie. Band 2: Erscheinungsformen und Störungsbilder (309–324). 3. Auflage. Stuttgart: Kohlhammer.
Nobis-Bosch, R., Rubi-Fessen, I., Biniek, R. & Springer, L. (2013): Diagnostik und Therapie der akuten Aphasie. Stuttgart: Georg Thieme Verlag.
Nürnberger-Behrends, H. (2010): Logicon. Kommunikation mit Bild und Wort. 3. Auflage. Köln: ProLog.
Press, H. J. (2014): Der kleine Herr Jakob. 11. Auflage. Weinheim: Beltz & Gelberg.
Prosiegel, M. & Weber, S. (2013): Dysphagie. 2. Auflage. Berlin: Springer-Verlag.
Schlee, J. (2008): Kollegiale Beratung und Supervision für pädagogische Berufe. 2. Auflage. Stuttgart: Kohlhammer.
Schneider, B. (2014a): Therapieansätze auf der ICF-Ebene der Körperfunktionen. In: Thiel, M.

M., Frauer, C. & Weber, S. (Hrsg.): Aphasie. Wege aus dem Sprachdschungel (166–170). 6. Auflage. Heidelberg: Springer-Verlag.

Schneider, B. (2014b): Therapieansätze auf der ICF-Ebene der Aktivitäten/Partizipation. In: Thiel, M. M., Frauer, C. & Weber, S. (Hrsg.): Aphasie. Wege aus dem Sprachdschungel (172–176). 6. Auflage. Heidelberg: Springer-Verlag.

Schneider, B., Wehmeyer, M. & Grötzbach, H. (2014): Therapiebausteine. In: Thiel, M. M., Frauer, C. & Weber, S. (Hrsg.): Aphasie. Wege aus dem Sprachdschungel (181–251). 6. Auflage. Heidelberg: Springer-Verlag.

Schröter-Morasch, H. (2006): Schluckstörungen bei Erkrankungen der oropharyngealen und laryngealen Strukturen. In: Bartolome, G. & Schröter-Morasch, H. (Hrsg.): Schluckstörungen. Diagnostik und Rehabilitation (75–97). 3. Auflage. München: Urban & Fischer.

Schütz, S. (2013): Kommunikationsorientierte Therapie bei Aphasie. München: Ernst Reinhardt Verlag.

Schütz, S. (2014): Aphasie. In: Grohnfeldt, M. (Hrsg.): Grundwissen der Sprachheilpädagogik und Sprachtherapie (263–269). Stuttgart: Kohlhammer.

Sick, U. (2004): Poltern. Theoretische Grundlagen, Diagnostik, Therapie. Stuttgart: Georg Thieme Verlag.

Tesak, J. (2007): Grundlagen der Aphasietherapie. 5. Auflage. Idstein: Schulz-Kirchner Verlag.

Wehmeyer, M. & Grötzbach, H. (2014a): Grundlagen. In: Thiel, M. M., Frauer, C. & Weber, S. (Hrsg.): Aphasie. Wege aus dem Sprachdschungel (3–13). 6. Auflage. Heidelberg: Springer-Verlag.

Wehmeyer, M. & Grötzbach, H. (2014b): Findet Aphasie-Therapie einzeln oder in Gruppen statt? In: Thiel, M. M., Frauer, C. & Weber, S. (Hrsg.): Aphasie. Wege aus dem Sprachdschungel (158). 6. Auflage. Heidelberg: Springer Verlag.

Wehmeyer, M., Grötzbach, H. & Schneider, B. (2014a): Was soll in einer Aphasietherapie erreicht werden? In: Thiel, M. M., Frauer, C. & Weber, S. (Hrsg.): Aphasie. Wege aus dem Sprachdschungel (150–156). 6. Auflage. Heidelberg: Springer.

Wehmeyer, M., Grötzbach, H. & Schneider, B. (2014b): Wie begegne ich dem Patienten? – Von therapeutischen Grundannahmen und Haltungen. In: Thiel, M. M., Frauer, C. & Weber, S. (Hrsg.): Aphasie. Wege aus dem Sprachdschungel (130–135). 6. Auflage. Heidelberg: Springer-Verlag.

Weikert, K. (2014): Stottern. In: Grohnfeldt, M. (Hrsg.): Grundwissen der Sprachheilpädagogik und Sprachtherapie (237–244). Stuttgart: Kohlhammer.

Weinrich, M. & Zehner, H. (2011): Phonetische und phonologische Störungen bei Kindern. 4. Auflage. Heidelberg: Springer-Verlag.

Wildegger-Lack, E. & Reber, K. (2014): Sprachtherapeutische Didaktik. In: Grohnfeldt, M. (Hrsg.): Grundwissen der Sprachheilpädagogik und Sprachtherapie (331–336). Stuttgart: Kohlhammer.

Zeller, C. (2012): Entwicklung eines kombiniert sprachsystematischen und kommunikationsorientierten Therapieverfahrens zur Verbesserung der Partizipationsmöglichkeiten bei Aphasie: Erprobung an Fallbeispielen. Masterarbeit im Studiengang Sprachtherapie an der Ludwig-Maximilians-Universität München.

Zeller, C. & Glindemann, R. (2015): Verbesserung der Teilhabe durch einen integrativen Ansatz in der Aphasietherapie: Ein Fallbeispiel. Aphasie und verwandte Gebiete 39, 1, 13–25.

Zeller, C., Glindemann, R. & Ziegler, W. (2014): AKOPRA. App für kommunikativ-pragmatische Aphasietherapie. Poster für die Jahrestagung der Gesellschaft für Aphasieforschung und -behandlung e. V. in Freiburg vom 6. bis 8. November 2014.

Ziegler, W. & Vogel, M. (2010): Dysarthrie verstehen-untersuchen-behandeln. Stuttgart: Georg Thieme Verlag.

VI Beratungs-/Therapeutenverhalten

Kooperation in der Sprachtherapie

Hilke Hansen

Einleitung

Die kooperative Zusammenarbeit von Patienten und Therapeutinnen ist ein Kernelement der sprachtherapeutischen Prävention, Diagnostik, Therapie und Beratung.[1] Die aktive Beteiligung der Patienten, und oftmals auch ihres Umfelds, gilt in der sprachtherapeutischen Praxis und Forschung als zentrale Voraussetzung einer gelingenden sprachtherapeutischen Intervention.

In der psychologischen und soziologischen Literatur zu den Besonderheiten der Arbeit mit Menschen werden Patienten als Koproduzenten gesundheitlicher Leistungen beschrieben (Gross & Badura 1977, Hacker 2009). Dieser Begriff betont die Bedeutung, die der Arbeit von Patienten im Therapieprozess beigemessen wird. Sie werden als »Ko-Akteur(e) in einer komplexen Beziehung« verstanden, deren Rolle in Bezug auf Qualität und Erfolg ebenso wichtig ist wie die der professionellen Helferinnen selbst (Büssing & Glaser 2003, 133). Sprachtherapeutische Arbeit kann damit als »dialogische« Arbeit (Rieder 1999, 75) gekennzeichnet werden, die eine fortgesetzte interaktive Abstimmung und Koordination zwischen den beteiligten Akteuren erforderlich macht (Gross & Honer 1991, Dunkel & Rieder 2003). Ein Beispiel für die notwendige Abstimmung bietet die Anfangsphase der sprachtherapeutischen Zusammenarbeit: Wie in vielen anderen personenbezogenen Dienstleistungen stehen in der Sprachtherapie der Gegenstand und das Vorgehen nicht von vornherein fest. Damit ist zunächst unklar, »was erwartet werden kann und was hierfür zu tun ist« (Böhle et al. 2015, 20). Das zu bearbeitende Problem, Lösungsansätze und notwendige Schritte müssen von den Beteiligten ausgehandelt werden. Die Rollen und Aufgaben der Beteiligten in diesem Aushandlungsprozess können dabei in der Praxis ganz unterschiedlich gestaltet sein. Im weiteren Verlauf der gemeinsamen Arbeit treten in vielen Behandlungsverläufen unerwartete Entwicklungen ein – wie beispielsweise eine Stagnation der erwarteten Fortschritte. Diese Unwägbarkeiten tragen dazu bei, dass sprachtherapeutische Interventionen nur bedingt plan- und standardisierbar sind (Böhle & Weishaupt 2003, 150) und kontinuierliche Abstimmungen im Therapieverlauf erforderlich machen.

Die Zusammenarbeit zwischen professionellen Helferinnen und ihren Patienten wird in der Literatur mit einer Vielzahl von Begrifflichkeiten thematisiert. Den hier gewählten Begriff der Kooperation – lateinisch cooperatio, Mitwirkung, Zusammenarbeit – definieren verschiedene wissenschaftliche Disziplinen

---

1 Aufgrund des hohen Frauenanteils in der Sprachtherapie wird in diesem Beitrag durchgehend die weibliche Form verwendet. Für alle weiteren Berufsbezeichnungen und für Patienten bzw. Klienten werden geschlechterneutrale oder männliche Bezeichnungen gewählt. Der Begriff Sprachtherapie dient als Oberbegriff und umfasst alle sprachtherapeutisch tätigen Berufsgruppen.

unterschiedlich (Deutz 2010, 28 ff.). Fächerübergreifend betont der Begriff einen Prozess, in dem mindestens zwei Parteien ihr Handeln aufeinander abstimmen, um damit zur Realisierung eines gemeinsamen Ziels beizutragen. Im vorliegenden Beitrag bezieht sich der Begriff der Kooperation dabei nicht auf die Zusammenarbeit in professionellen oder interprofessionellen Teams (siehe Grohnfeldt, »Beratung und Gesprächsführung in der Sprachtherapie«, sowie Sallat & Siegmüller in diesem Band), sondern auf das aufeinander abgestimmte Handeln von Patienten und Sprachtherapeutinnen mit dem Ziel, sprachlich-kommunikative Kompetenzen zu stabilisieren, zu erweitern oder wiederherzustellen. Die für viele Therapieprozesse grundlegende Zusammenarbeit mit wichtigen Bezugspersonen steht nicht im Fokus. Die Darstellung ist wie folgt aufgebaut:

- Zunächst werden Perspektiven und Handlungsansätze wichtiger Bezugswissenschaften der Sprachtherapie auf Kooperation im Kontext von Gesundheit und Lernen skizziert.
- Im Mittelpunkt steht dann die Frage, welche Zugänge in der Sprachtherapie genutzt und (weiter)entwickelt wurden.
- Die Darstellung schließt mit einem Blick auf Entwicklungsperspektiven.

1 Perspektiven der Bezugswissenschaften

1.1 Medizin

Die besondere Bedeutung der Beziehung zwischen Arzt und Patient wird seit den Anfängen der Medizingeschichte intensiv diskutiert. Ein vertrauensvolles Verhältnis wird als grundlegend für den Austausch notwendiger Informationen, die medizinische Entscheidungsfindung und die Beeinflussung des Patientenverhaltens hervorgehoben (Pearson & Raeke 2000). Gleichzeitig gilt die Beziehung aber auch als komplex und störanfällig: Status und Position der Beteiligten unterscheiden sich, Laien- und Expertenperspektiven treffen aufeinander, oftmals geht es um existenzielle Entscheidungen, die Patienten emotional stark berühren (Freidson 1962, Ong et al. 1995). Die Begegnung geschieht zudem unter spezifischen gesundheitspolitischen Bedingungen, deren Konsequenzen für das Arzt-Patient-Verhältnis unter dem Stichwort Ökonomisierung der Medizin vielfach thematisiert worden sind (Kühn 2003, Kuhlmann 1999).

Die medizinische und gesundheitswissenschaftliche Literatur unterscheidet seit vielen Jahrzehnten idealtypisch verschiedene Modelle der Arzt-Patient-Beziehung, die den Akteuren unterschiedliche Aufgaben und Rollen im Behandlungsprozess zuweisen. Das Spektrum reicht dabei von einem direktiven, auch als paternalistisch bezeichneten Verhältnis, in dem der Arzt die Behandlungsentscheidungen vorgibt, bis zu einem interaktiven, partnerschaftlichen Zugang, der durch einen wechselseitigen Austausch und eine gemeinsame Entscheidungsfindung gekennzeichnet ist (Emanuel & Emanuel 1992, Ernst et al. 2004, Szasz & Hollander 1956). Auch wenn in der medizinischen Literatur die Gleichwertigkeit aller Modelle vor dem Hintergrund unterschiedlicher Krankheitszustände und Patientenbedürfnisse betont wird, zeichnet sich seit den 1980er Jahren ein Wandel zu einem aktiveren, selbstbestimmteren Verständnis der Patientenrolle, sowohl erwachsener als auch kindlicher Patienten (Damm et al. 2014, Sieber 2014), ab. Die Gründe für diese Entwicklung sind vielschichtig und reichen von der Zunahme chronischer Erkrankungen, wachsenden Informationsmöglichkeiten und gestärkten Patientenrechten bis hin zur gesellschaftlichen und gesundheitspolitischen Zuschreibung von individueller Verantwortung für Gesundheit und Krankheit (Borgetto & Siegel 2009, 156 ff.).

In der Medizin ist diese Entwicklung insbesondere durch die Strömung der patientenzentrierten Medizin aufgenommen worden, deren zentrales Anliegen es ist, den Patienten als einzigartigen Menschen mit individuellen Werten, Bedürfnissen und Lebensbedingungen zu sehen und die Behandlung entsprechend auszurichten (Epstein & Street 2011, Kreß 2012). Ein wesentliches Element dieses Ansatzes ist die Gestaltung einer patientenorientierten Gesundheitskommunikation in der Anamnese und Entscheidungsfindung (Fong Ha & Longnecker 2010, Ong et al. 1995, Thompson 2001). Weitere in den vergangenen Jahren intensiv diskutierte Ansätze sind die Konzepte des Empowerment und des Shared Decision-Making. Grundgedanke des Empowerment ist es, Patienten darin zu unterstützen, Experten ihrer eigenen gesundheitlichen Situation zu werden. Durch die Vermittlung von Informationen über die Erkrankung und Behandlungsalternativen, aber auch die aktive Unterstützung gesundheitsförderlicher Einstellungen und Verhaltensweisen sollen Patienten zum Selbstmanagement und zur aktiven Gestaltung ihrer gesundheitlichen Versorgung befähigt werden (Faller 2011, Salmon & Hall 2004). Shared Decision-Making fokussiert auf Behandlungsentscheidungen, die durch geteilte Informationen und gleichberechtigte Entscheidungsfindung bezüglich Diagnostik und Therapie gekennzeichnet sind. Entscheidungshilfen (decision aids) unterstützen die Auseinandersetzung mit Behandlungsalternativen medial (Elwyn et al. 2012, Scheibler & Pfaff 2003).

Um das Verhältnis und die Kommunikation zwischen Patienten und Ärzten zu erfassen und Wirkungen – z. B. auf die Patientenzufriedenheit und die Compliance (Therapietreue) – zu überprüfen, wurden in den vergangenen Jahren zahlreiche Beobachtungsverfahren und Patientenfragebögen eingesetzt (Kelley et al. 2014, Pearson & Raeke 2000).

1.2 Psychologie

Die Kooperation von Therapeuten und Klienten in Lern- und Veränderungsprozessen ist in der Psychologie aus einer Vielzahl theoretischer und anwendungsorientierter Perspektiven betrachtet worden. Die folgende Darstellung konzentriert sich zunächst auf die psychotherapeutische Diskussion der Therapeut-Patient-Beziehung und skizziert anschließend Ansätze der Motivationspsychologie.

Die Bedeutung, die die Psychotherapie der Zusammenarbeit zwischen Klient und Therapeut zuweist, drückt sich in vielfältigen konzeptuellen Zugängen und Begrifflichkeiten – wie z. B. Arbeitsbündnis, therapeutische Allianz, working alliance oder collaborative bond – aus. Übergreifend gehen alle Ansätze davon aus, dass die therapeutische Beziehung durch die Therapeuten gezielt und aktiv gestaltet werden sollte und dass das therapeutische Handeln die Qualität der Beziehung entscheidend beeinflusst. Eine positive Beziehungsgestaltung wird als grundlegend für die Bereitschaft eines Klienten betrachtet, sich in der Therapie zu öffnen und Probleme zu bearbeiten. Dieser Zusammenhang und sein Einfluss auf den Therapieerfolg konnte in zahlreichen Studien nachgewiesen werden (Sachse 2006, 21 ff.). In verschiedenen psychotherapeutischen Schulen wird die therapeutische Beziehung unterschiedlich konzeptualisiert und gewichtet (siehe Grohnfeldt, »Beratung und Gesprächsführung in der Sprachtherapie«, in diesem Band). Im verhaltenstherapeutischen Setting unterstützt eine vertrauensvolle Beziehung Klienten in erster

Linie darin, sich auf spezifische Programme und Übungen einzulassen. In psychoanalytisch fundierten Therapien dient die Beziehung als zentrales Medium, in der der Klient Beziehungserfahrungen bearbeiten kann (Holm-Hadulla 2000).

In der Literatur werden intensiv und kontrovers allgemeine Wirkfaktoren der Psychotherapie (common factors) diskutiert, die einen Weg zur Integration der verschiedenen Therapieschulen aufzeigen könnten. Neben der therapeutischen Beziehung, stehen dabei weitere Therapeuten- und Patientenvariablen im Fokus – wie z. B. positive Behandlungserwartungen und die Fähigkeit zur Ressourcenaktivierung (Pfammatter et al. 2012). Als wesentliche, schulenübergreifende Elemente für den Aufbau einer positiven Beziehung zu Kindern beschreiben Göpfert und Castello (1998) u. a. das Ernstnehmen der Perspektive des Kindes, das Einbringen eigener Gefühle und Erfahrungen, den Glauben an die Entwicklung des Kindes, aber auch das Angebot eines interessanten Spielrepertoires und die Einbindung der Eltern.

Auch im komplexen Feld der Motivationstheorien werden die genannten Faktoren als wichtige Einflüsse diskutiert. Die Motivationspsychologie fokussiert die Beweggründe von Menschen und versucht zu verstehen, warum Menschen in verschiedensten Lebenssituationen so handeln, wie sie es tun. Dabei unterscheiden sich die Motivationstheorien u. a. darin, welche Rolle kognitiven Prozessen – z. B. dem Abwägen der Vor- und Nachteile von Handlungsalternativen – zugeschrieben werden und inwieweit angenommen wird, dass Menschen sich der Ursachen und Gründe ihres Handelns bewusst sind. Eine weitere grundlegende Unterscheidung liegt in der Bedeutung, die Emotionen in der Erklärung motivierten Handelns zugeschrieben wird (Rudolph 2013).

Die verschiedenen theoretischen Annahmen spiegeln sich in psychologischen Konzepten zur Veränderung des Verhaltens von Menschen wider. Orientiert am behavioristischen Modell werden beispielsweise Verstärkersysteme oder Belohnungspläne eingesetzt, um die Motivation für bestimmte Verhaltensweisen zu beeinflussen (Linderkamp 2009). Erwartung-mal-Wert-Modelle der Motivationspsychologie (Rudolph 2013, 96 ff.) gehen davon aus, dass Motivation durch den Wert, den ein konkretes Ziel für einen Menschen hat, und die Erwartung, dieses Ziel erreichen zu können, bestimmt wird. In der praktischen Anwendung sind professionelle Helfer gefordert, den Prozess der individuellen Bewertung von Zielen und persönlichen Ressourcen aktiv zu unterstützen. Die gesundheitspsychologische Forschung hat in den vergangenen Jahrzehnten untersucht, welche psychologischen Prozesse sich positiv auf die Entwicklung gesundheitsförderlichen Verhaltens auswirken (Kryspin-Exner & Pintzinger 2010, 26 ff.). Modelle des Gesundheitsverhaltens betonen dabei u. a. die Bedeutung der Selbstwirksamkeitserwartung, d. h. der subjektiven Überzeugung, durch eigene Kompetenz eine Veränderung bewirken und erreichen zu können. Beispielsweise im sozial-kognitiven Prozessmodell gesundheitlichen Handelns (Schwarzer 2001, 2004) gilt die Selbstwirksamkeitserwartung nicht nur als entscheidend für die Entwicklung einer Veränderungsmotivation, sondern auch für die Umsetzung einer Veränderung. Als grundlegend für eine erfolgreiche Umsetzung werden darüber hinaus u. a. eine konstruktive Planung, realistische Zielsetzungen und ein aktiver Umgang mit auftretenden Hindernissen verstanden.

1.3 Pädagogik

Welche Wege zu gehen sind, »[...] damit sich die zu Erziehenden in Richtung pädagogischer Zielsetzungen verändern können und auch verändern wollen«, ist eine der zentralen Ausgangsfragen der Pädagogik (von Knebel 2004, 74). In der Sprachheilpädagogik wird intensiv diskutiert, welche Zielsetzungen dabei den Kern einer pädagogischen Sichtweise ausmachen.

Als übergreifende *pädagogische Zielperspektive* beschreibt Grohnfeldt (1996, 17) die »Erweiterung der individuellen Handlungs- und Kommunikationsfähigkeit«. Welling betont die Bedeutung der sprachlichen Handlungsfähigkeit als Voraussetzung für die gemeinsam mit anderen Menschen gestaltete Lebenswirklichkeit. In pointierter Abgrenzung gegenüber einem sprachpathologischen Fokus auf die Sprachstörung betont er den pädagogischen Blick auf das »Kind mit Sprachbehinderung« in seinem individuellen Umfeld (Welling 1999, zitiert nach von Knebel 2004, 75). Für die Diagnostik von Sprachentwicklungsprozessen bedeutet diese pädagogische Haltung nach Auffassung von Lüdtke und Bahr (2002, 147) das Bemühen, in einer achtsamen, grundlegend akzeptierenden Begegnung mit dem Kind, dessen »Innensicht« zu verstehen. Der diagnostische Schwerpunkt liegt im ganzheitlichen, ressourcenorientierten Verständnis der individuellen Sprachentwicklung »in ihrer umfassenden Einbettung in die kindliche Gesamtpersönlichkeit und deren familiären, institutionellen und soziokulturellen Entwicklungskontext« (Lüdtke & Bahr 2002, 129).

Das hier entwickelte Verständnis von Diagnostik korrespondiert mit der sonderpädagogischen Diskussion, in der – u. a. angestoßen durch die Krüppelbewegung – eine Abkehr von der durch Experten bestimmten, normorientierten Diagnose und Interventionsplanung gefordert wird. Die Dominanz der professionellen Helfer und ihrer Außensicht sollen durch ein *dialogisches Verständnis* prinzipiell gleichberechtigter und partnerschaftlicher Aushandlung abgelöst werden (Palmowski & Jakob 2001). Das pädagogische Selbstverständnis ist durch die »Kooperation mit den betroffenen Personen« (Schnoor 2005, 385) gekennzeichnet, die als Partner in gemeinsam getragenen Aufgabenstellungen verstanden werden. Basierend auf didaktischen Modellen der allgemeinen Pädagogik sind für den sprachheilpädagogischen Unterricht verschiedene *didaktische Konzepte* entwickelt worden, die die Kooperation zwischen den Akteuren und das grundlegende pädagogische Ziel der individuellen kommunikativen Handlungsfähigkeit aufgreifen (Lüdtke 2010, Lüdtke & Bahr 2002, Werner 2004). Die zentrale Bezugsgröße für die von Welling entwickelte *Kooperative Sprachdidaktik* ist die kooperative sprachliche Handlungsfähigkeit der Lernenden, die vor dem Hintergrund ihrer individuellen biografischen Erfahrungen verstanden und in den Mittelpunkt der Unterrichtsplanung gestellt werden soll. Ein zentraler Orientierungspunkt ist das Förderbedürfnis der Lernenden selbst, gegenüber dem institutionell ermittelten Förderbedarf (Welling 2004).

Die allgemeine Didaktik wird in den vergangenen Jahren stark durch ein *konstruktivistisches Verständnis von Lehr- und Lernprozessen* beeinflusst. Lernen wird darin als ein Prozess verstanden, der durch die Lernenden und ihre individuelle Wirklichkeits- und Sinnkonstruktion gesteuert wird. Die Aufgabe der Lehrenden ist es, Situationen zu gestalten, die die Erfahrungsbereiche der Lernenden ansprechen und Anstöße geben, die individuellen Konstruktionen gemeinsam aktiv weiterzuentwickeln. Reich (2005) leitet daraus die Bedeutung einer partizipativen, handlungsorientierten, multimodalen Unterrichtsgestaltung ab. Das konstruktivistische Verständnis ist für die Sprachheilpädagogik insbesondere von Lüdtke und Bahr (2002) weiterentwickelt worden. In ihrer *relationalen Didaktik* verknüpft Lüdtke (2004, 2010) konstruktivistische Überlegungen mit einer beziehungsorientierten Spracherwerbstheorie, die die Bedeutung des emotionalen Kontextes für den Spracherwerb hervorhebt. Die emotionale Qualität der Interaktionen zwischen Lehrenden und Lernenden wird als zentrale Voraussetzung sprachlicher Lernprozesse verstanden (Lüdtke 2006). Lehrende sind gefordert, eine Beziehungsqualität zu unterstützen, die »die gesamten Höhen und Tiefen des sprachheilpädagogischen Bildungsprozesses trägt« (Bahr & Lüdtke 2002, 88).

Die knappe Zusammenstellung ausgewählter Perspektiven der Medizin, Psychologie und Pädagogik verdeutlicht die Vielfalt von Zugängen zur Gestaltung von Kooperation im Kontext von Lernen und Gesundheit. Gleichzeitig werden disziplinübergreifende Entwicklungslinien sichtbar:

- Patienten, Klienten und Lernenden wird zunehmend eine aktive, partnerschaftliche Rolle in Lern-, Behandlungs- und Therapieprozessen zugeschrieben. Sie werden als Experten ihrer individuellen Bedürfnisse verstanden. Ziele und konkrete Wege, diese zu erreichen, werden damit zum Gegenstand einer fortgesetzten dialogischen Aushandlung. Professionelle Akteure sind – insbesondere auch vor dem Hintergrund eines grundlegenden Wissens- und Machtgefälles – gefordert, diesen Aushandlungsprozess zu reflektieren und zu gestalten.
- Eine positiv erlebte Beziehung wird als zentrales Element erfolgreicher Lern-, Behandlungs- und Therapieprozesse hervorgehoben. Sie gilt einerseits als grundlegende Voraussetzung für den Aufbau und die Aufrechterhaltung einer kooperativen Zusammenarbeit und wird andererseits als Medium verstanden, in dem individuelle Lern- und Veränderungsprozesse ermöglicht und begleitet werden können. Die gezielte Reflexion und Gestaltung dieser zielorientierten Beziehung wird als eine zentrale Aufgabe professioneller Akteure thematisiert.

2 Sprachtherapeutische Perspektiven und Handlungsansätze

Die genannten übergreifenden Entwicklungslinien sind auch in der Sprachtherapie klar erkennbar. Die folgende Darstellung greift zunächst die Diskussion um die Qualität und Gestaltung sprachtherapeutischer Beziehungen auf. Anschließend werden Handlungsansätze skizziert, die in der Sprachtherapie entwickelt wurden, um die aktive Rolle von Patienten im individuellen Therapieprozess zu stärken und eine kooperative Zusammenarbeit zu unterstützen.

2.1 Qualität und Gestaltung der sprachtherapeutischen Beziehung

Ein spezifisches Kennzeichen der Zusammenarbeit in sprachtherapeutischen Therapieprozessen sind ihre kommunikativen Voraussetzungen: Sprachtherapeutinnen arbeiten oftmals mit Menschen zusammen, die in ihren Möglichkeiten, ihre Bedürfnisse und Interessen auszudrücken und mit anderen abzustimmen, aus vielfältigen Gründen und in unterschiedlicher Weise beeinträchtigt sind. Die Arbeit an der Erweiterung sprachlich-kommunikativer Kompetenzen erfordert gleichzeitig umfassende Selbstveränderungen und einen hohen Grad eigener Aktivität. Um Veränderungen zu erreichen, müssen Patienten und ggf. auch ihre Angehörigen sich oftmals über lange Zeiträume hinweg mit anspruchsvollen und übungsintensiven Aufgaben auseinandersetzen – das gilt nicht nur für die Therapiesituation, sondern auch für häusliche Übungen und alltägliche Kommunikationssituationen. Vielfach ist mit diesen Aufgaben eine wiederholte Auseinandersetzung mit persönlichen Defiziten und Problemlagen verbunden. Die Entscheidung für eine Sprachtherapie wird dabei insbesondere von Kindern, aber auch von Jugendlichen und Erwachsenen, nicht immer freiwillig getroffen. Vor diesem Hintergrund kann die Entwicklung einer aktiven und selbstverantwortlichen Rolle, aber auch ihre Aufrechterhaltung im Verlauf der Therapie, eine zentrale Herausforderung für alle Beteiligten darstellen (Hansen 2010). Der folgende Ausschnitt aus einem Gespräch mit dem Vater eines neunjährigen stotternden Jungen verdeutlicht diese Herausforderung eindrucksvoll:[2]

> »Herr J.: Na ja, also ich denke, er muss das tun, was wenige Menschen gerne tun. Und ... das ist etwas ... was Vertrautes und Bewährtes und im Alltag auch ... Bestandhaftes ... das in Frage zu stellen. Und was Neues zu machen. Was dann natürlich erst mal mit Unsicherheit und ... Ängsten und Emotionen halt also begleitet ist. Ich denke, [betont] das ist das. Ne? Und ich glaube auch, dass ihm das schwer fällt, ne? Er hat sich jetzt ja/mit seinem Stottern hat er sich ja im Grunde genommen eingerichtet. Ne? Auch damit kann man sich ja einrichten. Nicht? Weiß, wie er einigermaßen sprechen kann. Und er weiß, dass er in seiner Klasse akzeptiert wird. Und dass er einen Freundeskreis hat. Die ihn also auch nicht damit belästigen. Und Ähnliches. Nicht? Und er hat mit uns und seinen Omas und allen möglichen anderen Leuten/ist er ja auch anerkannt. ... Ja. Und, wenn ich mich irgendwo in meinem Leben eingerichtet habe und Sie wahrscheinlich auch, verlassen [lachend] wir alle ungerne unser Häuschen. Nicht? Und das muss er im Grunde genommen tun. Sein Häuschen zu verlassen. Und sich auf den Weg machen. Das ist natürlich schwer. Ne?« (Hansen 2009, 228)

Die Perspektive des Vaters verweist auf die emotionalen Anforderungen, die mit der Aufnahme und der aktiven Gestaltung einer Stottertherapie für seinen Sohn verbunden sind. Als eine grundlegende Voraussetzung für die Bereitschaft, sich auf einen von Ängsten, Unsicherheiten und Anstrengungen begleiteten Veränderungsweg einzulassen, wird in der sprachtherapeutischen Literatur die Qualität der Beziehung zwischen Therapeutin und Patient diskutiert. Sie gilt – ebenso wie in der Medizin, der Psychologie und der Pädagogik – als einer der zentralen Steuerungs- und Wirkfaktoren im gesamten sprachtherapeutischen Prozess (Baumgartner 2008, Katz-Bernstein 2003, Lüdtke 2010, Maihack & Baumgartner 2014, Wanetschka 2015).

Dabei ist auffallend, dass die *Bedeutung der sprachtherapeutischen Beziehung* in verschiedenen Interventionstraditionen und Fachgebieten unterschiedlich akzentuiert und gewichtet wird. Auf der einen Seite wird eine positive Beziehung als ein Hilfsmittel verstanden, das die Bereitschaft zur Mitarbeit in fordernden Lern- und Übungssituationen unterstützt. Duchan und Kovarsky (2011) bezeichnen dieses Beziehungsverständnis pointiert als Schmierstoff (»lubricant«) für die eigentliche sprachtherapeutische Arbeit. Auf der anderen Seite stehen Verfahren, die die sprachtherapeutische Beziehung als einen Entwicklungsraum betrachten, der sprachlich-kommunikative, aber auch emotionale Veränderungsprozesse ermöglicht und unterstützt. Baumgartner (2008, 171 f.) beschreibt die Methodenwahl als ausschlaggebend für die Gewichtung der sprachtherapeutischen Beziehung und stellt

2 »...« im Zitat kennzeichnet Pausen (keine Auslassungen).

dabei hochstrukturierte Übungsprogramme kindzentriert-kommunikativen Methoden gegenüber. Hansen (2009, 288 ff.) diskutiert den Einfluss der Ausrichtung einer sprachtherapeutischen Intervention innerhalb des breiten Spektrums möglicher Veränderungsaufgaben.

In der sprachtherapeutischen Literatur finden sich einzelne Ansätze, die die spezifische Bedeutung der Beziehung in der Sprachtherapie auf der Basis theoretischer Modelle der Kommunikation und Sprachentwicklung diskutieren und begründen. Einen grundlegenden Beitrag leistet Katz-Bernstein, die u. a. bindungstheoretische Erkenntnisse aufnimmt und von einer verschränkten Entwicklung der Sprache und der persönlichen Identität ausgeht (Katz-Bernstein 2003). Lüdtke entwickelt die besondere Bedeutung der sprachtherapeutischen Beziehungsqualität aus neurowissenschaftlichen und linguistischen Erkenntnissen zum Verhältnis von Emotion und Sprache (Lüdtke 2006, 2010). Duchan (2011) analysiert den Einfluss unterschiedlicher Kommunikationsmodelle auf das Verständnis und die Gewichtung von Emotionen in der sprachtherapeutischen Beziehung.

In die Diskussion um die *sprachtherapeutische Beziehungsgestaltung* sind in den vergangenen Jahrzehnten wichtige Impulse von Sprachtherapeutinnen eingebracht worden, die auf der Basis persönlicher Qualifikationen psychotherapeutische Zugänge für die sprachtherapeutische Praxis und Ausbildung fruchtbar machen. Im Mittelpunkt der Arbeit von Wanetschka (2015) steht dabei der Umgang mit Kontakt und Widerstand aus einer humanistischen und systemischen Perspektive: Durch das Wahrnehmen, Anerkennen und Respektieren von Abwehr und Grenzen kann in der sprachtherapeutischen Beziehung ein Schutzraum entstehen, der es Patienten ermöglicht, ihre eigene Bedürfnislage zu erkennen, Unsicherheit zu riskieren, Veränderungen geschützt zu erproben und umzusetzen. Katz-Bernstein und Subellok leiten u. a. das Konzept des »safe-place« aus der integrativen Therapie ab, um (mutistischen) Kindern einen sicheren und geschützten Beziehungs- und Entwicklungsraum zu eröffnen (Gahleitner et al. 2013, Katz-Bernstein 2011, Subellok et al. 2012). Die therapeutische Zuversicht und das Zutrauen in eine positive Entwicklung des Kindes und seines Umfelds werden als weitere zentrale Grundlagen der Beziehungsgestaltung thematisiert (vgl. auch Feldmann et al. 2011). Clausen-Söhngen (2009a) stützt sich in der Entwicklung einer partnerschaftlichen Arbeitsbeziehung auf Ansätze der Transaktionsanalyse: Veränderungen sind auf der Basis einer Beziehung erreichbar, in der Patienten sich über die aktuelle Einschränkung hinaus als eigenverantwortliche Menschen – u. a. mit ihrer spezifischen Form des Kontaktangebots – gesehen, angenommen und angesprochen fühlen.

Neben diesen Ansätzen finden sich – insbesondere in den Fachgebieten Dysphonie, Stottern und Mutismus – Interventionskonzepte, die maßgeblich von Psychologen entwickelt wurden. Die Beziehungsgestaltung orientiert sich hier an tiefenpsychologischen (z. B. Kollbrunner 2006, Kollbrunner et al. 2011) und verhaltenstherapeutischen (z. B. von Tilling et al. 2012) Grundlagen.

Jenseits vielfältiger theoretischer Perspektiven betonen alle Ansätze die Bedeutung der *therapeutischen Selbsterfahrung und Reflexion* als Basis einer professionellen Begegnung. Die Auseinandersetzung mit eigenen Erfahrungen und Verhaltensweisen im Kontakt, in Beziehungen und Konfliktsituationen wird als grundlegend für die Gestaltung (herausfordernder) sprachtherapeutischer Beziehungen betrachtet. Die fortgesetzte Reflexion des Kontakts im individuellen Therapieprozess gilt als zentraler Ausgangspunkt therapeutischen Handelns (Baumgartner 2008, 172 f., Clausen-Söhngen 1999, Katz-Bernstein 2003). In der Entwicklung sprachtherapeutischer Beziehungskompetenz werden der Ausbildung (Clausen-Söhngen 2012, Wanetschka 2015), aber auch der berufsbegleiteten Weiterbildung, Supervision (Walpen 2010) und Intervision (Culp & Berding 2014, Koch 2014, Subellok & Katz-Bernstein 2006) eine entscheidende Rolle zugewiesen. Als Hilfestellung zur Reflexion hat sich in den vergangenen Jahren u. a. das Konzept des Interaktiven Reasoning etabliert (Feiler 2003, Rathey-Pötzke 2011).

Die Ergebnisse einer Feldforschungsstudie zeigen, dass der Reflexion und Regulation eines als angemessen erlebten Kontakts nicht nur in Ausbildungsprozessen, sondern auch im Praxisalltag ein hoher Stellenwert zukommt (Hansen 2009). Sprachtherapeutinnen setzen vielfältige Aktivitäten ein, um einen Kontakt herzustellen und zu sichern, der die gemeinsame Arbeit im Therapieprozess unterstützt oder zumindest nicht behindert. Auf der Basis umfangreicher Beobachtungs- und Interviewdaten unterscheidet Hansen (2009, 116 ff.) vier grundlegende Handlungsmuster – Höflichkeitsarbeit, Einstellungsarbeit, Wertschätzungsarbeit und Grenzarbeit.

Trotz der Bedeutung, die der Qualität der Beziehung in Forschung und Praxis (Ebert & Kohnert 2010, Hansen 2009), aber auch aus Sicht erwachsener und kindlicher Patienten (Dehn-Hindenberg 2010a, Fourie 2009, 2011, Hammer 2013) zugewiesen wird, finden sich in der sprachtherapeutischen Literatur bisher nur wenig Ansätze einer *empirischen Untersuchung*. Das gilt auch für die in der Praxis häufig thematisierte Frage der Abgrenzung der sprachtherapeutischen gegenüber der psychotherapeutischen Beziehungsqualität und -gestaltung (Schwarz 2001). Die sprachtherapeutische Wirkungsforschung konzentriert sich seit vielen Jahrzehnten auf methodisch-technische Aspekte. Studien zur Wirkung einer als positiv erlebten Beziehung auf den Verlauf und das Ergebnis einer Therapie sind bisher nur vereinzelt realisiert worden (Maihack & Baumgartner 2014).

2.2 Qualität und Gestaltung eines partnerschaftlichen Therapieprozesses

Ebenso wie in den Bezugswissenschaften werden auch in der sprachtherapeutischen Diskussion Menschen mit (sprachlich-kommunikativen) Beeinträchtigungen in wachsendem Maße als partnerschaftliches Gegenüber im Interventionsprozess verstanden. Katz-Bernstein verzeichnet 2003 die Zuschreibung von »Mündigkeit, Mitspracherecht und Kooperation« als aktuelle Entwicklung. Gleichzeitig betont sie die Notwendigkeit, die »konkrete Asymmetrie zwischen den empfangenden Betreuten und den dienstleistenden, professionell-kundigen, gebenden Betreuern« aktiv zu reflektieren (Katz-Bernstein 2003, 71). Ein wichtiger Impuls für das sich wandelnde Verständnis der Patientenrolle in der Sprachtherapie ist die 2001 durch die WHO verabschiedete Internationale Klassifikation der Funktionsfähigkeit, Behinderung und Gesundheit (ICF). Der auf der ICF basierende Auftrag, Betroffene darin zu unterstützen, ihr Leben selbstbestimmt zu gestalten und an für sie wichtigen Lebensbereichen kommunikativ teilzuhaben, erfordert eine intensive Auseinandersetzung mit der jeweils individuellen Perspektive und Lebenssituation. Korntheuer et al. (2014, 11) fassen die damit verbundene Ausrichtung in einer aktuellen Veröffentlichung zur sprachtherapeutischen Anamnese zusammen. Sie gehen von einer Grundhaltung aus, die auf der Basis fundierten Fachwissens »den Hilfesuchenden als Experten für sich und seine Ziele anerkennt, ihn und seine Ressourcen aktiv beteiligt, ihn in der Verantwortung belässt und mit ihm gemeinsam Wege und Ziele erarbeitet«.

Der folgende Abschnitt skizziert ausgewählte, aktuelle Handlungsansätze, die eine kooperative Zusammenarbeit zwischen Sprachtherapeutin und Patient unterstützen sollen. Die Darstellung konzentriert sich dabei weitgehend auf den deutschsprachigen Raum. Als Strukturierungshilfe dient ein Phasenmodell der sprachtherapeutischen Intervention: Der Therapieprozess wird als kontinuierlich zwischen den Akteuren ausgehandelter Prozess der Problemlösung konzeptualisiert (► Abb. 1):

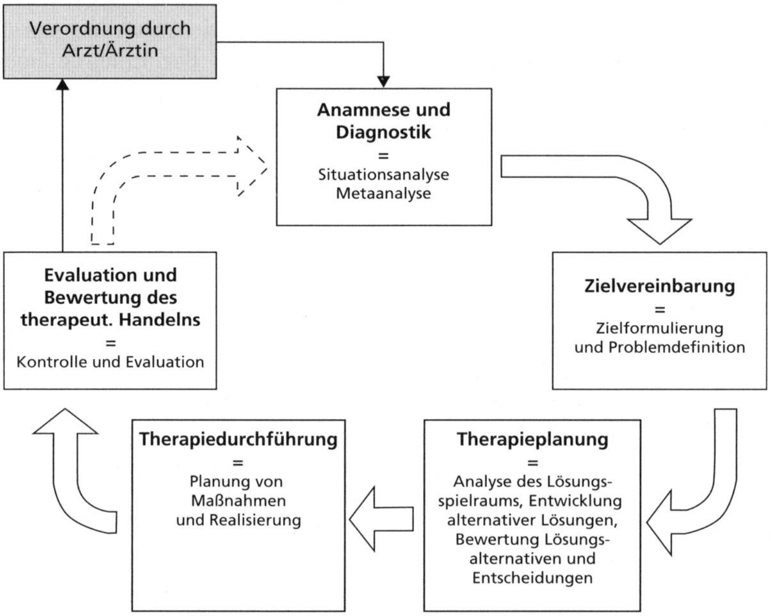

Abb. 1: Logopädischer Behandlungsprozess auf Grundlage des Problemlösungsprozesses (Dehn-Hindenberg & Rautenberg 2009, 13)

Wichtig ist, zu berücksichtigen, dass das Modell vereinfachend von einem linearen Verlauf ausgeht. In der Praxis ist Sprachtherapie vielfach durch einen »zirkulär angelegten Ablauf mit offenem Ausgang bzw. unsicherer Prognose« (Bröckel & Hansen 2011, 16) gekennzeichnet, der eine wiederholte Abstimmung erforderlich macht. Das Verständnis der Sprachtherapie als gemeinsamen Problemlösungsprozess betont die aktive Rolle des Patienten in der Analyse der Ausgangssituation, der Definition von Zielsetzungen, der Auswahl und Bewertung von Vorgehensweisen und Veränderungen. Die Sprachtherapeutin ist ihrerseits gefordert, den Patienten und oftmals auch sein Umfeld gezielt und aktiv darin zu unterstützen, Kenntnisse, Ressourcen, Erfahrungen, Bedürfnisse und Interessen einzubringen. Als zentrale Voraussetzung gilt in der Literatur eine bedürfnis- und ressourcenorientierte therapeutische Haltung. Beratungswissen und -erfahrung sowie eine patientenorientierte Gesprächsführung bzw. Gesundheitskommunikation werden als grundlegende sprachtherapeutische Kompetenzen verstanden (Büttner & Quindel 2013, Dehn-Hindenberg 2010b; siehe Grohnfeldt, »Beratung und Gesprächsführung in der Sprachtherapie«, in diesem Band; Iven 2000, Wanetschka 2015).

Anamnese und Diagnostik = Situationsanalyse

Grundlegend für das Modell einer gemeinsamen Problemlösung ist der Gedanke, Patienten bereits in der Phase der Anamnese und Diagnostik in ihrer aktiven Rolle bei der Analyse der aktuellen Situation zu unterstützen. Sie werden dabei als Experten ihrer Lebenssituation und der damit verbundenen Ressourcen und Möglichkeiten, aber auch Herausforderungen und Problemlagen wahrgenommen. Ein wesentliches Ziel besteht darin, die erlebte Problematik und die damit verbundenen Erklärungsansätze und Anliegen aufzunehmen. Um Patienten in der Darstellung ihrer Perspektiven zu unterstützen, empfehlen beispielsweise Korntheuer et al. (2014, 27 ff.) neben geschlossenen Informationsfragen, offene Fragen zu stellen und Raum für detaillierte Antworten, z. B. zum Anliegen und zu wichtigen Alltagssituationen, zu schaffen. Sie raten darüber hinaus, eindeutige, verständliche und nichtsuggestive Fragen zu stellen, diese in den Gesprächskontext einzubinden und ihre Bedeutung für den Patienten transparent zu machen. Unterstützt durch eine wertschätzende und akzeptierende Haltung gelten diese Fragetechniken als eine wichtige Komponente in der Entwicklung einer vertrauensvollen Arbeitsbeziehung.

Das Bemühen, Raum für das Expertenwissen der Patienten und ihrer nahen Bezugspersonen zu schaffen, muss in der sprachtherapeutischen Praxis mit den Anforderungen einer – so weit als möglich – standardisierten Diagnostik und normbezogenen Klassifikation von Beeinträchtigungen vermittelt werden. Sprachtherapeutinnen sind gefordert, Diagnostiksituationen so zu gestalten, dass die vielfach unvermeidbare Konfrontation mit Defiziten und Problemlagen nicht als bloßstellend oder bedrohlich erlebt wird. Als zentrale Empfehlung wird in der Literatur eine ressourcenorientierte, diagnostische Haltung formuliert, die aktiv und gezielt bemüht ist, die Ressourcen des Patienten und seines Umfelds aufzudecken und als zentrale Ansatzpunkte für eine positive Entwicklung sichtbar werden zu lassen (Baumgartner 2008, 179 ff., Berg 2014, Grohnfeldt 2002, 20 f.).

Zielvereinbarung = Problemdefinition und Zielformulierung

Die Idee einer gemeinsamen Problemdefinition und Zielformulierung geht davon aus, dass das in einer Sprachtherapie zu bearbeitende Problem und die damit verbundenen Zielsetzungen sich nicht aus Diagnostikergebnissen und anamnestischen Informationen ableiten lassen, sondern zwischen den Beteiligten ausgehandelt und vereinbart werden. In der Sprachheilpädagogik wird die Bedeutung der Patientenperspektive seit vielen Jahrzehnten mit dem Konzept der Lebensbedeutsamkeit einer Störung thematisiert.

Auch im Prozess der Problem- und Zieldefinition liegt eine zentrale Aufgabe der Sprachtherapeutin darin, Patienten und ggf. ihre Bezugspersonen durch eine patientenorientierte Gesprächsführung darin zu unterstützen, die eigenen Perspektiven zu entwickeln, einzubringen und abzustimmen. Grötzbach (2010) betont die Bedeutung eines therapeutischen Zielsetzungskonzeptes, das zwischen kurz-, mittel- und langfristigen Zielen auf der Ebene der verschiedenen ICF-Komponenten unterscheidet. Kurz- und mittelfristige Ziele sollten möglichst spezifisch und messbar definiert werden, um Patient und Therapeutin eine gemeinsame Bewertung der erreichten Fortschritte zu ermöglichen. Grötzbach (2010) und Beushausen (2009) empfehlen dazu den Einsatz der SMART-Regel und des goal attainment scaling (GAS). Konkrete Vorschläge für messbare, aktivitätsorientierte Ziele macht der Arbeitskreis Aphasie (2013). Für die Entwicklung von Aktivitäts- und Partizipationszielen mit von Aphasie betroffenen Menschen und ihren Angehörigen ist darüber hinaus vorgeschlagen worden, Erzählungen über wichtige und als problematisch erlebte Kommunikationssituationen gezielt anzuregen und als Ausgangspunkt für die Abstimmung individueller Therapieziele zu nutzen (Hansen & Schneider 2014, Pfeiffer & Schillikowski 2015).

Als besondere Anforderung werden in der sprachtherapeutischen Literatur die Abstimmung mit kognitiv beeinträchtigten Patienten (Stanschus & Burek 2009, 267 ff.) und die Vermittlung zwischen unterschiedlichen Vorstellungen über die erreichbaren Ziele diskutiert (Büttner & Quindel 2013, 164 ff., Hansen 2009, 177 ff.). Als weitere zentrale Herausforderung gilt die Arbeit mit Patienten, deren Motivation für eine Veränderung ungeklärt oder ambivalent ist. Basierend auf gesundheitspsychologischen Modellen, wird die Notwendigkeit hervorgehoben, Patienten in den verschiedenen Phasen einer Veränderung – z. B. der Absichtsbildung – wahrzunehmen und gezielt zu unterstützen (Commer 2009, Dehn-Hindenberg 2010b, 117 ff.). Einen konkreten Vorschlag für die Klärung der Motivation und den Umgang mit Ambivalenz bietet der Ansatz der Motivierenden Gesprächsführung (Motivational Interviewing), der u. a. an der Stärkung der Änderungszuversicht arbeitet (Commer 2009, Paarz & Beushausen 2015). Ein weiterer Zugang zu einer expliziten Zielvereinbarung ist das u. a. aus der Transaktionsanalyse übertragene Vertragskonzept, welches grundlegend von einer intensiven motivationalen Klärung und einer geteilten Verantwortung für den Therapieprozess ausgeht (Clausen-Söhngen 2009a, 2009b, Sandrieser & Schneider 2008, 110 ff.). Neben dem angestrebten Ergebnis werden im schriftlichen oder mündlichen Behandlungs- oder Beratungsvertrag auch Absprachen darüber festgehalten, was die Therapeutin, der Patient und ggf. Bezugspersonen tun werden und welche Unterstützung wichtig ist, um die gemeinsamen Ziele zu erreichen. Vertragsveränderungen sind im Therapieverlauf jederzeit nach Absprache möglich (vgl. auch Katz-Bernstein 2003, 78). Nerz erfragt ergänzend in der täglichen Zusammenarbeit die Wünsche und Ideen ihrer Patienten und schließt auf dieser Basis kurzfristige »Stundenverträge« (Nerz 2008, 32).

Therapieplanung = Analyse und Bewertung von Lösungsalternativen und Entscheidung

Transparenz und Abstimmung des geplanten Vorgehens stehen auch im Mittelpunkt weiterer sprachtherapeutischer Ansätze einer kooperativen Therapieplanung. Insbesondere das Konzept der Evidenzbasierten Praxis hat in den vergangenen Jahren Patientenpräferenzen als eine zentrale Komponente in der Auswahl von – im Idealfall in ihrer Wirksamkeit überprüften – Behandlungsverfahren stark gemacht (Beushausen & Grötzbach 2011). Umfassende und verständliche Informationen sollen Patienten eine informierte Zustimmung ermöglichen und sie darin unterstützen, ihre Perspektive in die Auswahl von Behandlungsalternativen einzubringen. Sandrieser (2009, 165 ff.) verdeutlicht dieses Vorgehen anhand alternativer Verfahren der direkten Therapie bei kindlichem Stottern. Orientiert am Konzept des Shared Decision-Making entwickelt Ruff (2013) eine Entscheidungshilfe, um die Diskussion über Alternativen und Präferenzen in der Stotterbehandlung mit Erwachsenen medial zu unterstützen. Dehn-Hindenberg (2010b, 34) zeigt auf der Basis einer Befragung, dass nicht alle Patienten gleichberechtigt an der Entscheidung über das methodische Vorgehen beteiligt werden möchten und auch in dieser Hinsicht eine aufmerksame Wahrnehmung von Präferenzen erforderlich ist.

Therapiedurchführung = Planung und Realisierung von Maßnahmen

Eine zentrale Herausforderung sprachtherapeutischer Arbeit liegt in der Sicherung und Aufrechterhaltung einer kooperativen Zusammenarbeit im Verlauf der Therapie. Das gilt insbesondere dann, wenn (explizit oder implizit) erwartete Fortschritte nicht eintreten, Veränderungen stagnieren oder Rückschritte erkennbar sind. Vielfach sind hier ein intensiver Austausch über die wahrgenommene Entwicklung sowie eine erneute Zielabstimmung, motivationale Klärung und Ressourcenaktivierung notwendig. Aber auch in Behandlungen, die den Fortschrittsperspektiven der Beteiligten entsprechen, sind die Akteure gefordert, innerhalb und außerhalb des Therapieraums Motivation und Aktivität aufrechtzuerhalten.

Ebenso wie in der Zielvereinbarung und der Auswahl von Behandlungsverfahren wird auch in der Therapiedurchführung ein hohes Maß an Patientenorientierung, Transparenz und Mitgestaltung empfohlen (Baumgartner 2008, 191 f., Dehn-Hindenberg 2010b, 34 f., Hammer 2013). Für die Artikulationstherapie liefern Günther und Hautvast (2009) ein konkretes Beispiel, indem sie Eltern und Kinder u. a. in die Rangordnung von Therapiezielen einbeziehen und gemeinsam über die Häufigkeit, den Zeitpunkt und die Form der Hausaufgaben entscheiden (vgl. zur Gestaltung therapeutischer Hausaufgaben auch Wendlandt 2002, Hammer 2013). Weiss (2002) diskutiert Möglichkeiten, Kinder in die Planung einer phonologischen Therapie aktiv einzubeziehen und in ihrem Bewusstsein für ihr eigenes Veränderungspotenzial zu stärken. In der sprachtherapeutischen Praxis entwickeln Therapeutinnen und Patienten vielfach Routinen in der Gestaltung von Therapiesitzungen, die Orientierung vermitteln und Mitsprache organisieren, wie z. B. die Auswahl eines Spiels am Ende einer Kindertherapie (Hansen 2009, 226). Rituale und Routinen kennzeichnen auch die in der Praxis häufig zu beobachtende Aushandlung einer von beiden Seiten als angemessen erlebten Balance zwischen Anforderung und Spiel (Hansen 2009, 248 ff.). Katz-Bernstein (2003, 80 f.) betont die Bedeutung eines anspornenden, aber nicht überfordernden Anforderungsniveaus, das den Fähigkeiten und Aufmerksamkeitsgrenzen des Patienten gerecht wird. Erfolge zu ermöglichen, hervorzuheben und sichtbar zu machen, aber auch Misserfolge auszugleichen und zu dosieren, sind grundlegende Formen therapeutischer »Erfolgsarbeit« (Hansen 2009, 230), die eingesetzt werden, um Kooperationsfähigkeit und -bereitschaft zu stützen.

Ein weitverbreiteter Ansatz zur Sicherung der aktiven Mitarbeit ist eine an den Interessen und Alltagserfahrungen erwachsener und kindlicher Patienten orientierte Gestaltung von Übungs- und Spielformaten (Wildegger-Lack & Reber 2015, 331). Hansen (2009, 241 ff.) beschreibt das »Verpacken« von Anforderungen in attraktive Spielkontexte als häufige sprachtherapeutische Alltagspraxis in übungsorientierten Kindertherapien. Ein attraktiver Spiel- oder Gesprächskontext entsteht dabei insbesondere auch durch Spaß, Kontakt, Kreativität und geteiltes Interesse in der Interaktion zwischen Therapeutin und Patient. In der Arbeit mit Kindern nutzen Sprachtherapeutinnen zudem oftmals Belohnungen, um die Mitarbeit zu unterstützen, z. T. auch in Form eines gezielten verhaltenstherapeutisch basierten Kontingenzmanagements (Günther & Hautvast 2009). Die Arbeit in Gruppensettings (Masoud 2009), aber auch die tiergestützte Sprachtherapie (Nutsch et al. 2013) und die Integration eines intergenerationellen Kontakts in die Aphasietherapie (Mantie-Kozlowski & Smythe 2014) bieten Möglichkeiten der Erweiterung des Interaktionsangebots.

Evaluation des Therapieprozesses = Kontrolle und Bewertung

Die kooperative Gestaltung der Evaluation der Intervention und der damit ggf. verbundenen Entscheidung über das Ende der Zusammenarbeit werden in der sprachtherapeutischen Literatur noch wenig thematisiert. Der kontinuierliche Austausch über die Fortschrittsentwicklung und bilanzierende Gespräche sind häufige sprachtherapeutische Zugänge, um eine gemeinsame Ausrichtung auch in der Entscheidung über den Abschluss einer Intervention zu ermöglichen (Büttner & Quindel 2013, 170 f., Hansen 2009, 210 ff.). Hershs qualitative Studie zum Abschluss von Aphasietherapien verdeutlicht gleichzeitig, dass Patienten den Entscheidungsprozess vielfach als einseitig und intransparent erleben (Hersh 2009).

Spezifische Zielvereinbarungen gelten als wichtige Hilfestellung für eine gemeinsame Bewertung der erreichten Veränderungen und die Klärung des weiteren Vorgehens (Grötzbach 2010). Für die Stottertherapie empfehlen Braun und Marti (2015) eine auf fallbezogene Kriterien gestützte gemeinsame Diskussion und die gezielte, didaktische Gestaltung des Therapieendes. Angebote zur Nachsorge und das Festhalten hilfreicher Methoden und Verhaltensweisen können einen ressourcenorientierten Abschluss der Therapie unterstützen (Wendlandt 2009).

3 Entwicklungsperspektiven

Die vorangegangene Darstellung zeigt die Vielfalt sprachtherapeutischer Zugänge und Handlungsansätze, verweist aber auch auf Entwicklungsperspektiven: In der Diskussion besteht weitgehender Konsens über die Bedeutung der Qualität der Beziehung und der Zusammenarbeit für den Verlauf und das Ergebnis sprachtherapeutischer Interventionen. Gleichzeitig gibt es in der deutschsprachigen, aber auch in der englischsprachigen Literatur bisher kaum empirische Arbeiten, die über den methodisch-technischen Aspekt hinaus nach Wirkzusammenhängen und Wirkungsnachweisen fragen. Die Auseinandersetzung mit allgemeinen Wirkfaktoren stellt eine zentrale Aufgabe und Herausforderung für die Sprachtherapieforschung dar. Methodisch bieten die experimentell-quantitative und die qualitative Psychotherapieforschung vielversprechende Anknüpfungspunkte.

Im Spektrum sprachtherapeutischer Interventionsverfahren findet sich eine Vielzahl von Ansätzen, die sich maßgeblich auf sprachsystematisch-linguistische Theoriegrundlagen stützt. Die Arbeit an der Gestaltung einer positiven Beziehung und kooperativen Zusammenarbeit ist demgegenüber theoretisch und konzeptionell wenig verankert. Gleichwohl sind Sprachtherapeutinnen gefordert, diese Arbeitsanteile in der praktischen Umsetzung der Verfahren zu leisten. Um diese Arbeit zu unterstützen, ist eine Integration u. a. motivations- und lernpsychologischer Erkenntnisse sowie psychologischer und pädagogischer Modelle der Beziehungsgestaltung in sprachtherapeutische Interventionsverfahren wegweisend. Die Entwicklung innovativer Interventionsverfahren ist hier auf eine intensive Rezeption aktueller Erkenntnisse insbesondere der Psychologie und Pädagogik angewiesen.

Neben der konzeptionellen Verankerung erfordert die Gestaltung kooperativer Therapieprozesse sozial-kommunikative und personale Kompetenzen. Diese Kompetenzen zu entwickeln ist eine grundlegende Aufgabe sprachtherapeutischer Ausbildung. Insbesondere die Hochschulen sind gefordert, Raum für die notwendige Selbsterfahrung und Selbstreflexion zu schaffen. Auch für die berufliche Praxis ist die Möglichkeit der Reflexion und Begleitung, z. B. durch Supervision und Intervision, grundlegend. Die Sprachtherapie steht vor der (politischen) Herausforderung, die Rahmenbedingungen der beruflichen Tätigkeit innerhalb des Gesundheitssystems entsprechend zu verändern.

Literatur

Arbeitskreis Aphasie (2013): Wort für Wort zurück ins Leben. ICF-basierte Therapieziele: Beispiele für die Aphasie. Herausgegeben vom Bundesverband für die Rehabilitation der Aphasiker e. V.

Bahr, R. & Lüdtke, U. (2005): Pädagogik. In: Grohnfeldt, M. (Hrsg.): Lehrbuch der Sprachheilpädagogik und Logopädie. Band 1: Selbstverständnis und theoretische Grundlagen (79–110). Zweite Auflage. Stuttgart: Kohlhammer.

Baumgartner, S. (2008): Kindersprachtherapie. Eine integrative Grundlegung. München: Ernst Reinhardt.

Berg, M. (2014): Diagnostik. In: Grohnfeldt, M. (Hrsg.): Grundwissen der Sprachheilpädagogik und Sprachtherapie (342–346). Stuttgart: Kohlhammer.

Beushausen, U. (2009): Therapeutische Entscheidungsfindung in der Sprachtherapie. Grundlagen und 14 Fallbeispiele. München: Urban & Fischer.

Beushausen, U. & Grötzbach, H. (2011): Evidenzbasierte Sprachtherapie. Grundlagen und Praxis. München: Urban & Fischer.

Borgetto, B. & Siegel, A. (2009): Gesellschaftliche Rahmenbedingungen der Ergotherapie, Logopädie und Physiotherapie. Ein Einführung in sozialwissenschaftliche Grundlagen beruflichen Handelns. Bern: Huber.

Böhle, F., Stöger, U. & Weihrich, M. (2015): Interaktionsarbeit gestalten. Vorschläge und Perspektiven für humane Dienstleistungsarbeit. Berlin: edition sigma.

Böhle, F. & Weishaupt, S. (2003): Unwägbarkeiten als Normalität – die Bewältigung nichtstandardisierbarer Anforderungen in der Pflege durch subjektivierendes Handeln. In: Büssing, A. & Glaser, J. (Hrsg.): Dienstleistungsqualität und Qualität des Arbeitslebens im Krankenhaus (149–162). Göttingen: Hogrefe.

Braun, W.G. & Marti, E. (2015): Alles hat eine Ende – auch die Stottertherapie? Methodische Bausteine für einen erfolgreichen Therapieabschluss. Forum Logopädie 29, 2, 20–26.

Bröckel, M. & Hansen, H. (2011): Kompliziert oder komplex? Eine Analyse logopädischer Interventionsprozesse. Eröffnungsvortrag des 40. dbl-Kongresses in Karlsruhe. Forum Logopädie 25, 5, 14–19.

Büssing, A. & Glaser, J. (2003): Interaktionsarbeit in der personenbezogenen Dienstleistung. In: Büssing, A. & Glaser, J. (Hrsg.): Dienstleistungsqualität und Qualität des Arbeitslebens im Krankenhaus (131–148). Göttingen: Hogrefe.

Büttner, C. & Quindel, R. (2013): Gesprächsführung und Beratung. Sicherheit und Kompetenz im Therapiegespräch. Zweite Auflage. Berlin, Heidelberg: Springer.

Clausen-Söhngen, M. (1999): Transaktionsanalyse in der Logopädie: Modelle, Anwendung, Nutzen. Forum Logopädie 6, 17–24.

Clausen-Söhngen, M. (2009a): Auf Augenhöhe. Das Vertragskonzept aus der Transaktionsanalyse in der logopädischen/sprachtherapeutischen Therapie. L.O.G.O.S. interdisziplinär 17, 2, 100–105.

Clausen-Söhngen, M. (2009b): Entscheidungsfindung bei hyperfunktioneller Dysphonie. In: Beushausen, U. (Hrsg.): Therapeutische Entscheidungsfindung in der Sprachtherapie (299–312). München: Urban & Fischer.

Clausen-Söhngen, M. (2012): Ausbildungssupervision – (Ein)Blick in drei Ebenen. Therapie Lernen 1, 1, 38–47.

Commer, A. (2009): Mehr Therapieerfolg durch Motivierende Gesprächsführung. Forum Logopädie 23, 5, 18–21.

Culp, C. & Berding, J. (2014): Kollegiale Beratung im Kontext von Logopädie und Ergotherapie –

Eine Hilfe zur Schulung von Clinical Reasoning-Kompetenzen und zum lebenslangen Lernen. Forum Logopädie 28, 5, 16–21.

Damm, L., Habeler, U., Habeler, W. & Leiss, U. (2014): Mit Kindern und Jugendlichen reden. Kommunikation als Chance für Partizipation. Pädiatrie & Pädologie, Suppl. 1, 49, 36–41.

Dehn-Hindenberg, A. (2010a): Versorgungsqualität aus der Nutzerperspektive: Der Einfluss von Alter und Geschlecht auf die Bedürfnisse von Patienten im Kontext patientenorientierter Interaktion. Das Gesundheitswesen 72, 399–403.

Dehn-Hindenberg, A. (2010b): Gesundheitskommunikation im Therapieprozess. Idstein: Schulz-Kirchner.

Dehn-Hindenberg, A. & Rautenberg, C. (2009): Kommunikation als Gegenstand logopädischer Behandlungsprozesse. Grundlagen. Studienbrief 01-0702-201-1, Hamburger Fern-Hochschule.

Deutz, W. (2010): Interkulturelles Kooperationsmanagement. Struktur, konzeptionelle Gestaltung und empirische Untersuchung grenzüberschreitender Kooperationen im Gesundheitswesen. Frankfurt am Main: Peter Lang.

Duchan J. F. (2011): How conceptual frameworks influence discovery and depictions of emotions in clinical relationships. Topics in Language Disorders 31, 4, 300–309.

Duchan, J. F. & Kovarsky, D. (2011): Foreword. Rapport and Relationships in Clinical Interactions. Topics in Language Disorders 31, 4, 297–299.

Dunkel, W. & Rieder, K. (2003): Interaktionsarbeit zwischen Konflikt und Kooperation. In: Büssing, A. Glaser, J. (Hrsg.): Dienstleistungsqualität und Qualität des Arbeitslebens im Krankenhaus (163–180). Göttingen: Hogrefe.

Ebert, K. D. & Kohnert, K. (2010): Common factors in speech-language treatment: An exploratory study of effective clinicians. Journal of Communication Disorders 43, 133–147.

Elwyn, G., Frosch, D., Thomson, R., Joseph-Williams, N., Lloyd, A., Kinnersley, P., Cording, E., Tomson, D., Dodd, C., Rollnick, S, Edwards, A. & Barry, M. (2012): Shared Decision Making: A Model for Clinical Practice. Journal of General Internal Medicine 27, 10, 1361–1367.

Emanuel, E. J. & Emanuel, L. L. (1992): Four models of the physician-patient relationship. Journal of the American Medical Association 267, 16, 2221–2226.

Epstein, R. M. & Street, R. L. (2011): The Values and Value of Patient-Centered Care. Annals of Family Medicine 9, 2, 100–103.

Ernst, J., Schwarz, R. & Wiemers, C. (2004): Die Arzt-Patient-Beziehung im Wandel – Empirische Befunde zur Entscheidungsteilhabe von Tumorpatienten. WSI-Mitteilungen 1, 19–27.

Faller, H. (2011): Patientenschulung und Empowerment in der medizinischen Rehabilitation. Public Health Forum 19, 4, 28.e1-28.e3.

Feiler, M. (2003): Klinisches Reasoning in der Ergotherapie. Überlegungen und Strategien therapeutischen Handelns. Berlin: Springer.

Feldmann, D., Kopf, A. & Kramer, J. (2011): KoMut – Kooperative Mutismustherapie: Konzept einer handlungsorientierten Therapie für Kinder mit selektivem Mutismus. Sprachheilarbeit, 3, 150–156.

Fong Ha, J. & Longnecker, N. (2010): Doctor-Patient Communication: A Review. The Ochsner Journal 10, 1, 38–43.

Fourie, R. J. (2009): Qualitative study of the therapeutic relationship in speech and language therapy: perspectives of adults with acquired communication and swallowing disorders. International Journal of Language & Communication Disorders 44, 6, 979–999.

Fourie, R. J., Crowley, N. & Oliviera, A. (2011): A qualitative exploration of therapeutic relationships from the perspective of six children receiving speech-language therapy. Topics in Language Disorders, 31, 4, 310–324.

Freidson, E. (1962): Dilemmas in the Doctor-Patient-Relationship. In: Rose, A. (ed.): Human Behaviour and Social Processes. An Interactionist Approach (207–224). London: Routledge & Kegan Paul.

Gahleitner, S. B., Katz-Bernstein, N. & Pröll-List, U. (2013): Das Konzept des »Safe Place« in Theorie und Praxis der Kinder- und Jugendlichenpsychotherapie. E-Journal für biopsychosoziale Dialoge in Psychotherapie, Supervision und Beratung 2, 165–185.

Göpfert, M. & Castello, A. (2004): Kinder kennen lernen: Eine schulenübergreifende Betrachtung des Aufbaus einer »positiven Beziehung« zwischen Therapeut/innen und Kindern. Verhaltenstherapie und psychosoziale Praxis 3, 4, 835–844.

Grötzbach, H. (2010): Therapieziele definieren: paternalistisch oder partizipativ? L.O.G.O.S. interdisziplinär 18, 2, 119–126.

Grohnfeldt, M. (1996): Merkmale pädagogischer Sprachtherapie. In: Grohnfeldt, M. (Hrsg.): Handbuch der Sprachtherapie. Band 1: Grundlagen der Sprachtherapie (13–31). Berlin: Marhold.

Grohnfeldt, M. (2002): Diagnostik, Prävention und Evaluation in der Sprachheilpädagogik und Logopädie. In: Grohnfeldt, M. (Hrsg.):

Lehrbuch der Sprachheilpädagogik und Logopädie. Band 3: Diagnostik, Prävention und Evaluation (17–28). Stuttgart: Kohlhammer.

Gross, P. & Badura, B. (1977): Sozialpolitik und Soziale Dienste: Entwurf einer Theorie personenbezogener Dienstleistungen. In: Ferber, C. & Kaufmann, F.-X. (Hrsg.): Soziologie und Sozialpolitik (361–385). Kölner Zeitschrift für Soziologie und Sozialpsychologie, Sonderheft 19.

Gross, P. & Honer, A. (1991): Probleme der Dienstleistungsgesellschaft als Herausforderung für die qualitative Forschung. In: Flick, U., Kardoff, E. von, Keupp, H., Rosenstiel, L. von & Wolff, S. (Hrsg.): Handbuch Qualitative Sozialforschung. Grundlagen, Konzepte, Methoden und Anwendungen (320–323). München: Psychologie Verlags Union.

Günther, T. & Hautvast, S. (2009): Ergänzung der klassischen Artikulationstherapie durch Kontingenzmanagement und Shared-Decision-Making: eine Therapieeffektstudie. Sprache – Stimme – Gehör, 33, 9–15.

Hacker, W. (2009): Arbeitsgegenstand Mensch: Psychologie dialogisch-interaktiver Erwerbsarbeit. Ein Lehrbuch. Lengerich: Pabst Science Publishers.

Hammer, S. (Hrsg.) (2013): Mein Patient macht nicht mit – was nun? Compliance als Schlüssel zum Therapieerfolg. Idstein: Schulz-Kirchner.

Hansen, H. (2009): Therapiearbeit. Eine qualitative Untersuchung der Arbeitstypen und Arbeitsmuster ambulanter logopädischer Therapieprozesse. Idstein: Schulz-Kirchner.

Hansen, H. (2010): Kooperation in der Sprachtherapie – Ergebnisse einer qualitativen Studie. L.O.G.O.S. interdisziplinär 4, 266–276.

Hansen, H. & Schneider, B. (2015): Qualitative Ansätze in der teilhabeorientierten Aphasie-Diagnostik: Kennzeichen und Anwendungen. Aphasie und verwandte Gebiete, 1, 3–12.

Hersh, D. (2009): How do people with aphasia view their discharge from therapy? Aphasiology 23, 3, 331–350.

Holm-Hadulla, R.M. (2000): Die therapeutische Beziehung. Psychotherapeut 45, 124–136.

Iven, C. (2000): Gemeinsam an Lösungen arbeiten. L.O.G.O.S. interdisziplinär 8, 2, 84–97.

Katz-Bernstein, N. (2003): Therapie aus pädagogisch-psychologischer Sicht. In: Grohnfeldt, M. (Hrsg.): Lehrbuch der Sprachheilpädagogik und Logopädie. Band 4: Beratung, Therapie und Rehabilitation (66–90). Stuttgart: Kohlhammer.

Katz-Bernstein, N. (2011): Selektiver Mutismus bei Kindern. Erscheinungsbilder, Diagnostik und Therapie. Dritte Auflage. München: Ernst Reinhardt.

Kelley, J. M., Kraft-Todd, G., Schapira, L., Kossowsky, J. & Riess, H. (2014): The Influence of the Patient-Clinician Relationship on Healthcare Outcomes: A Systematic Review and Meta-Analysis of Randomized Controlled Trials. PLOS ONE 9 (4), e94207.

Knebel, U. von (2004): Sprachheilpädagogik als Wissenschaft pädagogischer Praxis. In: Grohnfeldt, M. (Hrsg.): Lehrbuch der Sprachheilpädagogik und Logopädie. Band 5: Bildung, Erziehung und Unterricht (69–87). Stuttgart: Kohlhammer.

Koch, C. (2014): Das 9-Schritte-Modell zur Organisation und Durchführung von Intervision. Logos, 22 (2), 133–135.

Kollbrunner, J. (2006): Funktionelle Dysphonien bei Kindern. Ein psycho- und familiendynamischer Therapieansatz. Idstein: Schulz-Kirchner.

Kollbrunner, J., Fritschi, S., Zimmermann, A. & Seifert, E. (2011): Effekte einer psycho- und familiendynamisch konzipierten logopädischen Therapie. L.O.G.O.S. interdisziplinär 19, 1, 24–37.

Korntheuer, P., Gumpert, M. & Vogt, S. (2014): Anamnese in der Sprachtherapie. München, Basel: Ernst Reinhardt.

Kreß, H. (2012): Das Arzt-Patient-Verhältnis im Sinne patientenzentrierter Medizin. Ethische Grundlagen – heutige Schlussfolgerungen. Bundesgesundheitsblatt – Gesundheitsforschung – Gesundheitsschutz 55, 9, 1085–1092.

Kryspin-Exner, I. & Pintzinger N. (2010): Theorien der Krankheitsprävention und des Gesundheitsverhaltens. In: Hurrelmann, K., Klotz, T. & Haisch, J. (Hrsg.): Lehrbuch Prävention und Gesundheitsförderung (24–34). Bern: Huber.

Kuhlmann, E. (1999): Im Spannungsfeld zwischen Informed Consent und konfliktvermeidender Fehlinformation: Patientenaufklärung unter ökonomischen Zwängen. Ergebnisse einer empirischen Studie. Ethik in der Medizin 11, 146–161.

Kühn, H. (2003): Ethische Probleme der Ökonomisierung von Krankenhausarbeit. In: Büssing, A. & Glaser, J. (Hrsg.): Dienstleistungsqualität und Qualität des Arbeitslebens im Krankenhaus (77–98). Göttingen: Hogrefe Verlag.

Linderkamp, F. (2009): Operante Methoden. In: Schneider, S. & Margraf, J. (Hrsg.): Lehrbuch der Verhaltenstherapie. Band 3: Störungen im Kindes- und Jugendalter (209–220). Heidelberg: Springer.

Lüdtke, U. & Bahr, R. (2002): Verstehende Diagnostik individueller Sprachentwicklungsprozesse: Außensichten und Innensichten. In: Grohnfeldt, M. (Hrsg.): Lehrbuch der Sprachheilpädagogik und Logopädie. Band 3: Diagnostik, Prävention und Evaluation (129–147). Stuttgart: Kohlhammer.

Lüdtke, U. (2004): Emotionen im Unterricht – Theorie und Praxis einer Relationalen Didaktik im Förderschwerpunkt Sprache. In: Grohnfeldt, M. (Hrsg.): Lehrbuch der Sprachheilpädagogik und Logopädie. Band 5: Bildung, Erziehung und Unterricht (106–126). Stuttgart: Kohlhammer.

Lüdtke, U. M. (2006): Emotion und Sprache: Neurowissenschaftliche und linguistische Relationen. Die Sprachheilarbeit 51, 4, 160–175.

Lüdtke, U. M. (2010): Sprachdidaktiktheorie – Vom Sprachtherapeutischen Unterricht zur Relationalen Didaktik. Wie weiter in Zeiten der Inklusion? Zeitschrift für Heilpädagogik 61, 3, 84–96.

Maihack, V. & Baumgartner, S. (2014): Sprachtherapie – Wissenschaftlichkeit, Methodik, Praxis. In: Grohnfeldt, M. (Hrsg.): Grundwissen der Sprachheilpädagogik und Sprachtherapie (54–67). Stuttgart: Kohlhammer.

Mantie-Kozlowski, A. & Smythe, H. (2014): Introducing an intergenerational relationship to improve engagement in aphasia therapy. Aphasiology 28, 1, 49–61.

Masoud, V. (2009): Gruppentherapie bei neurologischen Sprachstörungen. Stuttgart: Thieme.

Nerz, V. (2008): Projektstudie Schriftspracherwerb. Unveröffentlichte Prüfungsleistung, Deutsche Gesellschaft für Transaktionsanalyse.

Nutsch, C., Domahs, F. & Kauschke, C. (2013): Ein Hund in der Sprachtherapie. Sprache – Stimme – Gehör 37, 203–204.

Ong, L. M. L., De Haes, J. C. J. M., Hoos, A. M. & Lammes, F. B. (1995): Doctor-Patient Communication: A Review of the Literature. Social Science and Medicine 40, 7, 903–918.

Paarz, L. & Beushausen, U. (2015): Motivational Interviewing in der Dysphaghietherapie. Forum Logopädie 29, 3, 20–25.

Palmowski, W. & Jakob, C. (2001): Sonderpädagogik als Dialog. Zeitschrift für Heilpädagogik 52, 11, 450–455.

Pearson, S. D. & Raeke, L. H. (2000): Patient's Trust in Physicians: Many Theories, Few Measures, and Little Data. Journal of General Internal Medicine 15, 509–513.

Pfammatter, M., Junghan, U. M. & Tschacher, W. (2012): Allgemeine Wirkfaktoren der Psychotherapie: Konzepte, Widersprüche und eine Synthese. Psychotherapie 17, 1, 17–31.

Pfeiffer, G. & Schillikowski, E. (2015). Partizipative Therapiezielentwicklung bei chronischer Aphasie. Ein Kommunikationsfragebogen als Grundlage des Zielgesprächs. Forum Logopädie 29, 2, 32–39.

Rathey-Pötzke, B. (2011): Entscheidungen im Therapieprozess – wie machen wir das eigentlich? Ein Blick auf Clinical Reasoning. Forum Logopädie 25, 5, 20–26.

Reich, K. (2005): Konstruktivistische Didaktik. Beispiele für eine veränderte Unterrichtspraxis. Schulmagazin 5 bis 10, 3, 5–8.

Rudolph, U. (2013): Motivationspsychologie kompakt. Weinheim: Beltz.

Ruff, M. (2013): Erstellung eines Decision Aids im Sinne des Shared Decision-Making-Konzepts für erwachsene Stotterpatientinnen/Stotterpatienten. Unveröffentlichte Bachelorarbeit, HAWK Hildesheim.

Sachse, R. (2006): Therapeutische Beziehungsgestaltung. Göttingen: Hogrefe.

Salmon, P. & Hall, G. M. (2004): Patient empowerment or the emperor's new clothes. Journal of the Royal Society of Medicine 97, 53–56.

Sandrieser, P. & Schneider, P. (2008): Stottern im Kindesalter. Zweite Auflage. Stuttgart: Thieme

Sandrieser, P. (2009): Direkte Therapie bei kindlichem Stottern. In: Beushausen, U. (Hrsg.): Therapeutische Entscheidungsfindung in der Sprachtherapie. Grundlagen und 14 Fallbeispiele (155–175). München: Urban & Fischer.

Scheibler, F. & Pfaff, H. (2003): Shared Decision-Making. Der Patient als Partner im medizinischen Entscheidungsprozess. Weinheim: Juventa.

Schnoor, H. (2005): Heilpädagogik als Dialog. Behindertenpädagogik 44, 385–394.

Schwarz, V. (2001): Betrachtungen zum therapeutischen Standort in der Logopädie. Forum Logopädie 6, 15, 24–29.

Schwarzer, R. (2001): Social cognitive factors in changing health-related behaviours. Current directions in Psychological Science 10, 47–51.

Schwarzer, R. (2004): Psychologie des Gesundheitsverhaltens. Einführung in die Gesundheitspsychologie. Göttingen: Hogrefe.

Sieber, H. (2014): Partizipation von Kindern im Gesundheitswesen. Die Artikel 4 und 5 der EACH-Charta – 25 Jahre danach. Pädiatrie & Pädologie, Suppl1, 49, 25–30.

Stanschus, S. & Burek, A. (2009): Klinische Entscheidungsfindung bei Dysphagie. In: Beushausen, U. (Hrsg.): Therapeutische Entscheidungsfindung in der Sprachtherapie. Grundlagen und 14 Fallbeispiele (249–281). München: Urban & Fischer.

Subellok, K. & Katz-Bernstein, N. (2006): Die unterstellte Resilienz. Wie eine Negativspirale in der Kooperation mit Eltern (nicht nur)

sprachauffälliger Kinder und Jugendlicher durchbrochen werden kann. L.O.G.O.S. interdisziplinär 14, 3, 164–172.

Subellok, K., Katz-Bernstein, N., Barfeck-Wichitill, K. & Starke, A. (2012): DortMuT (Dortmunder Mutismus-Therapie): eine (sprach)therapeutische Konzeption für Kinder und Jugendliche mit selektivem Mutismus. L.O.G.O.S. interdisziplinär 20, 2, 84–96.

Szasz, T. S. & Hollander, M. H. (1956): A Contribution to the Philosophy of Medicine. A. M. A. Archives of Internal Medicine 97, 585–592.

Tilling, J. von, Unger, J. P., Glück, C. W. & Guldenberg, W. von (2012): Kognitiv-verhaltenstherapeutische Bausteine in der Behandlung des chronischen Stotterns. Sprache – Stimme – Gehör 36, 40–45.

Thompson, T. L. (2001): Die Beziehung zwischen Patienten und professionellen Dienstleistern des Gesundheitswesens. In: Hurrelmann, K. & Leppin, A. (Hrsg.): Moderne Gesundheitskommunikation (73–93). Bern: Huber.

Walpen, S. (2010): Der Blick von außen. Supervision in der logopädischen Praxis. L.O.G.O.S. interdisziplinär 18 (3), 172–181.

Wanetschka, V. (2015): Der therapeutische Dialog. Umgang mit Kontakt und Widerstand. Bremer Modell. Band 7. Bremen: Edition HarVe.

Weiss, A. (2004): The child as agent for change in therapy for phonological disorders. Child Language Teaching and Therapy 20, 3, 221–244.

Welling, A. (2004): Kooperative Sprachdidaktik als Konzept sprachbehindertenpädagogischer Praxis. In: Grohnfeldt, M. (Hrsg.): Lehrbuch der Sprachheilpädagogik und Logopädie. Band 5: Bildung, Erziehung und Unterricht (127–146). Stuttgart: Kohlhammer.

Wendlandt, W. (2002): Therapeutische Hausaufgaben. Materialien für die Eigenarbeit und das Selbsttraining. Stuttgart: Thieme.

Wendlandt, W. (2009): Stottern im Erwachsenenalter. Grundlagenwissen und Handlungshilfen für die Therapie und Selbsthilfe. Stuttgart: Thieme.

Werner, L. (2004): Didaktik und Sprachbehindertenpädagogik. In: Grohnfeldt, M. (Hrsg.): Lehrbuch der Sprachheilpädagogik und Logopädie. Band 5: Bildung, Erziehung und Unterricht (88–105). Stuttgart: Kohlhammer.

Wildegger-Lack, E. & Reber, K. (2014): Sprachtherapeutische Didaktik. In: Grohnfeldt, M. (Hrsg.): Grundwissen der Sprachheilpädagogik und Sprachtherapie (331–336). Stuttgart: Kohlhammer.

Beratung und Gesprächsführung in der Sprachtherapie

Manfred Grohnfeldt

Einleitung

Die Beratung bei Sprach-, Sprech-, Rede-, Stimm- und Schluckstörungen gehört zu den wesentlichen Aufgaben der im Sprachheilwesen tätigen Berufsgruppen. Sie umfasst die Arbeit mit den betroffenen Kindern, Jugendlichen und Erwachsenen selbst sowie mit deren Umfeld, d.h. den Eltern und Angehörigen. Es handelt sich dabei um einen Interaktionsprozess, der die therapeutischen Maßnahmen unterstützt sowie Teil der Intervention an sich sein kann. Beratung findet im Rahmen der Frühförderung, in schulischen Institutionen sowie der Rehabilitation statt und ist je nach Altersstufe in der Zielsetzung sowie Art des Vorgehens zu spezifizieren.

Ein wesentliches Merkmal stellt dabei die Professionalität der Gesprächsführung dar, die zur Initiierung, Stützung und Aufrechterhaltung des Interaktionsprozesses dient. Sie ist je nach Situation und Erwartungshaltung der Ratsuchenden zu variieren, wobei persönliche Merkmale der Rat gebenden Sprachtherapeutin eine Rolle spielen. Im Weiteren erfolgt

- zunächst eine Begriffsbestimmung und Klärung der Aufgabenbereiche,
- wobei eine Analyse der zugrunde liegenden Menschenbilder der Reflexion des eigenen Vorgehens dient.
- Schwerpunkt ist eine Darstellung verschiedener Formen der Eltern- und Angehörigenarbeit in unterschiedlichen Handlungsfeldern.

Die übergreifende Zielsetzung bezieht sich auf eine Erörterung der Möglichkeiten und Grenzen einer therapieunterstützenden Beratung bei Sprachstörungen, wobei neben einer theoretischen Einführung eine Konkretisierung an Beispielen vorgenommen wird.

1 Begriffliche Abklärungen

> Unter Beratung versteht man eine fachliche Information, Unterstützung oder praktische Anleitung mit dem Ziel, eine umschriebene Aufgabe bzw. ein damit einhergehendes Problem zu lösen, sich der Lösung anzunähern oder Hilfestellungen bei einer subjektiv befriedigenden Bewältigung zu finden.

Beratung kann dabei in Einzel- und Gruppenarbeit stattfinden und unterschiedliche Formen, Zielsetzungen und Arten des Vorgehens beinhalten. Im Folgenden soll zwischen einem Primat der Sachinformation und einer Begleitung bei psychosozialen Problemen unterschieden werden, wobei beide Arten der Beratung ineinander übergehen bzw. aufeinander aufbauen können.

- Eine *Sachinformation* steht im Vordergrund, wenn ein Ratsuchender fachliche Auskunft zu eng umschriebenen Fragen und Themen bekommt und dies auch erwartet (z. B. Steuer- und Vermögensberatung). Im Rahmen der Sprachtherapie ist dies häufig, wenn Informationen zu bestimmten Störungsphänomenen und im Einzelfall auch Anleitungen zu ihrer Beeinflussung erfolgen.

Beispiel

Ein Elternpaar sucht mit ihrem stotternden Kind eine Sprachtherapeutin auf und bekommt nach den diagnostischen Erhebungen Informationen zu dem Störungsbild und Hinweise, wie damit innerhalb der Familie umzugehen ist. Diese Beratung kann begleitend zur Therapie im hypothesengeleiteten Prozess vertieft werden und Formen der Anleitung zum sprachlichen und persönlichen Umgang mit dem Kind beinhalten.

- Eine *Begleitung bei psychosozialen Problemen* durch einfühlsame Gespräche ist angezeigt, wenn im Zusammenhang mit der Sprachstörung seelische Probleme bei einzelnen Personen bzw. Änderungen im Familiensystem auftreten. Die Art des Vorgehens bzw. die Rolle der Rat gebenden Person ist hier anders als bei einer reinen Sachinformation. Je nach Menschenbild (▸ Kap. 2) werden problemaufdeckende bzw. die Eigenaktivität stärkende Arten des Vorgehens bedeutsam, wobei für den Erfolg eine Abstimmung zwischen der beratenden Therapeutin und den Eltern bzw. Angehörigen notwendig ist, um Missverständnisse zu vermeiden. Wichtig ist es, hier die Grenzen seiner Kompetenz und Aufgabenstellung zu erkennen und gegebenenfalls (z. B. bei Eheproblemen) an die betreffenden therapeutischen Dienste (Psychotherapie, Gesprächstherapie …) zu verweisen.

Beispiel

Bei dem o. g. Elternpaar mit dem stotternden Kind stellt sich heraus, dass das Stottern des Kindes Ausdruck massiver psychosozialer Probleme in der Familie ist. Der Leidensdruck nicht nur des Kindes, sondern auch der Eltern ist sehr hoch und verändert ihr Erziehungsverhalten. Die Therapeutin steht hier vor der nicht leichten Aufgabe, die Situation nachzuvollziehen und in ihrer Bedeutung für das Kind zu verdeutlichen. Im Extremfall kann es zu gegenseitigen Schuldzuweisungen der Ehepartner kommen. Hier ist es zu vermeiden, Partei für eine Seite zu ergreifen.

Übergreifend hat die Beratung bei Sprachstörungen eine *therapieunterstützende Funktion*. Vom Grundverständnis her ist sie »ressourcenorientiert« (Katz-Bernstein 2007, Iven & Hansen 2012) und setzt an den Fragen, Fähigkeiten und Problemen der ratsuchenden Eltern und Angehörigen an. In der Realität treten häufig Mischformen der o. g. Sachinformation und Begleitung bei psychosozialen Problemen auf, wobei als balancierende Aufgabenstellung unterschiedliche Formen der Gesprächsführung in Anpassung an die Situation und Personen erforderlich sind.

Als Sonderformen können neben der grundsätzlichen komplexen Aufgabenstellung von Sachinformation und unterstützender Begleitung bei Sprachstörungen zusätzlich innerhalb des an Bedeutung gewinnenden Handlungsfeldes der Inklusion neue Aufgabengebiete zu einer *kollegialen Praxisberatung* (▸ Kap. 3.2) an Bedeutung gewinnen. In jedem Fall wird es notwendig sein, sein persönliches Menschenbild im Zusammenhang mit den zugrunde liegenden Menschenbildern zu reflektieren.

2 Menschenbilder und ihre Bedeutung für das Selbstverständnis

Beratung findet nicht unabhängig von der eigenen Person statt. Jeder von uns hat bestimmte Grundannahmen vom Bild und Standort des Menschen in der Welt (»Imago homini«), die seine Sichtweise und Einschätzung anderer Personen geradezu präjudizierend beeinflussen. Die daraus entstehenden Menschenbilder sind eine Frage der persönlichen Wertentscheidung und als solche nicht beweisbar im Sinne eines »richtig« oder »falsch«. Und dennoch erweisen sie sich als subjektiv in hohem Maße bedeutsam für das eigene Denken, Fühlen und Handeln.

Im Weiteren werden in Anlehnung und Erweiterung der abrissartigen Zusammenfassung bei Grohnfeldt (1999) Menschenbilder in der Psychoanalyse, Lerntheorie, Humanistischen Psychologie und Systemtheorie genannt, wobei sich die Darstellung auf die praktische Bedeutung für die Beratung in der Sprachtherapie zentriert.[3]

Psychoanalyse

Als Begründer und Wegbereiter der Psychoanalyse gilt Sigmund Freud (1856–1939). Daraus entwickelten sich unterschiedliche, teilweise konkurrierende tiefenpsychologische Richtungen. Grundlage sind intrapsychische, häufig unbewusste Prozesse und Motive. Die Verdrängung prägender Kindheitserfahrungen und seelischer Verwundungen kann zu weitreichenden psychischen Störungen und Neurosen führen. Die therapeutische Aufgabenstellung besteht darin, durch Bewusstmachung die damit einhergehenden psychodynamischen Mechanismen aufzudecken und einer Katharsis zuzuführen. Dies erfolgt im Rahmen einer »biographischen Anamnese unter tiefenpsychologischem Aspekt« (Dührssen 1981). Das Rollenverständnis des Therapeuten ist hierarchisch-distanziert.[4]

Für die Beratung bei Sprachstörungen ergibt sich das wesentliche Aufgabengebiet der Anamnese. Manche Sprachstörungen sind erst vor diesem Hintergrund verstehbar. Die Aufarbeitung damit einhergehender psychischer Probleme gehört in die Hand von Fachleuten.

Lerntheorien

Von einem ganz anderen Menschenbild gehen Vertreter von Lerntheorien aus. Menschliches Verhalten wird demnach erlernt und kann durch gezielte Instruktion verändert werden. Wegbereitend waren die Gedankengänge von Iwan P. Pawlow (1849–1936) und John B. Watson (1878–1958) zum klassischen Konditionieren sowie von Burrhus F. Skinner (1904–1990) zum operanten Konditionieren. Heutige Ansätze betonen die Selbstwirksamkeitserwartung im Rahmen einer kognitiven Lerntheorie (Bandura 1986).[5]

---

3 Beispiele dazu finden sich im Internet und eine Auswahl in den hier folgenden Fußnoten (Stand: 25.05.2016).

4 Filme, in denen das Vorgehen zur Psychoanalyse (insbesondere von Sigmund Freud) erläutert wird, finden sich unter https://www.youtube.com/watch?v=Q6fsbGKhS-k und https://www.youtube.com/watch?v=4tbwTW82h34. Ein Lehrfilm in die Psychoanalyse ist unter https://www.youtube.com/watch?v=JB76SgOhwm4 abrufbar.

5 Filme zur klassischen Konditionierung finden sich unter https://www.youtube.com/watch?v=UGhY6ARh26c, zum Behaviorismus (erklärt von Burrhus F. Skinner) unter https://youtube.com/watch?v=Bf-GkbcSFNo und https://www.youtube.com/watch?v=CYw9K9qtoiA sowie zur Skinner Box unter https://www.youtube.com/watch?v=dek-44RwX-8.

Die Bedeutung für die Therapie und Pädagogik ist evident. Sie zeigt sich in Formen der gezielten Verstärkung (»Lob«) im Rahmen der Beratung und ist ein wesentliches Merkmal im Rahmen der Gesprächsführung.

Humanistische Psychologie

Ansätze zur Humanistischen Psychologie gehen von dem Menschenbild aus, dass der Mensch grundsätzlich fähig ist, sich als eigenbestimmtes Wesen selbst zu helfen. Die Aufgabe des beratenden Therapeuten besteht darin, ihn als Begleiter im Sinne einer »Hilfe zur Selbsthilfe« indirekt zu unterstützen. Besonders bekannt geworden ist die klientenzentrierte Gesprächstherapie von Carl Rogers (1902–1987), deren Grundlagen in Deutschland insbesondere durch Reinhard Tausch (1921–2013) und seine Frau Anne-Marie Tausch (1925–1983) einer breiten Öffentlichkeit vermittelt wurden. Neben Merkmalen der Akzeptanz, Echtheit und Empathie spielt dabei die »therapeutische Beziehung« (Petzold 1980) eine wesentliche Rolle.[6]

Im Bereich der Sonderpädagogik und Sprachtherapie hat die darauf aufbauende »kooperative Beratung« (Mutzeck 1996) eine wesentliche Bedeutung erlangt. Das Rollenverständnis und Vorgehen analog zu gesprächstherapeutischen Ansätzen ist heute das wesentliche Merkmal im Rahmen der Beratung bei psychosozialen Problemen im Zusammenhang mit Sprachstörungen.

Systemtheorie

Systemtheoretische Ansätze entwickelten sich in ganz unterschiedlichen Wissenschaftsdisziplinen, z. B. in der Quantenphysik, Kybernetik, Gestalttheorie und den Kommunikationswissenschaften. Im Rahmen der Beratung und Gesprächsführung wird dabei der Blick nicht nur auf den Einzelnen, sondern vor allem auf den Kontext (z. B. in einer Familie) gelenkt. Statt einer »Pathologie des Individuums« spricht man von einer »Pathologie der Beziehung«. Dieser Ansatz von Paul Watzlawick (1921–2007) ist Merkmal einer Hinwendung zu konstruktivistischen Ansätzen (Watzlawick 1981) und beinhaltet therapeutische Implikationen (Watzlawick, Weakland & Fish 1974, Watzlawick 1983, 1986), bei denen ähnlich wie bei einem Kippbild aus der Gestaltpsychologie neue Perspektiven durch Umdeutungsprozesse erkennbar werden.[7]

Für den Beratungsprozess bei sprachgestörten Menschen sind derartige Gedankengänge von wesentlicher Bedeutung, da sie die Perspektive über den Einzelnen hinaus auf die Familie und das soziale Umfeld lenken. Dies ist nicht nur für das Verständnis der dabei ablaufenden Vorgänge (Grohnfeldt 1988, 2002), sondern auch für das sprachtherapeutische Vorgehen selbst (Iven 1994) von wesentlicher Bedeutung.

Übergreifend wird deutlich, dass jede der genannten Modellvorstellungen jeweils nur Teilaspekte innerhalb der Komplexität unseres Lebens akzentuiert. Offensichtlich gibt es nicht *die* Theorie an sich, sondern nur jeweils bestimmte Paradigmen, die zudem einer stän-

6 Filme, in denen Carl Rogers sein Vorgehen erklärt, sind unter http://www.youtube.com/watch?v=14DwzSnU6pc und https://www.youtube.com/watch?v=vNZPVTswrhs abrufbar. Ein Lehrfilm findet sich unter https://www.youtube.com/watch?v=rL0Fwi5ho98.

7 Filme, in denen Paul Watzlawick sein Vorgehen erklärt, sind unter https://www.youtube.com/watch?v=M7aMmiMrYmU, https://www.youtube.com/watch?v=TthxA68YCQ8 und https://www.youtube.com/watch?v=3dKrIN3Is1U abrufbar.

digen Weiterentwicklung ausgesetzt sind. So ist es auch nicht verwunderlich, dass wesentliche Vertreter ihres Faches sich in ihren grundlegenden Auffassungen neu orientierten bzw. »Mischformen« bildeten. Man denke an Autoren, die ihre psychoanalytischen Wurzeln zu spezifischen familientherapeutischen (Richter 1969, 1972, Stierlin 1975) oder systemischen Ansätzen (Stierlin 1997) entwickelten.

Dies führt zur Frage der *Methodenkombination.* Ist es möglich, bestimmte Ansätze zu verbinden und damit den Ausschnitt menschlichen Erkennens zu vergrößern – oder handelt es sich um in sich geschlossene Sichtweisen, die sich gegenseitig ausschließen? Sicher gibt es Theorien, die sich nicht verbinden lassen. Die Kombination einer psychoanalytischen Lehranalyse von 300 Sitzungen mit einer »lösungsorientierten Kurztherapie« (Shazer 1991) ist nicht denkbar. Wohl aber die Integration von individualpsychologischen, humanistischen und systemischen Richtungen zu einem kommunikationstheoretischen Vorgehen (Schulz von Thun 1981) sowie die Verbindung von Person- und Systemorientierung (Grohnfeldt 1992). Jeder finde seinen eigenen Weg, um in Echtheit und Authentizität zu handeln.

3 Formen der Beratung und Gesprächsführung

3.1 Eltern – und Angehörigenarbeit

Die Beratung der Eltern gehört zu den wesentlichen Aufgaben im Rahmen der Sprachtherapie. Schwerpunktmäßig findet sie im Rahmen der Frühförderung statt, wobei die Beratung in schulischen Institutionen an Bedeutung gewinnt. Ebenso bedeutsam ist die Angehörigenarbeit bei Erwachsenen (z. B. im Rahmen der Aphasietherapie).

Im Folgenden werden zunächst theoretische Grundlagen, weiterhin übergreifende Fähigkeiten im Rahmen der Gesprächsführung sowie Beispiele zu einzelnen Störungsphänomenen dargestellt.

Grundlagen

An der vor über drei Jahrzehnten vorgenommenen Unterteilung in ein Laien-, Ko-Therapeuten- und Kooperationsmodell (Speck 1983) lässt sich auch heute noch die Bezugnahme auf unterschiedliche Formen des Selbstverständnisses im Rahmen der Interaktion zwischen der beratenden Therapeutin und den Eltern bzw. Angehörigen verdeutlichen.

So dürfte das auf eine ausschließliche Fachautorität und ein hierarchisches Selbstverständnis der Therapeutin abzielende Laienmodell eher seltener geworden sein. Bei reinen Sachinformationen kann es jedoch durchaus sinnvoll und von den Eltern bzw. Angehörigen auch erwartet werden. Dabei gilt: Auf den Ton kommt es an! – Beim Ko-Therapeutenmodell handelt es sich um ein »medizinisches Modell« (Speck 1983, 15), bei dem die Eltern in der Gefahr sind, ihre Rolle als Eltern zu verlieren, und zu einem verkappten »verlängerten Arm« der Therapeutin werden können. Die heutige Realität der überwiegend krankenkassenfinanzierten sprachtherapeutischen Leistungen zeigt, dass eine kurze Anleitung der Eltern nach einer Therapiesitzung für häusliche Übungen (z. B. im Rahmen der myofunktionalen Therapie) die Therapieintensität erheblich verbessern kann. Eine sensible Anleitung der Eltern und Rückkopplung zum Verlauf ist dabei von erheblicher Bedeutung. – Das favorisierte Kooperationsmodell geht von einem partnerschaftlichen Verständnis von Therapeutin und Eltern aus. Bei einer Bezugnahme auf Gedankengänge der Humanistischen Psychologie ist es von wesentlicher Bedeutung im Rahmen der einfühlsamen Begleitung bei psychosozialen Problemen.

Entscheidend für das subjektive Erleben des Interaktionsprozesses und damit auch für den Erfolg dürfte die gegenseitige Erwartungshaltung von Ratsuchenden und Ratgebenden sein. Ebenso wie die Therapeutin haben auch die Eltern bzw. Angehörigen bestimmte Menschenbilder und Voraannahmen. Wenn das Verhalten der Therapeutin und die Erwartung der Ratsuchenden übereinstimmen, begünstigt dies das Gefühl des »Sich-verstanden-Fühlens« und das subjektive Erleben von Wohlbefinden. Wenn es hier zu einer Diskrepanz kommt, sind Missverständnisse geradezu vorprogrammiert.

Beispiel

Die Eltern eines stotternden Jungen möchten Informationen über die Sprachstörung ihres Kindes. Die beratende Therapeutin geht gleich am Anfang des Gesprächs auf die persönlichen Probleme in der Familie ein und möchte durch aktives Zuhören die Möglichkeit zu einer Entlastung geben. Die Eltern reagieren abwehrend und sind darauf nicht vorbereitet. Ihr Verhalten wird von der Therapeutin als mangelndes Problembewusstsein interpretiert. Beide Seiten reden aneinander vorbei und sind unzufrieden mit dem Gespräch.

Offensichtlich kommt es darauf an, dass man mehrere Gesprächsformen beherrscht und diese situationsadäquat einzusetzen versteht.

Fähigkeiten im Rahmen der Gesprächsführung

Ausgangspunkt der Überlegungen sind grundlegende Einstellungen innerhalb des Beratungsprozesses. Im Rahmen eines klientenzentrierten Vorgehens wird dabei auf die Bedeutung der Akzeptanz, Echtheit und Empathie (Rogers 1972, 1973, 1983) verwiesen. *Akzeptanz* meint dabei die Anteilnahme und Wertschätzung des ratsuchenden Klienten, wobei damit nicht verbunden ist, dass man allen Meinungen und Gefühlen des Anderen zustimmen muss. *Echtheit* bezieht sich auf die Unverfälschtheit der Aussagen bei einer Übereinstimmung von verbalem Ausdruck und persönlichem Handeln. *Empathie* meint das einfühlende Verstehen in die Situation des Klienten, indem man quasi mit »den Augen des Anderen« sieht. Übergreifend wird der Ratsuchende als gleichberechtigter Klient und nicht als weitgehend passiver Patient angesehen und benannt.

Diese Merkmale haben in den letzten Jahrzehnten eine große Bedeutung erlangt, wobei die Notwendigkeit zur Echtheit (Authentizität) des eigenen Handelns zweifelsfrei ist und die Fähigkeit zur Empathie grundlegendes Merkmal jeglicher Kommunikation darstellt. Akzeptanz darf nicht missverstanden werden und hat Grenzen (z. B. bei Gewaltverbrechen). Eine Annahme ohne Vorurteile bringt das Gemeinte vielleicht besser zum Ausdruck.

Wichtig ist, dass diese populär gewordenen Merkmale nicht kritiklos und unreflektiert übernommen werden. Jeder sollte sich vorab fragen, inwieweit er diesen Annahmen zustimmen kann bzw. ob er mit ihnen in seiner Persönlichkeit übereinstimmt. Eine nichtdirektive Beratung, bei der gesprächsfördernde Einstellungen wie das Spiegeln von Gefühlen im Vordergrund stehen, ist nicht jedermanns Sache und darf nicht zur Technik entarten. Letztlich geht es um die »Stimmigkeit« (Schulz von Thun 1998) zwischen eigener Persönlichkeit und persönlichem Handeln. Nur dann wird Beratung auch authentisch.

Auf der Grundlage dieser Authentizität lassen sich wesentliche Merkmale zur Einschätzung und Verbesserung der Kommunikation entwickeln, die sich durch Übungen

(z. B. in Rollenspielen) als *Grundqualifikationen der Gesprächsführung* ausbauen und erweitern lassen. Dazu gibt es seit Jahren geeignete Literatur (z. B. Bachmair et al. 1988, Büttner & Quindel 2013, Jaeggi et al. 1983, Weinberger 1980), die teilweise in hohen Auflagen vorliegt. Als Synopse sollen dazu folgende Merkmale genannt werden:

- *Hinsehen:* Wahrnehmungsübungen – Herausgehen, etwas an der Kleidung verändern; Pantomime, bei der Stimmungen am Gesichtsausdruck und der Körperhaltung erraten werden sollen; Darstellung von Handlungsabläufen (einzeln, zu zweit) …
- *Hinhören:* Übungen zum genauen Erfassen der denotativen und konnotativen Elemente im Rahmen von Rollenspielen (Körperhaltung, Gestik, Mimik, nonverbale Kommunikation, Wahl der Sprachmittel, interaktionale Abstimmung …).
- *Verstärken:* Unterschiedliche Formen der verbalen (Ja, …) und nonverbalen (Kopfnicken, Handzeichen…) Bestätigung, wobei Merkmale des paraverbalen Verhaltens zu einer ganz individuellen Form des Beratenden führen können.
- *Paraphrasieren:* Wiederholen oder Umschreiben des gesagten zur Aufrechterhaltung des Gespräches, wobei ein »seelenloses Echo« vermieden werden sollte.
- *Zirkuläres Fragen:* Gesprächsform, bei der Gefühle und Reaktionen nicht direkt, sondern indirekt über andere Personen erfragt werden (Bsp.: »Was meinen Sie, Herr Müller, wie sich Ihre Frau fühlt, wenn Ihr Sohn stottert?«).
- *Empathie:* Beispiel: »Gipfelkonferenz« – Am Ende des Streitgespräches eines Ehepaars zum Thema »Du bist Schuld am Stottern unseres Sohnes« soll eine Zusammenfassung der Argumentation aus der Sicht des jeweils anderen Gesprächspartners erfolgen.

Hintergrund ist die Erfahrung, dass bei einem Streitgespräch zwischen Diplomaten der USA und UDSSR zum Abbau von Mittelstreckenwaffen am Ende der hitzigen Diskussion von den beteiligten Personen nicht gesagt werden konnte, was der jeweils Andere konkret gesagt hatte.

Eine übergreifende, geradezu populär gewordene Verdeutlichung der kommunikativen Abläufe zwischen einem Sender (Sprecher) und Empfänger (Hörer) ist das »Vier-Ohren-Modell« bzw. »Vier-Seiten-Modell« (► Abb. 1) von Schulz von Thun (1981).

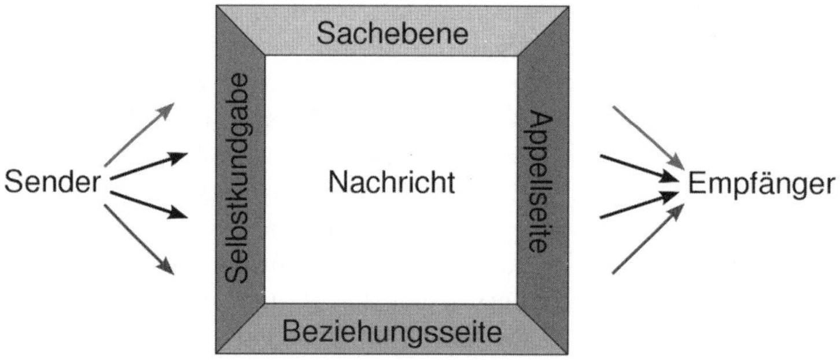

Abb. 1: »Vier-Seiten-Modell« (Schulz von Thun; https://de.wikipedia.org/wiki/Vier-Seiten-Modell; Aufruf am 14.5.2016)

Im Sinne einer humanistisch-systemischen Kommunikationspsychologie wird dabei zwischen vier Botschaften im Rahmen der Kommunikation unterschieden:

- *Sachinformation* (Was ich sagen will)
- *Selbstkundgabe* (Was ich von mir zu erkennen gebe; »Ich-Botschaft«)

- *Beziehungshinweis* (Was ich vom Anderen halte)
- *Appell* (Was ich beim Anderen erreichen möchte)

Die Hinzunahme des zweiten Axioms »Jede Kommunikation hat einen Inhalts- und einen Beziehungsaspekt, derart, dass letzter den ersteren bestimmt und daher eine Metakommunikation ist« von Watzlawick, Beavin und Jackson (1969, 56) erweitert das ursprüngliche informationstheoretische Modell erheblich.

Gleichzeitig wird für den unmittelbaren Beratungsprozess die Bedeutung der »therapeutischen Beziehung« (Petzold 1980) hervorgehoben. Bei einer Analyse von Faktoren für den Erfolg in der Psychotherapie wurde ermittelt, dass der Beziehungsaspekt mit 30 % doppelt so viel an Wirkung wie die Art des methodischen Vorgehens ausmacht und »keine Behandlungsform der anderen wirklich überlegen ist« (Hubble et al. 2001, 8). Und dennoch ist es wichtig, unterschiedliche Arten des methodischen Vorgehens (»Techniken«) zu beherrschen, um an den Bedürfnissen des Einzelnen orientiert vorgehen zu können. Der Beziehungsaspekt wirkt übergeordnet.

Störungsspezifische Beispiele

Die eingangs genannten Merkmale der Sachinformation und Begleitung bei psychosozialen Problemen sind nicht nur individuell zu variieren und im Einzelfall zu verbinden, sondern erfahren auch je nach Störungsbild bestimmte Anforderungen und Aufgabenstellungen. Häufig kommt es dabei zu einer Verbindung von Beratung und Sprachtherapie.

Spezifische Sprachentwicklungsstörungen

Besonders im Rahmen der Frühförderung, aber auch generell ist bei sprachentwicklungsgestörten Kindern eine Intensivierung der Eltern-Kind-Interaktion von wesentlicher Bedeutung. Dies bezieht sich nicht nur auf psychosoziale Fragen, sondern geht auch und vor allem auf eine Optimierung des sprachlichen Vorbildes der Eltern durch unterschiedliche Formen der korrigierenden Rückmeldung ein. Dabei gibt es unterschiedliche Ansätze wie die indirekte interaktive Intervention (Schelten-Cornish 2005) oder die Unterstützung der lexikalischen Entwicklung bei zweijährigen Kindern (Schlesinger 2007), aber auch programmartige Anleitungen wie das HANEN-Programm (Rhein 1998) oder das Eltern-Kind-Programm »Schritte in den Dialog« (Möller 2006). Eine zusammenfassende Übersicht findet sich bei Möller und Spreen-Rauscher (2009). Im Hinblick auf das an Bedeutung gewinnende Aufgabengebiet der Beratung und Therapie bei kindlicher Mehrsprachigkeit soll auf die Monografie von Scharff Rethfeld (2013) verwiesen werden.

Insgesamt zeigt eine Sichtung vor allem der angloamerikanischen Literatur, dass dadurch der Erfolg der Therapie sprachentwicklungsgestörter Kinder gesteigert werden kann (Kiening & Grohnfeldt 2012).

Stottern

Die Beratung im Zusammenhang mit kindlichem Stottern hat eine lange Tradition. Möglichkeiten einer »therapiebegleitenden Elternarbeit« (Katz-Bernstein 1992) werden in Begegnungen mit Angehörigen in Einzel- und Gruppenarbeit geschildert, wobei neben Aufklärung auch Entlastungsprozesse von Bedeutung sein können. Ebenso verweisen wesentliche Ansätze der letzten Jahre (z. B. Hansen & Iven 2002, Sandrießer & Schneider 2008) auf die Bedeutung der Elternarbeit im Rahmen eines Baukastenprinzips im Rahmen der Stottertherapie. Eine systematische Schulung der Eltern auf verhaltenstherapeutischer Basis, wie sie auf das Sprachverhalten ihres Kindes eingehen sollen, findet sich beim Lidcombe Programm (Onslow et al. 2003).

Im Zusammenhang mit Stottern bei Jugendlichen und Erwachsenen ist das Eingehen auf die psychosoziale Situation der Betreffenden immanenter Bestandteil der Therapie. Beispiele dafür sind der Non-Avoidance-Ansatz (van Riper 1986), die Bonner Stottertherapie (Prüß & Richardt 2010, 2015) sowie der Ansatz von Wendlandt (zusammenfassend: 2009). Im Wesentlichen geht es dabei um Merkmale der »Akzeptanz« (Prüß 1992) im Rahmen einer lebenslangen Beschäftigung mit dem Stottern.

Mutismus

Die Notwendigkeit einer Einbeziehung der Eltern bei sprachtherapeutischen Interventionen ist beim Vorliegen eines kindlichen Mutismus besonders offensichtlich. Das komplexe Zusammenspiel interaktionaler Faktoren ist ohne die Eltern kaum zu beeinflussen. In Deutschland sind dazu zwei unterschiedliche Richtungen des praktischen Vorgehens besonders bekannt geworden. Die *Systemische-Mutismus-Therapie (SYMUT)* von Hartmann (2004, 2007) basiert auf einem systemischen Menschenbild und beinhaltet verhaltenstherapeutische Merkmale. Die Elternarbeit nimmt einen hohen Stellenwert ein. Praxisbeispiele finden sich bei Hartmann (2010). – Das von Katz-Bernstein (2005) initiierte Konzept der *Dortmunder Mutismus Therapie (DortMuT)* geht von entwicklungspsychologischen Grundlagen aus und stellt die Bedeutung der »therapeutischen Beziehung« (2005, S. 83) sowie den sicheren Ort als Ausgangspunkt (»Safe place«; 2005, S. 100) heraus. Falldokumentationen werden bei Katz-Bernstein, Meili-Schneebeli, Wyler-Sidler (2012) vorgestellt.

Die Gründung der Mutismus Selbsthilfe Deutschland e. V. ist ein eindrucksvoller Beleg, wie Eltern mutistischer Kinder und (ehemals) mutistische Erwachsene ihre Belange selbst vertreten. Die Fachzeitschrift *Mutismus.de* verdeutlicht die Belange dieses lange verkannten Störungsbildes.

Rhinophonien

Die Beratung bei Kindern mit Lippen-Kiefer-Gaumensegel-Fehlbildungen hat eine lange Tradition (Gössel 1988). Sie umfasst das Vorgehen seit der Geburt stufenweise bis in das Jugendalter (Neumann 2003). Ebenso gehören Selbsthilfegruppen für Eltern von Kindern mit LKGS-Spalten zu den frühesten Selbsthilfegruppen überhaupt. Ein bekannter Elternratgeber wurde diesbezüglich von Neumann (2002) erstellt.

Zentrale Sprach- und Sprechstörungen

Die Bedeutung der Angehörigenarbeit bei Aphasien und Dysarthrien ist evident. Die psychosozialen Folgen für die Betroffenen und ihr Umfeld sind nachvollziehbar (Grohnfeldt 2004). Es besteht die Notwendigkeit der beiderseitigen Krisenbewältigung, d. h. die Beratung bezieht sich auf die Angehörigen und ist für die Betroffenen immanenter Bestandteil der Therapie. Konkrete Beispiele zu Aphasien gibt dazu Schütz (2013), die Bedeutung biografisch-narrativer Intervention bei Aphasie zur Steigerung der Lebensqualität verdeutlicht Corsten (2013). Auch beim Vorliegen von Dysarthrien kann ein Leben mit der Behinderung die Zielsetzung und Art des Vorgehens wesentlich beeinflussen und ein komplexes Zusammenspiel von Beratung und Therapie notwendig machen. Beispiele dazu finden sich bei Giel (1999) sowie bei Grohnfeldt et al. (2010).

Ebenso bedeutsam können die genannten Merkmale beim Vorliegen eines Sprachabbaus bei Demenz (SAD-Syndrom) werden, die ein verändertes Kommunikationsverhalten durch ein behutsames, verlangsamtes Gespräch erforderlich machen (Steiner 2010).

Dysphagien

Die veränderte Lebensführung beim Vorliegen einer Dysphagie ist unmittelbar einsichtig. Die Art der Verbindung von Beratung und therapeutischer Intervention ist ähnlich wie bei Aphasien und Dysarthrien.

Dysphonien

Stimmstörungen sind nicht ausschließlich vor einem medizinischen Hintergrund zu beurteilen, sondern können Ausdruck wesentlicher interaktionaler und personaler Veränderungen sein. Dies ist Grundlage der Stationären Stimmrehabilitation bei Gundermann (1990), der interaktionalen Stimmtherapie bei Spiecker-Henke (1997) und Personalen Stimmtherapie (PST) von Stengel & Strauch (1996). Für den Bereich kindlicher Dysphonien verdeutlichen Beushausen & Haug (2011) eindringlich die Bedeutung des Kommunikationstrainings und von Familiengesprächen. Zur Beratung bei der Stimmrehabilitation bei Laryngektomie wird die Veränderung der Lebensführung bei Kürvers (2009) beschrieben.

3.2 Zur Kooperation im Rahmen der Inklusion

Die UN-Behindertenrechtskonvention vom 13.12.2006, die in Deutschland am 26.03.2009 in Kraft getreten ist, ist Ausdruck eines tiefgreifenden Wandels der Einstellung in der Gesellschaft zu Behinderten. Gleichzeitig hat sie zu nachhaltigen Änderungen im Sonderschulwesen geführt, die sich in der Zielsetzung, Art des Vorgehens und im institutionellen Bereich auswirkten. Im Zusammenhang damit wurde ein nachhaltiger Einfluss auf das Sprachheilwesen in Deutschland ausgeübt.

Für die Sprachheilpädagogik war der Beschluss der Kultusministerkonferenz vom 20.10.2011 »Inklusive Bildung von Kindern und Jugendlichen« von wesentlicher Bedeutung. Er führte in den meisten Bundesländern innerhalb von kurzer Zeit zu einer nachhaltigen Veränderung der Arbeitsbedingungen von Sprachheillehrerinnen (Grohnfeldt 2014), wobei die paradigmatischen Vorgaben zuweilen der konkreten Umsetzung vorauseilten. Konzepte zur Realisierung liegen zu einer »inklusiven Sprachförderung« (Lütje-Klose & Mehlem 2015) vor. Für den Bereich der Kooperation mit der Regelschullehrerin liegt das auf der Grundlage des Ansatzes der »themenzentrierten Interaktion« (Cohn 1985) entwickelte bekannte Konzept der »kollegialen Praxisberatung« (Wittrock 1991) vor.

Für die akademische Sprachtherapie und Logopädie gibt eine Befragung von Praktikerinnen an, dass die Inklusion noch kein vorrangiges Aufgabengebiet geworden ist (Grohnfeldt 2014). Dies dürfte sich langfristig gesehen zumindest im Stellenwert ändern, da die Heilmittel-Richtlinien vom 1.7.2011 in § 11 die Abrechnung von Sprachtherapien auf Krankenkassenbasis in schulischen Institutionen unter bestimmten Bedingungen erlauben. Unter den Bedingungen der zunehmenden Ganztagsbetreuung wird das auch ohne den Anspruch von Inklusion in vielen Fällen kaum anders möglich sein, um den Kindern zu angemessenen Zeiten eine sprachtherapeutische Intervention zu ermöglichen. Zumeist werden dabei wohl additive Therapien durchgeführt (Meßmer 2013, Reber & Blechschmidt 2014), wie dies auch Erfahrungen in der Schweiz (Besset & Läber 2013) und den USA (Lüdtke & Licandro 2012) zeigen. Auf der Basis der langen Tradition zur Verbindung von Unterricht und Therapie (Werner 1975, Braun 1980) wurde in neuerer Zeit das Konzept der »unterrichtsintegrierten Sprachtherapie« (Lüdtke 2015) entwickelt, um unter den Bedingungen des inklusiven Unterrichts sprachtherapeutische Elemente in den Unterricht einfließen zu lassen.

Sowohl für Sprachheillehrerinnen wie auch für akademische Sprachtherapeutinnen/Logopädinnen ergibt sich das Aufgabengebiet der Beratung. Es steht im Überschneidungsbereich der genannten Fachdisziplinen in Kooperation mit der Regelschullehrerin (► Abb. 2).

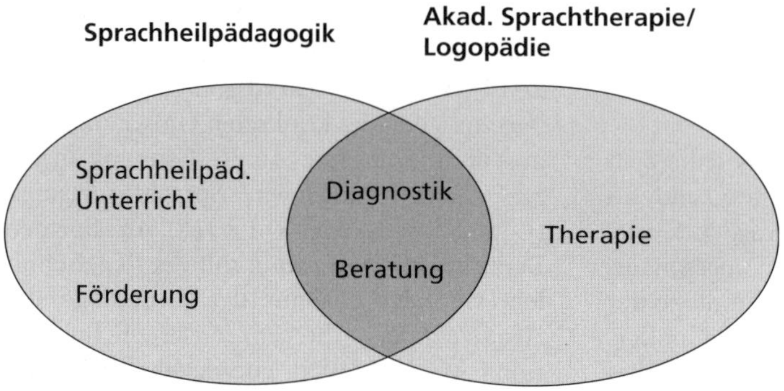

Abb. 2: Einzel- und Überschneidungsbereiche der Aufgaben von Sprachheillehrerinnen und Sprachtherapeutinnen in Kooperation mit Regelschullehrerinnen (Grohnfeldt 2015, 24)

Es ergibt sich die simple Frage: »Wer macht was?«. Die Antwort kann vorwiegend theoretisch konzeptionell oder eher rein praktisch gegeben werden. Aufgrund der derzeitigen Ausbildungssituation kann gesagt werden, dass beide Berufsgruppen für alle damit verbundenen Aufgabenstellungen nicht gleichermaßen umfassend vorbereitet sind. *Sprachheillehrerinnen* werden vor dem Hintergrund ihrer unterrichtlichen Kompetenz die Regelschullehrerin mehr im Hinblick auf Merkmale des sprachheilpädagogischen Unterrichts und der Förderung beraten können. Es ergibt sich zudem der Vorteil des gleichen Trägers der Kultusbürokratie. *Akademische Sprachtherapeutinnen* und *Logopädinnen* können sehr viel besser im Bereich der Therapie eine beratende Funktion übernehmen, wobei additive Maßnahmen vorherrschen werden. Die Problematik unterschiedlicher Trägerschaft (Kultusbürokratie, Krankenkassen) ist evident, ebenso die sehr viel höhere Dotierung im schulischen Bereich.

Wie geht es weiter? Dass ungleiche Trägerschaften überwunden werden können, zeigt das Beispiel der USA und in der Schweiz, wobei auch vergleichbare Gehälter von Lehrkräften und Therapeutinnen gezahlt werden. Ansätze zu einer konzeptionellen Kooperation von Sprachheillehrerinnen, akademischen Sprachtherapeutinnen/Logopädinnen und Regelschullehrerinnen liegen vor (Grohnfeldt & Lüdtke 2013). Und letztlich dürfen irrationale Gründe nicht ausgeklammert werden. Zuweilen entscheidet das Ausmaß an gegenseitiger Sympathie darüber, wie gelingend die Kooperation erlebt wird.

4 Epilog

Kein Zweifel: Beratung gehört zu den wesentlichen Aufgaben im Rahmen der Sprachtherapie. Und dennoch ist sie häufig mehr Anspruch als Wirklichkeit, wenn die Eltern nicht mitmachen können oder wollen. Ebenso fühlt sich eine nicht unerhebliche Zahl an Therapeutinnen (noch) nicht kompetent für eine anspruchsvolle Eltern- und Angehörigenarbeit, die über eine reine Information hinausgeht (Dehnhardt & Ritterfeld 1998). Dies sollte eher ein Ansporn sein, das Fenster an Möglichkeiten auszunutzen und die Grenzen zu erweitern. Ebenso ist die Notwendigkeit der Fortbildung wie auch die Ausweitung curricularer Anteile in der Ausbildung bzw. im Studium zweifelsfrei.

Durch begleitende Beratung und Unterstützung ergibt sich eine Gelegenheit, die Erfolge sprachtherapeutischer Interventionen zu vertiefen oder erst möglich zu machen. Eltern- und Angehörigenarbeit kann dabei im besten Fall über sachdienliche Hinweise hinausreichen und über das einfühlende Verstehen des Anderen und das beiderseitige Erleben von Interaktion zu einer wesentlichen Hilfestellung bei der Lebensbewältigung sprachlicher Probleme werden.

Literatur

Bachmair, S. et al. (1988): Beraten will gelernt sein. Ein praktisches Lehrbuch für Anfänger und Fortgeschrittene. Weinheim und Basel: Beltz.

Bandura, A. (1986): Social Foundations of Thought an Action. Englewood Cliff.

Beschluss der Kultusministerkonferenz (KMK): Inklusive Bildung von Kindern und Jugendlichen mit Behinderungen (vom 20.10. 2011). Verfügbar unter http://www.kmk.org/fileadmin/veroeffentlichungen_Beschluesse/2011/2011_10_20-Inklusive-Bildung.pdf (Aufruf am 14.5.2016).

Besset, S. & Läber, J. (2013): Logopädie und Inklusion. Angebote für Schüler mit Sprachbehinderungen. Unveröffentlichte Bachelorarbeit an der Pädagogischen Hochschule FHNW Basel. Institut für Spezielle Pädagogik und Psychologie.

Beushausen, U. & Haug, C. (2011): Stimmstörungen bei Kindern. München: Ernst Reinhardt.

Braun, O. (1980): Das Verhältnis von Theorie und Praxis in der Sprachbehindertenpädagogik, dargestellt am sprachtherapeutischen Unterricht der Schule für Sprachbehinderte. Die Sprachheilarbeit 25, 135–142.

Büttner, C. & Quindel, P. (2013): Beratung und Gesprächsführung. Stuttgart: Springer.

Cohn, R. (1985): Von der Psychoanalyse zur Themenzentrierten Interaktion. 5. Auflage. Stuttgart: Klett-Cotta.

Corsten, S. (2013): Biographisch – narrative Intervention bei Aphasie – ein innovativer Ansatz zur Steigerung der Lebensqualität. Sprache – Stimme – Gehör 37, 1–5.

Dehnhardt, C. & Ritterfeld, U. (1998): Modelle der Elternarbeit in der sprachtherapeutischen Intervention. Die Sprachheilarbeit 43, 128–136.

Dührssen, A. (1981): Die biographische Anamnese unter tiefenpsychologischem Aspekt. Göttingen, Zürich: Vandenhoeck & Ruprecht.

Giel, B. (2000): Dysarthrie/Dysarthrophonie als kritisches Lebensereignis. Frankfurt a. M.: Peter Lang.

Gössel, J. (1988): Lars – jetzt ein ganz normaler Junge. Konstanz: Schuetztor.

Grohnfeldt, M. (1988): Sprachtherapie auf systemtheoretischer Grundlage. Sprache – Stimme – Gehör 12, 14–17.

Grohnfeldt, M. (1992): Die Sprachheilpädagogik im sonderpädagogischen Bezugssystem. Die Sprachheilarbeit 37, 56–66.

Grohnfeldt, M. (1999): Beratung bei Sprachstörungen – mehr als ein Schlagwort? Die Sprachheilarbeit 44, 5–14.

Grohnfeldt, M. (2002): Sprachheilpädagogik als System – Aspekte eines Forschungsprojektes. Die Sprachheilarbeit 47, 4–9.

Grohnfeldt, M. (2004): Lebenslaufforschung und Beratung in der Sprachheilpädagogik. Verdeutlichung am Beispiel der Aphasietherapie. In: Kannewischer, S., Wagner, M., Winkler, C., Dworschak, W. & Wegler, H. (Hrsg.): Verhalten als subjektiv sinnhafte Ausdrucksform. (273–281). Bad Heilbrunn: Klinkhardt.

Grohnfeldt, M. (2014): Was ist aus ihnen geworden? Ergebnisse einer Online – Befragung. Logos. Die Fachzeitschrift für akademische Sprachtherapie und Logopädie 22, 292–297.

Grohnfeldt, M. (2015): Inklusion bei Sprachstörungen als kooperative Aufgabenstellung. In: Grohnfeldt, M. (Hrsg.): Inklusion im Förderschwerpunkt Sprache (15–33). Stuttgart: Kohlhammer.

Grohnfeldt, M., Günther, C., Huber, A. & Schroeder, U. (2010): Der Weg in ein neues Leben. Die Bedeutung der Angehörigenarbeit im Rahmen der interdisziplinären Neurorehabilitation. L.O.G.O.S. interdisziplinär 12, 4–16.

Grohnfeldt, M. & Lüdtke, U. (2013): Sprachtherapie in inklusiven schulischen Kontexten. Logos. Die Fachzeitschrift für akademische Sprachtherapie und Logopädie 21, 117-121.

Gundermann, H. (1990): Die stationäre Stimmrehabilitation (Stimmheilkur). Sprache – Stimme – Gehör 14, 140–143.

Hansen, B. & Iven, C. (2002): Stottern und Sprechflüssigkeit. Sprach- und Kommunikationstherapie mit unflüssig sprechenden (Vor-) Schulkindern. München: Urban & Fischer.

Hartmann, B. (2004): Die Behandlung eines (s)elektiven mutistischen Mädchens mit dem Konzept der Systemischen Mutismus – Therapie/SYMUT. Teil 1: Forum Logopädie 18/1, 20–26. Teil 2: Forum Logopädie 18/2, 30–35.

Hartmann, B. (2007): Systemische Mutismus-Therapie (SYMUT). In: Grohnfeldt, M. (Hrsg.): Lexikon der Sprachtherapie (343–345). Stuttgart: Kohlhammer.

Hartmann, B. (2010): Gesichter des Schweigens. Die Systemische Mutismus-Therapie/Symut als Therapiealternative. 3. Aufl.. Idstein: Schulz – Kirchner.

Heilmittel – Richtlinien vom 1.7.2011. Verfügbar unter http://www.kbv.de/vl/14114.html (Aufruf am 14.5.2016).

Hubble, M. et al. (2001): So wirkt Psychotherapie. Empirische Ergebnisse und praktische Folgerungen. Dortmund: verlag modernes lernen.

Iven, C. (1994): »Ich kann doch nichts dafür!« Von der Bedeutung systemtheoretischer Grundlagen in heilpädagogischer Beratung und Therapie. Die Sprachheilarbeit 39, 220–227.

Jaeggi, E. et al. (1983). Andere verstehen. Ein Trainingskurs für psychosoziale Berufe. Weinheim und Basel: Beltz.

Katz-Bernstein, N. (1992): Therapiebegleitende Elternarbeit in der Behandlung von stotternden Kindern: Einzelgespräche, Müttergruppen, Elternarbeit. In: Grohnfeldt, M. (Hrsg.): Handbuch der Sprachtherapie. Band 5. Störungen der Redefähigkeit (378–398). Berlin: Edition Marhold.

Katz-Bernstein, N. (2005): Selektiver Mutismus bei Kindern: Erscheinungsbilder, Diagnose, Therapie. 3. Aufl. 2011. München: Ernst Reinhardt.

Katz-Bernstein, N., Meili-Schneebeli, E. & Wyler-Sidler, J. (2012): Mut zum Sprechen finden. Therapeutische Wege mit selektiv mutistischen Kindern. München: Ernst Reinhardt.

Kiening, D. & Grohnfeldt, M. (2012): Besonderheiten in der sprachlichen Interaktion von Müttern mit ihren zweijährigen Kindern mit spätem Sprechbeginn. Frühförderung interdisziplinär 31, 15–25.

Kürvers, A. (2009): Zustand nach Laryngektomie. In: Grohnfeldt, M. (Hrsg.): Lehrbuch der Sprachheilpädagogik und Logopädie. Band 2: Erscheinungsformen und Störungsbilder. 3., überarbeitete Aufl. (302–308). Stuttgart: Kohlhammer.

Lüdtke, U. (2015): »Unterrichtsintegrierte Sprachtherapie« als Baustein eines multiprofessionellen Angebots in inklusiven schulischen Kontexten. In: Grohnfeldt, M. (Hrsg.): Inklusion im Förderschwerpunkt Sprache (37–75). Stuttgart: Kohlhammer.

Lüdtke, U. & Licandro, U. (2012): Die inklusive Schule als Arbeitsfeld für akademische Sprachtherapeutinnen?! – Ein Interview mit ASHA – Expertinnen aus den USA. Die Sprachheilarbeit 57, 164–166.

Lütje-Klose, B. & Mehlem, U. (2015): Inklusive Sprachförderung als professionelle Entwicklungsaufgabe – was braucht die Grundschule von der Sonderpädagogik? In: Grohnfeldt, M. (Hrsg.): Inklusion im Förderschwerpunkt Sprache (105–123). Stuttgart: Kohlhammer.

Meßmer, K. (2013): Inklusion und Sprachtherapie/Logopädie: Ergebnisse einer Fragebogenerhebung zu Angeboten für Schüler mit Sprachbehinderungen in deutschen Schulen. Online unter http://epub.uni-muenchen.de/15903/.

Möller, D. (2006): Schritte in den Dialog – ein Eltern-Kind-Programm für Familien mit Sprachentwicklungsgestörten Kindern. Forum Logopädie 20/1, 20–25.

Möller, D./Spreen – Rauscher, M. (2009): Frühe Sprachintervention mit Eltern: Schritte in den Dialog. Stuttgart: Thieme.

Mutzeck, W. (1996): Kooperative Beratung. Grundlagen und Methoden der Beratung im Berufsalltag. 4. Aufl. 2014, Weinheim und Basel: Beltz.

Neumann, S. (2002): Lippen-Kiefer-Gaumen-Segel-Spalten (LKGS-Spalten). Ein Ratgeber für Eltern. Idstein: Schulz – Kirchner.

Neumann, S. (2003): Rhinophonie und LKGS – Fehlbildung. In: Grohnfeldt, M. (Hrsg.): Lehrbuch der Sprachheilpädagogik und Logopädie.

Band 4: Beratung, Therapie und Rehabilitation (336–349). Stuttgart: Kohlhammer.

Onslow, M., Packman, H., Harrison, E. (2003): The Lidcombe Program of Early Stuttering Intervention. Austin: PRO – EO.

Petzold, H. (Hrsg.) (1980): Die Rolle des Therapeuten und die therapeutische Beziehung. Paderborn: Junfermann.

Prüß, H. (1992): Darstellung zu den Themen »Erfolg« und »Akzeptanz« (229–231). In: Grohnfeldt, M.: Was ist Erfolg in der Stottertherapie. Die Sprachheilarbeit 37, 227–239.

Prüß, H. & Richard, K. (2010): Therapeutische Umsetzung eines patientenorientierten Vorgehens bei Stottern im Jugendlichen- und Erwachsenenalter. In: Iven, C. & Kleissendorf, B. (Hrsg.): St-t-tt-ttottern. Aktuelle Impulse für Diagnostik, Therapie und Evaluation (113–132). Idstein: Schulz – Kirchner.

Prüß, H. & Richardt, K. (2015): Die Bonner Langzeit – Evaluationsskala zur Lebenssituation Stotternder (BLESS). Praxis Sprache 60, 162–165.

Reber, K. & Blechschmidt, A. (2014): Inklusion und Sprachtherapie/Logopädie/Sprachheilpädagogik in Deutschland. Praxis Sprache 59, 93–105.

Rhein, I. (1998): Eltern lernen, die Sprachentwicklung ihrer Kinder zu fördern. Ein Bericht. L.O. G.O.S. interdisziplinär 6, 32–36.

Richter, H.E. (1969): Eltern, Kind und Neurose. Die Rolle des Kindes in der Familie. Reinbek: Rowohlt.

Richter, H.E. (1972): Patient Familie. Entwicklung, Struktur und Therapie von Konflikten in Ehe und Familie. Reinbek: Rowohlt.

Rogers, C. (1972): Die nichtdirektive Beratung. (engl.: Counseling and psychotherapy. Boston: Houghton Mifflin 1942). München: Kindler.

Rogers; C. (1973): Die klientbezogene Gesprächstherapie (engl.: Client-centered therapy: Current practise, implications and theory. Boston: Houghton Mifflin 1951). München: Kindler.

Rogers, C. (1983): Entwicklung der Persönlichkeit (engl.: On becoming a person. Boston: Houghton Mifflin 1961). Stuttgart: Klett-Cotta.

Sandrießer, P. & Schneider, P. (2008): Stottern im Kindesaltere. 3. Aufl. Stuttgart: Thieme.

Scharff Rethfeldt, W. (2013): Kindliche Mehrsprachigkeit. Stuttgart: Thieme.

Schelten – Cornish, S. (2005): Indirekte interaktive Intervention bei Kindern mit Sprachentwicklungsstörungen. L.O.G.O.S. interdisziplinär 13, 105–111.

Schlesinger, C. (2007): Sprachliche Frühintervention bei zweijährigen Kindern – das Late-Talker-Therapiekonzept. L.O.G.O.S. interdisziplinär 14, 119–128.

Schlippe, A. von/Schweitzer, J. (1997): Lehrbuch der systemischen Therapie und Beratung. Göttingen: Vandenhoeck & Ruprecht.

Schulz von Thun, F. (1981): Miteinander reden. Band 1: Störungen und Klärungen. Allgemeine Psychologie der Kommunikation. Reinbek: Rowohlt.

Schulz von Thun, F. (1998): Miteinander reden. Band 3: Das »innere Team« und situationsgerechte Kommunikation. Reinbek: Rowohlt.

Schütz, S. (2013): Kommunikationsorientierte Therapie bei Aphasie. München: Ernst Reinhardt.

Shazer, S. de (1991): Wege der erfolgreichen Kurztherapie. 3.Aufl., Stuttgart: Klett-Cotta.

Speck, O. (1983): Das gewandelte Verhältnis zwischen Eltern und Fachleuten in der Frühförderung. In: Speck, O. & Warnke, A. (Hrsg.): Frühförderung mit den Eltern (13–20). München: Reinhardt.

Spiecker-Henke, M. (1997): Leitlinien der Stimmtherapie. Stuttgart, New York: Thieme.

Stengel, I. & Strauch, T. (1996): Stimme und Person. Personale Stimmentwicklung. Personale Stimmtherapie. Stuttgart: Klett-Cotta.

Stierlin, H. (1975): Von der Psychoanalyse zur Familientherapie. Stuttgart: Klett-Cotta.

Stierlin, H. (1997): Haltsuche in Haltlosigkeit. Grundfragen der systemischen Therapie und Beratung. Frankfurt a. M.: Suhrkamp.

UN-Konvention über die Rechte von Menschen mit Behinderungen vom 13.12.2006. Convention on the Rights of Persons with Disabilities (CRPD). Resolution 61/106 der Generalversammlung der UNO (in Deutschland am 16.3.2009 in Kraft getreten). Verfügbar unter http://www.behindertenrechtskonvention.info (Aufruf am 14.5.2016).

Van Riper, Ch. (1986): Die Behandlung des Stotterns. Solingen: Demosthenes.

Watzlawick, P. (Hrsg.) (1981): Die erfundene Wirklichkeit. Wie wissen wir, was wir zu wissen glauben? Beiträge zum Konstruktivismus. München: Piper.

Watzlawick, P. (1983): Anleitung zum Unglücklichsein. München: Piper.

Watzlawick, P. (1986): Vom Schlechten des Guten – oder Hekates Lösungen. München: Piper.

Watzlawick, P., Beavin, J.H. & Jackson, P.D. (1969): Menschliche Kommunikation. Formen, Störungen, Paradoxien. Bern, Stuttgart, Wien: Hans Huber.

Watzlawick, P., Weakland, J. H. & Fish, R. (1974): Lösungen. Zur Theorie und Praxis menschlichen Wandels. Bern, Stuttgart, Wien: Hans Huber.

Weinberger, S. (1980): Klientenzentrierte Gesprächsführung. Lern- und Praxisanleitung für psychosoziale Berufe. 14. Aufl. 2014. Weinheim und Basel: Beltz.

Wendlandt, W. (2009): Stottern im Erwachsenenalter. Grundwissen und Handlungshilfen für die Therapie und Selbsthilfe. Stuttgart: Thieme.

Werner, L. (1975): Therapieimmanenz in der Schule für Sprachgeschädigte. Die Sprachheilarbeit 20, 77–83.

Wittrock, M. (1991): Kollegiale Praxisberatung. Sonderpädagogik 21, 94–97.

Interdisziplinäre Kooperation zwischen Institutionen und Professionen

Stephan Sallat & Julia Siegmüller

Die Ausgestaltungen von Kooperationen sind stark vom Alter der von der Sprachstörung betroffenen Person sowie von der Art der Sprachstörung abhängig. Dieses Kapitel fokussiert sich auf den Bereich der interdisziplinären Intervention bei Sprachstörungen im Kindesalter.

1 Konzept der Interdisziplinarität

Das Konzept der Interdisziplinarität zu definieren, den Prozess zu intensivieren und den Mehrwert interdisziplinärer Patientenversorgung zu erforschen und zu verbessern ist eine der großen Forderungen, zu denen die Autoren der verschiedensten politischen Berichte kommen, die sich mit Zukunftsbildern des Gesundheitssystems beschäftigen. Die dafür angeführten Gründe fasst Schröder (2009, 18) zusammen:

- die demografische Entwicklung,
- die Erhöhung der Komplexität der Erkrankungen,
- neue Berufsgruppen,
- die Zunahme des Fachwissens (lebenslanges Lernen),
- die Spezialisierungen innerhalb der Profession,
- eine Fragmentierung der Arbeitsabläufe,
- eine Zunahme der ökonomischen Zwänge.

Die Forderung nach mehr Interdisziplinarität geht in der Patientenversorgung in Deutschland mit einer Reihe an Faktoren und Fragen einher, welche die Arbeit der jeweiligen Fachkräfte/Akteure beeinflussen: a) Wie wird mit dem Konzept Sprach(entwicklungs)störung umgegangen, bzw. wie wird es definiert?, b) Aus welchem Topf/welchen Töpfen erfolgt die Finanzierung? (Diese können/dürfen zum Teil kaum kombiniert werden.), c) Welche Definitionen über grundlegende Handlung am Patienten liegen ihrer Arbeit zugrunde? (Förderung vs. Therapie), d) Wie stark ist die Berufsdisziplin aus ihrer Historie heraus dazu bereit, mit anderen Berufsgruppen zu kommunizieren oder zu kooperieren? »Die Versorgung bewegt sich damit im Spannungsfeld von Bildung/Pädagogik, Soziales sowie Gesundheit/Medizin« (Sallat & de Langen-Müller 2014, 319).

Aus wissenschaftlicher Sicht ist es vor allem die kontinuierliche Zunahme des Fachwissens über Spracherwerb und Sprachentwicklungsstörungen, die zu Spezialisierungen und damit notgedrungen zu neuen Zuständigkeitsaufteilungen, neu zu definierenden Rechten und Abstimmungsprozessen führen muss. Dieser Bedarf besteht unabhängig von der Frage, inwieweit Interdisziplinarität und interdisziplinäre Patientenversorgung mit einem Abbau von Hierarchien im Gesundheitssystem einhergehen und inwieweit Letzteres dafür mit anderen Anteilen des Versorgungssystems verschränkt werden muss.

Damit ist eine Betrachtung des Interdisziplinaritätskonzeptes ohne eine Darstellung der Berufsgruppen, die auf dem Markt der Patientenversorgung agieren, nicht ausreichend. Hinzu kommt eine in den letzten Jahren zunehmend geänderte Sichtweise auf den sprachgestörten Menschen mit seinen Ressourcen und seinem Umfeld und damit verbunden eine Neuausrichtung der Versorgung in Bezug auf Teilhabeaspekte und Partizipation. In diesem Beitrag wird daher versucht, diese Aspekte in einem sinnvollen Miteinander verzahnt darzustellen und aus dieser Beschreibung Orientierungen und Perspektiven für Kooperationen von Institutionen und Fachkräften im Bereich kindlicher Sprachentwicklungsstörungen zu entwickeln und darüber hinaus Bedarfe aus der Sicht der Patienten zu skizzieren.

2 Institutionen und Berufsfelder im Wandel

Die Institutionen im Bereich Sprachtherapie/Sprachheilpädagogik sind ständigen Wandeln unterzogen, welche die Struktur und Zusammensetzung und damit Aspekte von Organisiertheit, Intensität und institutioneller Vernetzung ebenso betreffen wie Fragen nach einem freien oder begrenzten Zugang zu sprachlicher Prävention und Intervention (Grohnfeldt 2014, Homburg 2012). Zwei wesentliche internationale Veränderungen führen in den letzten Jahren im medizinisch-therapeutischen und im pädagogischen Bereich zu verstärkt vernetzten Angeboten sowie zu interdisziplinären Kooperationen:

1. Die Entwicklung von medizinisch-therapeutischen und damit auch sprachtherapeutischen Institutionen wurde in den letzten Jahren durch die Umsetzung der WHO-Kriterien aus der ICF beeinflusst. Die damit einhergehende veränderte Sicht auf den von Sprachstörungen Betroffenen als aktiven Teilnehmer und Gestalter seiner Lebenssituation und Umwelt mit ihren förderlichen und hinderlichen Bedingungen führt zu einer Abkehr einer ausschließlich kurativen Versorgung und zur verstärkten Berücksichtigung und Integration sozialer und systemischer Aspekte (Rausch & Siegmüller 2013). Diese sind wiederum nur durch interdisziplinäre Kooperationen und neue Organisationsformen tatsächlich erreichbar.
2. Im pädagogischen Bereich werden die Veränderungen maßgeblich durch die Umsetzung der UN-Behindertenrechtskonvention und die daraus folgenden bildungspolitischen Bestrebungen hin zu einem inklusiven Schulsystem mit dem Ziel des gemeinsamen Unterrichts von Menschen mit und ohne Behinderung beeinflusst. Dies bedeutet für Sprachheilpädagogen, dass sie Kinder mit sprachlichem Förderbedarf nicht mehr im Expertisezentrum Sprachheilschule im Team gemeinsam mit anderen Spezialisten betreuen. Die Schwerpunkte der sprachheilpädagogischen Versorgung (Beratung – Förderung – Diagnostik – Unterricht – Therapie – Innovation – Koordination – Entwicklung und Evaluation, vgl. Glück, Reber & Spreer 2013), die in Abhängigkeit von der sprachlichen Problematik des Kindes entweder das direkte Handeln mit dem Kind in Unterricht, Förderung/Therapie oder die Beratung von Eltern und Regelpädagogen sowie die Diagnostik und Koordination der Intervention

betreffen, werden häufig nicht mehr durch das Team einer Sprachheilschule mit entsprechenden Subspezialisierungen getragen. In inklusiven Settings (inklusive Schule/Kita) müssen vielmehr neue Netzwerke die fehlende Expertisekonzentration eines Förderzentrums auffangen, damit sprachheilpädagogische Hilfen unabhängig vom Ort in der gleichen Qualität für die Förderung des Kindes wirksam werden können (Sallat, Spreer & Glück 2014). Aber auch für Sprachtherapeuten/Logopäden ändern sich aufgrund dieser Entwicklungen die Aufgabenfelder. Sie erhalten in einigen Bundesländern die Aufgabe, Kinder in der Schule therapeutisch zu fördern und ebenso versuchen auch Kindergärten, Sprachtherapeuten in ihr Team zu integrieren. Die grundlegende Akademisierung der Sprachtherapie/Logopädie ist dabei für die Arbeit in Schulen eine Grundvoraussetzung.

Sprachheilpädagogen und Sprachtherapeuten übernehmen so neue Aufgaben in multiprofessionellen Teams (Team-teaching, kollegiale Beratungen, Entwicklung angepasster Bildungsangebote, vgl. Mußmann 2014), die zum Teil nicht mehr in ihr klassisches Aufgabenprofil gehören, aber durch neue, akademische Handlungsfeldmodelle abgelöst werden, wie das Kompetenzprofil der Logopädie (verfasst für den Logopäden mit Bachelorabschluss) sie beschreibt (Rausch, Thelen & Beudert 2014). Lüdtke & Blechschmidt (2015) fordern daher für die Professionalitätsentwicklung in Logopädie und Sprachtherapie aufgrund des Wechsels von einer vornehmlich klinisch-einzelfallorientierten Sichtweise hin zu einer inklusiv-unterrichtskompatiblen Expertise einen Perspektivwechsel, der reflexive Professionalität auf inter- und transdisziplinäre Kooperation ausrichtet und entwickelt.

2.1 Ausrichtung und Organisation von Institutionen

Die Versorgung von Kindern mit Sprachstörungen findet aktuell in folgenden Systemen statt:

1. Bildungssystem
2. Gesundheitssystem
3. Komplexleistungen nach SGB IX und XII (Frühfördersystem, Interdisziplinäre Frühförderung, Sozialpädiatrische Zentren, Heilpädagogische Kita, Sprachheilschule)

Jede Institution ist einem der drei Systeme zugeordnet und basiert auf der jeweiligen Finanzierungsform. Eine systemübergreifende Regelung der interdisziplinären Versorgung wird zudem durch die föderale Struktur Deutschlands erschwert. Während die medizinischen Leistungen bundesweit weitestgehend einheitlich geregelt sind, liegen die Regelungen für den pädagogischen Bereich, aber auch für die Struktur der Umsetzung der Komplexleistungen in der Hoheit der Bundesländer und sind demzufolge unterschiedlich geregelt. Damit sind die Akteure vor Ort häufig zusätzlich auf ihre individuelle Vernetzung angewiesen (Sallat & de Langen-Müller 2014).

Das Bildungssystem beinhaltet unter dem Primärfokus der sprachlichen Bildung pädagogische Maßnahmen, die hauptsächlich für sprachlich ungestörte Kinder gedacht sind. Bei sprachlichen Auffälligkeiten oder Risikoindikationen, wie z. B. geringen phonologischen Fähigkeiten im Vorfeld des Schriftspracherwerbs, kommen zusätzlich additive Maßnahmen der Sprachförderung in frühkindlichen oder schulischen Einrichtungen zum Tragen. Hierfür werden zum Teil Pädagogen zu Sprachförderkräften fortgebildet, oder sprachtherapeutische Fachkräfte machen in pädagogischen Einrichtungen Angebote der additiven Sprachförderung (z. B.

Bundesprogramm Frühe Chancen). Bei Kindern mit stärkerem Förder- oder Sprachtherapiebedarf wird zusätzlich die Bildungsrelevanz der Sprachstörung analysiert. Sind Lern- und Verstehensprozesse durch die Sprachstörung beeinträchtigt, wird bei dem Kind sonderpädagogischer Förderbedarf im Bereich Sprache und Kommunikation diagnostiziert. In diesem Fall werden zusätzliche Leistungen aus dem SGB IX und XII zur Verfügung gestellt. Damit kann das Kind entweder in einer Sprachheilschule von speziell ausgebildeten Pädagogen (Sprachheilpädagogen) unterrichtet werden, oder die Sprachheilpädagogen unterstützen das Kind und seine Lehrer an der wohnortnahen Grundschule (Integration/Inklusion). Aufgrund der Länderhoheit in Bezug auf das Bildungssystem und damit einhergehend die unterschiedliche Ausrichtung von Hilfen für Kinder mit Sprachstörungen (Sprachheilschule vs. integrative Versorgung) gibt es in Deutschland keine einheitliche, schulische Versorgungsform für Kinder mit Sprachstörungen. Gerade aktuell, wo in allen Bundesländern Inklusionskonzepte entwickelt und erprobt werden, unterscheiden sich die Möglichkeiten zur Beschulung von Land zu Land immens (Rausch 2012).

Im Gesundheitssystem werden Kinder in der Regel im Rahmen der ambulanten Versorgung behandelt. Sprachtherapie ist ein Heilmittel, welches von einem Arzt verordnet und fachspezifisch von einem zugelassenen Sprachtherapeuten behandelt wird. Das dafür relevante Regelwerk ist die Heilmittel-Richtlinie, in der die Behandlungsdauer und die Häufigkeit etc. geregelt sind. Für die Behandlungsdauer ist ein so genannter Regelfall definiert, der eine maximale Anzahl an Therapiesitzungen umfasst (bei Sprachentwicklungsstörungen sind dies 60 Einheiten). Ist die Sprachstörung des Kindes nach Ablauf des Regelfalls noch nicht bewältigt, so muss entweder eine zwölfwöchige Pause durchlaufen oder eine Genehmigung der Krankenkasse eingeholt werden, um vom Regelfall ausgenommen weiter zu behandeln. Durch diese Maßnahme wird Druck auf die Therapiesituation ausgeübt, so dass gerade dieses Versorgungssystem für die Kriterien der evidenzbasierten Medizin empfänglich wird. Die evidenzbasierte Medizin will die bestmögliche, aber auch ökonomisch sinnvollste Behandlungsform für jeden Patienten durch wissenschaftliche Belege identifizierbar machen, so dass neben einer effektiven auch die effizienteste Behandlung angewendet werden kann (Beushausen 2014).

Für Kinder mit komplexen Störungsbildern, bei denen sowohl eine medizinisch-therapeutische als auch eine heilpädagogische Intervention/Versorgung notwendig ist, werden seit 2001 Leistungen des SGB IX und XII in Form einer Komplexleistung gezahlt. Zur Finanzierung wird auf Landesebene eine Mischfinanzierung zwischen dem ambulanten Verordnungssystem und dem Rentensystem ausgehandelt, so dass es auch in diesem System finanzielle und rechtliche Unterschiede von Bundesland zu Bundesland gibt. Die Komplexleistung ist grundsätzlich für behinderte oder von Behinderung bedrohte Kinder gedacht. Dabei wird von einem Arzt zwar die Diagnose gestellt, die Versorgung erfolgt jedoch interdisziplinär. Um in die interdisziplinäre Frühförderung einzutreten, muss ein Kind neben heilpädagogischer Förderung mindestens Bedarf in einer Teilleistung aufweisen (z. B. Sprachstörungen) (Sohns 2003). Die Förderung und Versorgung der betroffenen Kinder findet dann in einer Interdisziplinären Frühförderstelle, einem Sozialpädiatrischen Zentrum (SPZ) oder in einer Heilpädagogischen Kindertagesstätte statt (auch dies ist von Bundesland zu Bundesland offener oder enger geregelt). Diese Einrichtungen zeichnen sich durch multiprofessionelle Teams aus, die aufgrund der pauschalen Zuweisung von finanziellen Mitteln über die Komplexleistung die Förderung interdisziplinär ausrichten können. Die Leitung der Institutionen ist entweder heilpädagogisch (Frühförderstelle, Heilpädagogische Kita) oder medizinisch (SPZ, Frühförderstelle) (für eine Übersicht siehe Sallat & de Langen-Müller 2014).

Betrachtet man die drei Systeme unter dem Thema des hier vorliegenden Beitrags, so berücksichtigt die Komplexleistung am ehesten die Interdisziplinarität als Grundlage der Versorgung und ist in ihrem Konzept bereits so angelegt. Um eine Interdisziplinäre Frühförderstelle zu werden, muss eine Einrichtung neben Heilpädagogen Fachleute aus therapeutischen Berufsgruppen aufweisen (Frühförderverordnung vom 24. Juni 2003). Es ist jedoch nicht festgelegt, ob jeweils alle Berufsgruppen im Team vertreten sein müssen oder ob eine Teilgruppe reicht. So besteht die Gefahr, dass die real gelebte Interdisziplinarität von Einrichtung zu Einrichtung unterschiedlich ausgestaltet ist.

2.2 Entscheidungsträger und Handlungsakteure – Expertise der Akteure

Im Bereich der Versorgung von Kindern mit Sprach(entwicklungs)störungen arbeitet im medizinisch-therapeutischen sowie im (heil-) pädagogischen Bereich eine Vielzahl unterschiedlicher Fachpersonen mit unterschiedlicher Expertise. Diese sind wiederum in einer noch größeren Anzahl von Berufs- und Fachverbänden organisiert (Sallat 2014). Allen gemeinsam ist das Ziel, die sprachlich-kommunikativen Fähigkeiten der Kinder zu verbessern und die allgemeine Sprachentwicklung sowie schulische und außerschulische Lernprozesse zu unterstützen. Die Expertise und das professionelle Selbstverständnis oder auch die professionelle Haltung/professionellen Fähigkeiten sind jedoch berufsspezifisch sehr stark unterschiedlich (Beushausen 2009, 33, Guilford et al. 2007). Dies betrifft das Expertenwissen mit der wissenschaftlichen Haltung (medizinisch-psychologisch-linguistisch-pädagogisches Fachwissen; therapeutische, diagnostische, pädagogische Fähigkeiten und Techniken) und der therapeutischen Haltung (Kontaktfähigkeit, Empathie, Teilhabe- und Zielorientierung).

Zusätzlich sind Experten durch ihre beruflichen Normen (Standards, Leitbilder, Berufsordnungen), durch berufliche und gesetzliche Identitäten (Zulassungs- und Heilmittelgesetze, Selbstverständnis in Bezug auf Kollegialität und Interdisziplinarität) sowie die persönlichen Eigenschaften der betreffenden Personen gekennzeichnet (Cornet & Chabon 1988). Damit sind neben institutionellen Grenzen auch personelle und professionelle Stolpersteine für die interdisziplinäre Zusammenarbeit und Kooperation aufgezeigt. Die zwischenmenschliche Ebene wird auch in anderen Diskursen als wesentliche Gelingensbedingung von Kooperationen beschrieben. So werden im Zuge der Umsetzung eines integrativen/inklusiven Schulsystems Aspekte von Professionalisierung und interdisziplinärer Kooperation im pädagogischen Bereich bereits länger diskutiert (z. B. Lütje-Klose & Urban 2014, Goll 1996, Mußmann 2014). Die Beiträge sind hierbei zumeist auf die Zusammenarbeit von Regelschulpädagogen mit Sonderschulpädagogen fokussiert, ggf. mit einer Erweiterung auf Fachkräfte und Institution der Familien- und Sozialhilfe. Doch sind aus diesem Diskurs grundlegende Aspekte für Kooperationen im Rahmen der sprachtherapeutischen Versorgung von Kindern mit Sprachentwicklungsstörungen ableitbar. So wird deutlich, dass Kooperationen von Personen nicht nur die bereits beschriebene professionelle Ebene betreffen. Vielmehr sind die Gelingensbedingungen von weiteren Ebenen beeinflusst.

Spieß (2004) beschreibt neben der Expertise der einzelnen Berufsgruppen (Sachebene – Aufgaben) zwei weitere Ebenen von Kooperationen. Auf der individuellen Ebene von Kooperationen geht es um Aspekte des Vertrauens und von Autonomie. Die interaktionale Ebene von Kooperationen meint das Aushandeln und Vorhandensein von gemeinsamen Zielen, den Bezug auf Andere und Reziprozität (Gegenseitigkeit). Lütje-Klose (1997) sieht diesbezüglich wechselseitige Kooperationen vor allem durch unterschiedlich ausgeprägte gegenseitige Wertschätzung und Vertrauen gekennzeichnet. In der Zunahme von niedriger Wertschätzung/niedrigem Vertrauen zu hoher Wertschätzung/hohem Vertrauen sieht sie die Kooperationsformen Co-Activity, Cooperation, Coordination und Collaboration gekennzeichnet.

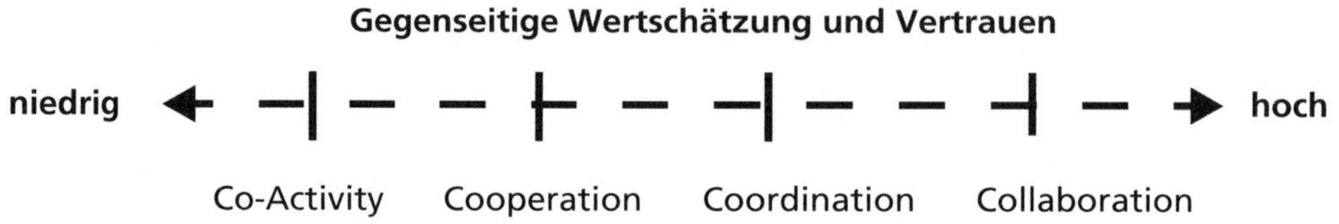

Abb. 1: Kontinuum wechselseitiger Kooperation (Lütje-Klose 1997, 436)

Schaukasten:

Fachspezifische Schwerpunkte, Zuständigkeiten und Expertise

- *Medizin – Pädiater*
  - Risikoabschätzung in Bezug auf weitere Entwicklung und damit den »Krankheitswert« der Sprach(entwicklungs)störung
  - Abgrenzung zu anderen Entwicklungsstörungen
  - Einbettung in Gesamtentwicklung des Kindes
  - Verordnung von ambulanten und stationären Therapiemaßnahmen
  - Diagnosestellung bei interdisziplinärer Frühförderung
- *Medizin – Phoniatrie/HNO*
  - Differentialdiagnostik, z. B. Audiometrie
  - Verordnung von ambulanten und stationären Therapiemaßnahmen
- *Psychologie/Neuro-Linguistik*
  - Diagnostik
  - Ätiologie
  - Phänomenologie
  - Psychologie: Begleitende Therapie von Verhaltensproblemen
- *Sprachtherapie/Logopädie*
  - Störungsspezifisches Wissen
  - Therapeutisches Wissen
  - Differentialdiagnostik/Prozessdiagnostik
  - Bewältigung der Sprachstörung – Förderung/Therapie in Einzelsituation
  - Beratung von Eltern
- *Sprachheilpädagogik*
  - Störungsspezifisches Wissen
  - Verknüpfung von sprachlichen Verarbeitungsprozessen und Lernproblemen/Lernprozessen
  - Unterstützung im Unterricht

  - Bewältigung der Sprachstörung – Förderung/Therapie in Unterricht und Einzelsituation
  - Lehrplanbezug
  - Förderdiagnostik/schulische Prozessdiagnostik
  - Beratung von Lehrern/Eltern
- *Allgemeine Pädagogik*
  - Sprache als Lerngegenstand und Lernmedium (Deutschunterricht – Bildungssprache)
  - Schriftsprache/Schriftspracherwerb
  - Fachdidaktik
  - Umsetzung von Lehr- und Bildungsplänen

Zusammenfassend sollen die von Urban & Lütje-Klose (2014) beschriebenen »Ebenen kooperativer Prozesse« eine Orientierung zur Vielschichtigkeit der Problematik geben. Die Interaktionale Ebene (Gestaltung Kooperativer Beziehungen) und die individuelle Ebene (Einstellungen, Bereitschaften und Kompetenzen) sind dabei stark von den unmittelbar handelnden Personen abhängig. Währenddessen die Sachebene (Klärung von Rollen und Aufgaben) sowie die Institutionelle Ebene (Kooperation im Kontext) die Kompetenz und Professionsentwicklung im Bereich Logopädie/Sprachtherapie und der anderen mit Sprachentwicklungsstörungen befassten Berufsfelder stärker in den Blick nehmen. Da die Sachebene und die Institutionelle Ebene, wie eingangs beschrieben, gesellschaftspolitischen Rahmenbedingungen unterliegen (Finanzierung, Föderalismus), soll in der Folge durch die Gegenstandsorientierung auf das sprachentwicklungsgestörte Kind ein neuer Schwerpunkt gesetzt werden, der die Möglichkeiten und Potenziale von Kooperationen deutlich macht.

3 Interdisziplinäre Kooperation – Perspektiven für die Versorgung

3.1 Interdisziplinäre Kooperation innerhalb von Institutionen

Zu den Einrichtungen, in denen Interdisziplinarität institutionell verankert ist, gehören folgende Institutionen (vgl. Sallat & de Langen-Müller 2014):

- Interdisziplinäre Frühförderstellen
- Sozialpädiatrische Zentren
- Spezialisierte Klinken/Klinikbereiche/Tageskliniken
- Kureinrichtungen
- Sprachheilschulen/Förderzentren
- Interdisziplinäre ambulante Praxen (Privatunternehmen)

Interdisziplinäre Frühförderstellen, Sozialpädiatrische Zentren oder auch Heilpädagogische Einrichtungen (Kita, Schule) stellen für die Versorgung jedes Kindes einen interdisziplinären Förder- und Behandlungsplan auf, der als Komplexleistung die einzelnen Behandlungen koordiniert, mit Sollzahlen der Behandlung bestückt und die Dauer der Behandlung bis zur Wiedervorstellung festlegt (Frühförderverordnung vom 24. Juni 2003, § 8). Alle Bedarfe des Kindes werden aufgeführt und mit fachlichen Zielen versehen, die nach Ende der vereinbarten Behandlungsdauer erreicht sein sollen. Diese Ziele werden (zumindest in einigen Bundesländern) in einem gemeinsam beschlossenen Förder- und Behandlungsplan festgelegt. So entsteht eine Interdisziplinarität, in der die Gesamtbehandlung eines Kindes abgestimmt wird, jedoch die einzelne Behandlung weiterhin fachspezifisch bleibt und für sich steht. Interdisziplinarität ist als Koordinationsaufgabe und unter der heilpädagogischen Perspektive als nichtmedizinisch dominiertes Konstrukt zu verstehen, in dem die Behandlungsziele und -formen (z. B. in der Häuslichkeit) geregelt werden. Es ist beispielsweise das Ziel der Philosophie hinter der interdisziplinären Frühförderung, dass diese Abstimmungsprozesse zu einem Mehrwert im Outcome der Patienten führen (z. B. Julius et al. 2000). Zusätzlich ergeben sich durch die Komplexleistung Freiräume, die auch durch nicht kassenärztlich anerkannte Förder- und Therapieformen genutzt werden können (z. B. Musiktherapie), oder Hilfen, die indirekt wirken, indem das System (Umfeld des Kindes) gestärkt, beraten wird oder eine direkte Unterstützung erhält (Sozialarbeiter, Sozialpädagoge).

Sozialpädiatrische Zentren (SPZ) können Kinder im multiprofessionellen Team ambulant behandeln, wenn diese aufgrund der Art, der Schwere oder Dauer ihrer Behinderung bzw. drohenden Behinderung nicht von Ärzten bzw. Interdisziplinären Frühförderstellen behandelt werden können (Frühförderverordnung vom 24. Juni 2003, § 4). Einige SPZ sind allerdings auf interdisziplinäre Diagnostik spezialisiert. In beiden Fällen ist aber gerade durch die Einschränkung ihrer Zielgruppe auf eher schwerwiegende Fälle eine gut abgestimmte interdisziplinäre Versorgung unabdingbar.

Aus dieser Aufstellung wird deutlich, dass die unterschiedlichen Versorgungssysteme zu unterschiedlichen interdisziplinären Konstrukten führen und demzufolge das gelebte Konzept der Interdisziplinarität auch jeweils ein anderes ist. Am deutlichsten wird dies in der ambulanten Praxis, in der Initiativen von Einzelpersonen/Unternehmern zu einer völlig individuell gearteten interdisziplinären Zusammenarbeit führen. Die dabei erarbeiteten Konzepte sind unterschiedlich durchdacht und systematisiert. Ein hochsystematisches Beispiel ist das ILIT (Interdisziplinäres Lehrinstitut für Therapie), das der EUFH in Rostock angeschlossen ist. Hier werden Wirkungszyklen an den Ebenen der ICF orientiert interdisziplinär aufgestellt und jeweils einer therapeutischen Berufsgruppe zugeordnet.

- So kann der Wirkungszyklus »Ursache strukturell, Therapie funktional, Outcome teilhabeorientiert« der logopädischen Therapie zugeordnet werden.
- Der Wirkungszyklus »Ursache strukturell, Therapie strukturell, Outcome funktional« ist ein Beispiel für typische physiotherapeutische Handlungen.
- Der dritte Zyklus, »Ursache funktional, Therapie teilhabeorientiert, Outcome teilhabeorientiert«, ist dort ergotherapeutisch geleitet.

Die Zuordnung zu den Berufsgruppen bedeutet, dass diese Gruppe jeweils die Koordination der therapeutischen Leistungen innehat, nachdem die Gesamtplanung pro Kind interdisziplinär erfolgt. Die Therapien in jedem Zyklus bauen aufeinander auf und werden so aufeinander abgestimmt. Im erstgenannten Zyklus wird also die behandelnde Logopädin abschätzen, wann eine vielleicht strukturell wirkende Physiotherapie einsetzen sollte und ob eine direkte Unterstützung der Teilhabe durch eine ergotherapeutische Phase mit einer teilhabeorientierten Therapie dem Kind nützen könnte.

Hierfür ist über terminliche Koordinationen viel interdisziplinäre Kommunikation notwendig, damit die jeweils koordinierende Berufsgruppe ausreichend Wissen über die therapeutischen Handlungen der anderen beiden Berufsgruppen hat. Die gesamte Therapie wird in ihrer Zusammensetzung dokumentiert, so dass aus diesen Daten Erkenntnisse über interdisziplinäre Effekte abgeleitet werden können und eine kontinuierliche Weiterentwicklung des Konzeptes und seiner Akteure erfolgt.

3.2 Gegenstandszentrierung im Gegensatz zu Institutionszentrierung

Um eine machbare und wissenschaftlich basierte Umgangsform mit Interdisziplinarität herstellen zu können, soll an dieser Stelle von der bisher gängigen Konzentrierung auf Institutionen und Akteure auf die Betrachtung der Bedürfnisse und Besonderheiten des Menschen mit sprachlicher Beeinträchtigung übergegangen werden. Damit wird die Institutionszentrierung durch eine Gegenstandszentrierung abgelöst. Auf diese Weise sollen Bedarfe und Möglichkeiten für interdisziplinäre Kooperationen aufgezeigt werden, die sich am zu behandelnden Gegenstand – der Sprachstörung – orientieren. Als Kriterienkatalog übernehmen wir an dieser Stelle die Kategorien aus dem Mehrperspektivenmodell für interdisziplinäre Diagnostik bei von Knebel (2012, 524 ff.) und führen diese Denkweise damit aus dem Handlungsfeld Diagnostik in das Feld Intervention.

Von Knebel weist darauf hin, dass sich eine interdisziplinär angelegte Diagnostik notgedrungen auf multiple theoretische Hintergründe und Modelle beziehen muss, so dass Bezüge aus unterschiedlichen Wissenschaften einbezogen werden (von Knebel 2012). Gleiches gilt an dieser Stelle für die therapeutische Versorgung. Zu der Problematik der theoretischen Perspektivenwechsel nennt Duchan das Risiko von frame clashs (Duchan 2004), also die Gefahr, dass unreflektierte Wechsel theoretischer Rahmen Therapieeffekte hemmen bzw. neutralisieren. Dies mag bei Multiperspektivität in der therapeutischen Intervention ein stärkerer Einflussfaktor auf das Gelingen der therapeutischen Handlung sein als in der Diagnostik, so dass von Knebels Aussage, dass mehrere Theorien der Alltags- und Wissenschaftswelt zu Rate gezogen werden, keine vergleichbar große Gefahr von frame clashs nach sich ziehen muss. In der hier nun zu führenden Perspektivendarstellung im Handlungsfeld Therapie und Versorgung wird jedoch die Notwendigkeit ausreichender Reflexion über die »Passung« der verwendeten Bezugsrahmen zu führen sein. Es ist an dieser Stelle erwähnenswert zu reflektieren, dass es nicht einerseits Kinder mit Sprachstörungen dieser Theorie und andererseits Kinder mit Sprachstörungen jener Theorie gibt. Vielmehr würden Vertreter der verschiedenen theoretischen Positionen das gleiche Kind unterschiedlich beurteilen.

Die Reihenfolge der Kategorien wurde im Rahmen dieses Beitrags so geordnet, dass sie Grundlage eines interdisziplinären klinischen Entscheidungsfindungsprozesses sein können.

Sprachphänomenologische Perspektive

Leitfragen für das interdisziplinäre Team:

- Wie verlief die Sprachentwicklung?
- Wie ist der Sprachentwicklungsstand des Kindes, bezogen auf die linguistischen Sprachebenen?
- Wie verwendet das Kind Sprache?/Bei welchen Gelegenheiten?
- Sind Regelhaftigkeiten oder Systematiken in der gestörten Sprachverarbeitung erkennbar?
- Sind weitere Entwicklungs- oder Wahrnehmungsbereiche betroffen? (Motorik, Sensorik, Neurophysiologie)
- Erkennt das Kind sprachliche Fehler bei sich oder anderen?

Von Knebel führt hier an, dass vor allem sprachwissenschaftliche Modelle die vordergründigen Erscheinungsweisen der Sprachstörung erklären (von Knebel 2012, 524). Kurz gesagt geht es also um das Erfassen der Symptomcluster, die in der Regel funktional beschrieben werden und je nach theoretischem Rahmen multikausal und profilumfassend (Bishop 2000, Evans 2001), an einzelnen theoretisch begründeten zentralen Markern bzw. Symptomen (Hamann, Penner & Lindner 1998, Platzack 2001, Rice 2003) oder als Folgeprobleme einer pragmatisch-kommunikativen Problematik (Kruse 2002, Tomasello 1995) beschrieben werden. Aus den verschiedenen diagnostischen Informationen folgen jeweils unterschiedliche sprachliche, aber auch nichtsprachliche, therapeutische Handlungen und Therapieansätze, die, miteinander unreflektiert gemischt, tatsächlich zu einem schlechteren Outcome führen könnten, als wenn die Therapie einem theoretischen Rahmen treu bleibt (Siegmüller 2014).

Es ist unstrittig, dass die sprachphänomenologische Sicht ursprünglich funktional orientiert war. Ebenso unterliegen vielen Therapiekonzepten funktionale Zielstellungen und Vorgehensweisen. Trotzdem werden die meisten Sprachtherapeuten erwarten, dass eine solche Therapie auf der Ebene der Teilhabe positive Effekte zeigen wird. Substanzielle Forschung, ob dies, wann dies und wie sicher dies tatsächlich passiert, steht noch aus. Insofern sind die oben angeführten Fragen wichtige diagnostische Aspekte, die die sprachtherapeutische Zielstellung neben der funktionalen Perspektive auch auf nichtsprachliche Aspekte und auf die Teilhabe erweitern.

Interdisziplinär besteht die Möglichkeit, die funktional-theoretisch gefärbte Ebene mit der strukturellen und der partizipativen Ebene zu verzahnen. Auf diese Weise werden die Ebenen der ICF realisiert, je nachdem welche Disziplinen an der Versorgung aktuell beteiligt sind. Gehen wir von einem multimorbiden Fall aus, so wird eine ergotherapeutische Versorgung auf die Teilhabe fokussieren und den Betroffenen in seinen Aktivitäten fördern. Die sprachheilpädagogische Versorgung fokussiert Fragen der Teilhabe dagegen auf Bildungsprozesse und diesbezügliche Aktivitäten. Daneben könnte eine medizinische oder auch physiotherapeutische Versorgung auf die strukturellen Ebenen fokussieren.

Entwicklungsperspektive

Leitfragen für das interdisziplinäre Team:

- Wo befindet sich der Mensch in seiner sprachlichen Entwicklung?
- Verläuft die Sprachentwicklung auf den Sprachebenen gleich?
- Wie sind die Vorausläuferfähigkeiten des Spracherwerbs entwickelt?
- Entsprechen die sprachlichen Leistungen des Kindes der Entwicklungslogik (Verzögerung), oder sind sie qualitativ abweichend?
- Was könnten nächste Schritte sein?
- Zeigen sich psychologische oder neurologische Auffälligkeiten?

Die Entwicklungsperspektive sucht nach dem Stagnationspunkt des Kindes in seinem Spracherwerb (Siegmüller 2002), von dem ausgehend die Zone der nächsten Entwicklung die Therapieziele bestimmt. Je nach theoretischem Hintergrund sind dies Meilensteinmodelle, Bootstrapping-Modelle oder kommunikativ bestimmte Entwicklungsverläufe. Sie stammen, laut von Knebel, mehrheitlich aus der Spracherwerbsforschung (einen guten Überblick zu den zentralen Ansätzen und Entwicklungen geben Ambridge & Lieven 2011; für das Deutsche: Kauschke 2012). Wieder ist je nach theoretischer Herangehensweise eine unterschiedliche Zielstellungsfolge in der Therapie zu erwarten. So würde eine Therapie nach lexikalischen Bootstrapping-Modellen (z. B. Christophe, Millotte, Bernal & Lidz 2008) lexikalische Entwicklungsbereiche vor grammatischen ansetzen, während eine Therapie nach generativen Herangehensweisen (z. B. Penner & Weissenborn 1996, Weissenborn 1999) ohne lexikalische Grundinformation direkt in der syntaktischen Therapie beginnen würde, da die Grundannahme besagt, dass syntaktische Regelerwerbsmomente unabhängig von lexikalischen Informationen sind. Eine Mischung dieser beiden grundsätzlichen Herangehensweisen wäre also unlogisch.

Es ist günstig für die Identifikation nächster Entwicklungspunkte, wenn sich Diagnostik und Therapie auf den gleichen theoretischen Standpunkt zurückführen lassen. Dies ist unter der Vorgabe einer interdisziplinären Herangehensweise Thema für Abstimmungsprozesse. Dabei sollten sich die einzelnen Positionen, Berufsgruppen und Akteure vertraut auf Augenhöhe begegnen können und sich von einer theoretischen Position ausgehend auf diagnostische und therapeutische Konzepte einigen. Eine solche Einigung zwischen den kooperierenden Disziplinen in der Versorgung ist zwingend notwendig,

- um Fortschritt in den Behandlungen einheitlich bewerten zu können,
- um Konsens über therapeutische Zielreihenfolgen zu haben,
- um Abgrenzungen in den Aufgaben der einzelnen Behandler sicher und konfliktfrei herstellen zu können.

Um die unterschiedlichen Ansatzpunkte und Theorieansätze miteinander verknüpfen zu können, sind folglich interdisziplinäre Leitlinien für Diagnostik, Beratung, Förderung und Therapie notwendig. Ein Beispiel hierfür ist die interdisziplinäre Leitlinie zur Diagnostik von Sprachentwicklungsstörungen (SES), unter besonderer Berücksichtigung umschriebener Sprachentwicklungsstörungen (USES) (AWMF-LL 2011). Die Arbeitsgruppe bestand aus Vertretern von 13 relevanten Berufs- und Fachgesellschaften, und die Leitlinie wurde 2011 als S2k-Leitlinie zur Diagnostik von (U)SES auf der Homepage der Arbeitsgemeinschaft wissenschaftlicher medizinischer Fachgesellschaften (AWMF) veröffentlicht. Darin werden beispielsweise eine interdisziplinäre »Vier-Augen-Diagnostik« empfohlen, ein diagnostischer Algorithmus skizziert und verbindliche Entscheidungskriterien in Anlehnung an die ICD10 festgelegt. Die Weiterentwicklung dieser Leitlinie zu einer Leitlinie für Beratung, Förderung und Therapie ist unter Beteiligung von ärztlichen, therapeutischen und pädagogischen Berufsgruppen aktuell in Arbeit. Die mit solchen, von der Medizin initiierten, interdisziplinären Leitlinien einhergehende Vereinheitlichung der Nomenklatur kann zukünftig die interdisziplinäre Verständigung vereinfachen (Sallat & de Langen-Müller 2014). Allerdings ist der Fokus aufgrund der Ausrichtung solcher Leitlinien als Hilfe für die Entscheidungsfindung bei Heilmittelverordnungen immer noch eingeschränkt, da beispielsweise Komplexleistungen oder Möglichkeiten der Sprachheilpädagogik/des Heilpädagogischen Systems als Versorgungsoption nicht ausreichend berücksichtigt werden.

Subjektperspektive

Leitfragen für das interdisziplinäre Team:

- Wie und wozu verwendet das Kind seine Sprache?
- Wo (Mit welcher Person? In welchem Kontext?) gelingt das Sprachhandeln des Kindes?
- Was bedeutet ihm seine Sprache im Alltag?
- Was bedeutet Sprache im Alltag der Familie?
- Ist dem Kind die Sprachstörung bewusst?

Die Subjektperspektive erforscht und berücksichtigt, wie und wozu der Betroffene seine Sprache verwendet und was er gern verbessern möchte. Insofern ist in dieser Perspektive die Teilhabeorientierung stärker verankert als in den beiden bisherigen Perspektiven. Laut von Knebel sind Handlungstheorien für die Ermittlung der aufgeführten Fragen wesentlich (von Knebel 2012, 525), die als sprachliches Handeln dem Patienten seine Teilhabe bewusst machen sollen. Insofern sind auch Bildungsaspekte, für die sprachliches Handeln notwendig ist, zentrale Bestandteile dieser Perspektive.

Therapeutisches Handeln in der Subjektperspektive lässt sich kaum in manualisierte Therapieansätze gießen. Wird sprachliches Handeln direkt zum Therapieziel, so ist die Intervention in der Alltagsaktivität situativ abhängig und damit kaum abstrahierbar. Das heißt, hier enden die Möglichkeiten einer wissenschaftlich belegten Wirksamkeitsprüfung (z. B. nach Maßstäben der evidenzbasierten Medizin), die über die Prüfung eines Einzelfalls, für den die interne Validität der Intervention über Einzelfallmethodik (z. B. Julius, Schlosser & Goetze 2000) nachgewiesen werden kann, hinausgeht. Interdisziplinär besteht nun die Problematik, dass sprachliches Handeln als Querschnittsbereich in nichtsprachliche Handlungsbereiche hineinreicht und Sprache in pädagogischen Kontexten (Kita, Schule) nicht nur Medium, sondern zugleich Wissensträger ist. So sind Musik, Kunst, Experimentierfreude, Mathematik, Sport und andere Handlungsfelder der kindlichen Bildungsbereiche ohne Fähigkeiten zum sprachlichen Handeln nur bedingt möglich (vgl. z. B. die Konsequenzen für Entwicklungsförderung nach Jampert 2002, Jampert, Best, Guadatiello, Holler & Zehnbauer 2007). Ebenso sind mangelnde sprachliche Fähigkeiten Ursache für Bildungsmisserfolg (Bildungsberichterstattung 2014, Hasselhorn & Sallat 2014).

Im Gegensatz zur Logopädie/Sprachtherapie hat die Sprachheilpädagogik diese Perspektive in der Unterrichts- und Förderplanung immer mit berücksichtigt (z. B. Reber & Schönauer-Schneider 2014, Lüdtke 2012). Hinzu kommt, dass pädagogische Kontexte aufgrund der sozialen, situativen und inhaltlichen Kontexte näher am natürlichen Sprachhandeln sind als therapeutische Fördersituationen in Eins-zu-eins-Situationen (Sallat & Spreer 2014). Diese Perspektive muss zukünftig, durch eine verstärkt in Kita und Schule arbeitende Logopädie/Sprachtherapie, stärker, entweder direkt oder durch interdisziplinären Austausch, berücksichtigt werden. Die Abgrenzung über die Handlungsgebiete in der interdisziplinären Therapie- und Förderplanung muss demzufolge von Fall zu Fall erfolgen, um die Alltagsnähe zu gewährleisten und Sprache in der realen Handlungssituation zu halten, zu behandeln und damit sinngebend zu begründen.

Lebensweltperspektive

Leitfragen für das interdisziplinäre Team:

- Gibt es im Umfeld des Kindes (Familie, Schule, Freizeit) Ressourcen, die genutzt werden können?
- Welche Interessen hat das Kind?
- Gibt es im Umfeld des Kindes (Familie, Schule, Freizeit) hinderliche Bedingungen?
- Welche Veränderungen im Umfeld (Familie, Schule, Freizeit) sind wünschenswert und möglich?
- Gibt es kulturell geprägte Besonderheiten im Umfeld des Kindes?
- Wächst das Kind in einem mehrsprachigen Elternhaus auf?
- Wo ergeben sich Beschränkungen der Handlungsfähigkeit im Alltag?
- Welchen Beitrag soll und kann Sprachförderung zur Entwicklung der Handlungsfähigkeit leisten?

In der Diagnostik und Interventionsplanung kann es im Sinne der Lebensweltperspektive nicht nur darum gehen, die Störung testdiagnostisch zu erfassen und daraus eine Einzeltherapie abzuleiten. Das Kind und seine Sprachstörung wird vielmehr als Teil eines Systems mit förderlichen und hinderlichen Bedingungen in Vergangenheit und Gegenwart verstanden. In der Förderdiagnostik (sonderpädagogische Diagnostik) werden solche systemisch-konstruktivistischen Ansätze (Kind-Umfeld-Analyse) bereits länger berücksichtigt (z. B. Werning & Lichtblau 2012). Für die psychologische und medizinische Diagnostik sind dies neue Aspekte, die im Zuge der ICF stärkere Berücksichtigung finden. In der Lebensweltperspektive sind Effekte vorangegangener Interventionen, Förderungen und spontaner Situationen ebenso zu analysieren wie aktuelle Bedingungsgefüge im System des Kindes, um für die Zukunft Schlussfolgerungen zu ziehen (von Knebel 2012, 525).

Um interdisziplinär sinnvolle Schlüsse ziehen zu können, müssen jedoch interpretative Aspekte von objektiv beobachtbaren Anhaltspunkten getrennt werden. Da Umfeldanalysen, Kommunikationsanalysen in der Häuslichkeit und den Bildungsorten zu verorten sind, sollten Kriterienkataloge für eine vergleichbare und belastbare Beobachtung und Bewertung interdisziplinär entwickelt werden. Eine unreflektierte Förderung von Sprache in integrativen Ansätzen lässt viel Raum für Kausalitätsspekulationen, die zu keinem Zeitpunkt – weder vor noch während oder nach einer Intervention – objektive Züge annimmt. Insofern eröffnet die Lebensperspektive weitere Möglichkeiten, um durch interdisziplinär abgesprochene Einzelmaßnahmen spezifische Hemmfaktoren auszuschalten oder förderliche Faktoren im Umfeld gezielt zu verstärken. Letztlich zielen Elterntrainings und Beratungsangebote in diese Richtung (Buschmann & Joos 2007, Ritterfeld 2007, Möller & Spreen-Rauscher 2009). Alleinstehend kann die interdisziplinäre therapeutische Konzeption die Lebensperspektive jedoch in der Regel wohl nicht einnehmen. Wünschenswert wären Studien und Debatten über Einflussnahme von idiosynkratischen Faktoren auf Entwicklung und Störungsbewältigung. Trotzdem sollten in einer interdisziplinär ausgerichteten Intervention die Potenziale und Ziele der Familien in der Interventionsplanung Berücksichtigung finden (Teilhabe/Partizipation im Sinne der ICF). Damit sind auch sozialpädagogische Fachkräfte oder Sozial-/Familienhelfer mit in die Planung einzubeziehen.

Bildungszielperspektive

Leitfragen für das interdisziplinäre Team:

- Beeinträchtigt die Sprachstörung schulische Lern- und Verstehens- und Bildungsprozesse?
  Zum Beispiel Lesen & Schreiben lernen: Schriftspracherwerb, Rechtschreiben, Vorlesen, mdl. Kommunikation verfolgen (Unterrichtsgespräch, Diskussion), aktiv an mdl. Kommunikation teilnehmen (Unterrichtsgespräch, Diskussion), Verstehen von verbalen Anweisungen, Verstehen von Texten, Erwerb und Verwendung neuer Begriffe/Fachwortschatz, Versprachlichen/Verschriftlichen von Sachverhalten, Nacherzählen/Zusammenfassen (Narration)
- Welche Aspekte müssen im Unterricht sprachlich beachtet werden?
- Welche Aspekte kann man außerhalb des Unterrichts fördern?
- Müssen sprachliche Teilaspekte zuerst gezielt gefördert werden, um schulisches Lernen zu ermöglichen (z. B. phonologische Bewusstheit als Voraussetzung für den Schriftspracherwerb)?
- Kann das Kind sprachliche Anweisungen im Unterricht (durch den Lehrer, auf Arbeitsblättern) verstehen?
- Müssen Medien (Schaubilder, Arbeitsblätter, Texte) sprachlich aufbereitet werden?
- In welchen Sozialformen kann das Kind lernen (Partnerarbeit, Gruppenarbeit)?

Sprache ist im Bildungsbereich Medium und Wissensträger zugleich. Wir lernen und merken uns schulische Inhalte durch Sprache, jedes Fachgebiet ist zudem durch einen spezifischen Fachwortschatz gekennzeichnet. Auch sind enge Zusammenhänge zwischen der sprachlichen und kognitiven Entwicklung bekannt (Weinert 2010). Dadurch sind Kinder mit Sprachstörungen möglicherweise in ihrer Bildungsperspektive eingeschränkt. Aufgrund der mit einer Sprachstörung verbundenen Beschränkungen der Sprachverarbeitung in Bezug auf Rezeption, Speicherung, Abruf und Sprachproduktion ergeben sich unterschiedliche Beschränkungen in Bezug auf Lern- und Verstehensprozesse (Sallat & Schönauer-Schneider 2015). Diese werden im schulischen System als sonderpädagogischer Förderbedarf im Bereich Sprache und Kommunikation beschrieben, da infolge der Sprachstörungen Bildungs- und Berufsbiografien beeinträchtigt oder erschwert sein können (Sallat & Spreer 2015). Auf jeden Fall stellen mangelnde sprachliche Fähigkeiten eine Hauptursache für Bildungsmisserfolg dar (Autorengruppe Bildungsberichterstattung 2014, Hasselhorn & Sallat 2014).

Allerdings hat die Sprachheilpädagogik Konzepte und Methoden entwickelt, um die Kinder im Lernen und im Unterricht zu unterstützen und ggf. gleichzeitig sprachtherapeutische Ziele zu verfolgen. Folglich müssen in der kooperativen Versorgung die Bildungszielperspektiven mit bedacht werden. Eine reine ambulante sprachtherapeutische Versorgung würde hier zu kurz greifen. Auch hier sind wieder förderliche und hinderliche Aspekte zu analysieren, der Unterschied zur Lebensperspektive liegt in der Verortung im Bildungssektor. Eine interdisziplinäre Vernetzung der Akteure in Bildung und Therapie ergibt aus der Entwicklungsperspektive eine sehr sinnvolle Verknüpfung, so dass der sprachliche Entwicklungsstand und die Lehr-/Lernsituationen zu einem sich gegenseitig stützenden und befruchtenden Gesamtkonzept verbunden werden. Im inklusiven Bildungssystem müssen diese Vernetzungsaspekte umgesetzt werden. Dafür müssen die finanziellen und strukturellen Grenzen zwischen Bildungs- und Gesundheitssystem überwunden und die Methoden und Prinzipien der Sprachheilpädagogik auch in der Kombination aus Regelschulpädagogen und Sprachtherapeuten nutzbar gemacht werden.

Erziehungsperspektive

Leitfragen für das interdisziplinäre Team:

- Welche Bildungsprozesse kann das betroffene Kind/können die betroffenen Familien aus eigener Kraft vollziehen?
- Benötigen sie Unterstützung und ggf. (sozial-)pädagogische Einflussnahme?
- Wie müssen Alltagssituationen oder pädagogische Situationen (z. B. Kita) gestaltet sein, damit das Kind selbstbestimmt und aus Eigenmotivation heraus lernen kann?
- Wo und wie kann das Kind lebensweltliche Erfahrungen in Bezug auf Umgangsformen und situations- und kontextangemessenes Verhalten erhalten?

Sprachförderung soll unter der erziehungstheoretischen Perspektive die Möglichkeit zu Bildung herstellen (von Knebel 2012, 526). Je nach theoretischer Perspektive ist der Bildungsprozess mehr oder weniger intrinsisch motiviert und dominiert. In moderneren Ansätzen ist Bildung ein vom Kind gesteuerter Prozess, der auf Reize von außen reagiert. Ob in konstruktivistische (Schäfer 2006) oder emergente Ansätze (Stephan 2007) eingebettet, liegt in der Entwicklungsperspektive die Macht, die Form der Bildungsperspektive zu dominieren. In den aktuellen Konzepten der frühkindlichen Bildung sind selbstgestaltete und -initiierte Lernprozesse das Ziel der erzieherischen und pädagogischen Arbeit. Die förderlichen und hinderlichen Bedingungen für ein sprachgestörtes Kind sind daher interdisziplinär in Bezug auf selbstinitiiertes sprachliches und nichtsprachliches Lernen in den Blick zu nehmen. Zusätzlich können bestimmte Erfahrungen und Lernprozesse, bspw. in Bezug auf Umgangsformen, nur in Situationen außerhalb von sprachtherapeutischen und sprachheilpädagogischen Situationen gemacht werden. Diese Erfahrungen sind eine Grundlage für situations- und kontextangemessenes Sprachverhalten und damit für kommunikativ-pragmatische Fähigkeiten. Insofern muss ebenfalls interdisziplinär analysiert werden, ob das Kind in Familie und Umfeld diese Erfahrungen machen kann oder ob hier beispielsweise Hilfen durch Sozialpädagogen oder Personen der Sozial- und Familienhilfe notwendig sind.

Institutionsperspektive

Wird der Fokus in der interdisziplinären Versorgung auf den Gegenstand, also mit unterschiedlichen Perspektiven auf das sprachgestörte Kind gelegt, so erübrigt sich die Frage nach der Ausrichtung einer Förderinstitution oder der Finanzierung aus einem der bekannten Systeme. Es geht nicht mehr primär darum, welche Einrichtung die Förderung umsetzen kann oder wer bezahlt, sondern darum, wie die Intervention entsprechend den oben geschilderten Perspektiven durch kooperierende Fachkräfte gemeinsam und gleichberechtigt umgesetzt werden kann.

4 Fazit: Interdisziplinarität als Zwischenstufe zur Transdisziplinarität

Wie im bisherigen Beitrag deutlich geworden ist, wurde auf den gesellschaftspolitischen Ebenen der Bedarf für sprachliche Prävention und Intervention erkannt. Allerdings sind aufgrund der föderalen Struktur Deutschlands sowie unterschiedlichen Finanzierungssystemen keine einheitlichen Lösungen entstanden (Sallat 2014, 218). Die Versorgung sollte von einer institutionellen Orientierung hin zu einer gegenstandsorientierten perspektivengeleiteten Versorgung weiterentwickelt werden, in der die unterschiedlichen Professionen zusammenarbeiten.

Goll (1996) beschreibt Modelle der Zusammenarbeit in Schulen, die sich ebenso als Modelle für die Zusammenarbeit und Kooperation von Personen und Institutionen in der Versorgung von Kindern mit Sprachentwicklungsstörungen beschreiben lassen. Dabei wird deutlich, dass interdisziplinäre Kooperation, die im Zentrum dieses Kapitels stand, nur ein Zwischenschritt sein kann.

Formen der Zusammenarbeit nach Goll (1996):

- *Multidisziplinäre* Zusammenarbeit (nebeneinander planen, nebeneinander handeln)
- *Interdisziplinäre* Zusammenarbeit (miteinander planen, nebeneinander handeln)
- *Transdisziplinäre* Zusammenarbeit (miteinander planen, miteinander handeln)

Gab es in der Vergangenheit eher fehlende Formen der Zusammenarbeit oder ein historisch gewachsenes Nebeneinander (Multidisziplinäre Zusammenarbeit), so entwickeln sich die Disziplinen aufgrund der geschilderten veränderten Sichtweisen auf das von Sprachstörungen betroffene Kind aufeinander zu (Gegenstandsorientierung). Ebenso scheinen sich die einseitigen Finanzierungssysteme aufeinander zuzubewegen. Die Politik muss Systemgrenzen öffnen, damit Kooperation und Kommunikation effektiv werden kann, zeitgleich muss sich der Bereich der interdisziplinären Gesundheitskommunikation weiterentwickeln. Das Konzept der Komplexleistung weist hier in die richtige Richtung. Auf diese Weise wird zudem der Komplexität des Gegenstandes Sprachentwicklungsstörung und den Forderungen von ICF und UN-Behindertenrechtskonvention Rechnung getragen. Ebenso sind die Bemühungen um interdisziplinäre Leitlinien zur Diagnostik und Therapie bei Sprachentwicklungsstörungen hervorzuheben, wenngleich die sehr stark medizinisch orientierte Ausrichtung (Empfehlung für Heilmittelverordnungen) und der ausschließliche Fokus auf evidenzbasierte Ansätze mögliche interdisziplinär-kooperative ganzheitliche Versorgungsansätze unberücksichtigt lassen. Ein weiterer Punkt ist die Bildung von interdisziplinären Gesellschaften (GISKID – *Gesellschaft für interdisziplinäre Spracherwerbsforschung und kindliche Sprachstörungen im deutschsprachigen Raum*; ASHA – *American Speech-Language-Hearing Association*).

Die sprachlichen Förder- und Hilfsangebote sollten einheitlich durch interdisziplinäre Beratungs- und Versorgungsstrukturen koordiniert werden. Dafür müssen die an der Versorgung beteiligten Akteure/Professionen und Institutionen die eigenen Möglichkeiten und Grenzen ebenso kennen wie die der anderen Akteure und Institutionen. Ein solches koordiniertes System wird finanziell vergleichbar zum bisherigen unkoordinierten Nebeneinander von sprachfördernden und sprachtherapeutischen Angeboten sein, verlangt aber, dass gewohnte Strukturen und Zuständigkeiten aufgegeben werden (Sallat & de Langen-Müller 2015).

Es ist zudem deutlich geworden, dass Kooperation eine Professionalisierungsaufgabe nicht nur für die Sprachtherapie/Logopädie ist, sondern für alle an der Versorgung sprachentwicklungsgestörter Kinder arbeitenden Professionen. Das Ziel müssen transdisziplinäre Zentren oder Verbünde sein, in welche die Fachdisziplinen ihre jeweilige Expertise gleichberechtigt einbringen, um dann gemeinsam handelnd die direkten und indirekten Interventionsmaßnahmen für das Kind zu planen und durchzuführen. In diesem Sinne wäre die interdisziplinäre Zusammenarbeit und Kooperation zwischen Institutionen und Professionen ein Zwischenschritt auf dem Weg zur transdisziplinären Zusammenarbeit.

Literatur

Ambridge, B. & Lieven, E. V. M. (2011): Child language acquisition – contrasting theoretical approaches. Cambridge, MA: Cambridge University Press.

Autorengruppe Bildungsberichterstattung (2014): Bildung in Deutschland. Ein indikatorengestützter Bericht mit einer Analyse zur Bildung von Menschen mit Behinderungen. Bielefeld: Bertelsmann.

AWMF-LL (2011): Diagnostik von Sprachentwicklungsstörungen (SES), unter Berücksichtigung umschriebener Sprachentwicklungsstörungen (USES), 2011. (Synonym: Spezifische Sprachentwicklungsstörungen (SSES)) Interdisziplinäre S2k-Leitlinie. Registrierungsnummer: 049-006, Entwicklungsstufe: S2k. http://www.awmf.org/leitlinien/detail/ll/049-006.html

Beushausen, U. (2009): Von der Anfängerin zur Expertin. In: Beushausen, U.: Therapeutische Entscheidungsfindung in der Sprachtherapie: Grundlagen und 14 Fallbeispiele (29–38). München: Urban & Fischer.

Beushausen, U. (2014): Chancen und Risiken einer evidenz-basierten Sprachtherapie. Logos, 22, 96–104.

Bishop, D. V. M. (2000): How does the brain learn language? Insights from the study of children with and without language impairment. Developmental Medicine and Child Neurology 42, 133–142.

Buschmann, A. & Jooss, B. (2007): Frühintervention bei verzögerter Sprachentwicklung: Heidelberger Elterntraining zur frühen Sprachförderung. Forum Logopädie 21 (5), 6–11.

Christophe, A., Millotte, S., Bernal, S. & Lidz, J. (2008): Bootstrapping lexical and syntactical acquisition. Language and Speech, 51, 61–75.

Cornett, B. & Chabon, S. (1988): The clinical practice of speech-language pathology. Columbus OH: Merill.

Duchan, J. F. (2004): Frame work in language in literacy – how theory informs practice. New York: Guilford Books.

Evans, J. L. (2001): An emergent account of language impairments in children with SLI: implications for assessment and intervention. Journal of Communication Disorders, 34, 39–54.

Goll, H. (1996): Transdisziplinarität. Realität in der Praxis, Vision in Forschung und Lehre – oder nur ein neuer Begriff? In: Opp, G., Freytag, A. & Budnik, I. (Hrsg.): Heilpädagogik in der Wendezeit. Brüche – Kontinuitäten – Perspektiven. Zürich (164–174). edition SZH.

Grohnfeldt, M. (2014): Sprachheilpädagogik und Sprachtherapie: zusammen, getrennt oder komplementär? In: Grohnfeldt, M. (Hrsg.): Grundwissen der Sprachheilpädagogik und Sprachtherapie. Gemeinsamkeiten und Unterschiede (15–19). Stuttgart: Kohlhammer.

Guilford, A., Graham, S. & Scheuerle, J. (2007): The Speech-Language Pathologist, From Novice to Expert. New Jersey: Pearson.

Hamann, C., Penner, Z. & Lindner, K. (1998): German inpaired grammar: the clause structure revisited. Language Acquisition, 7, 193–245.

Hasselhorn, M. & Sallat, S. (2014): Sprachförderung zur Prävention von Bildungsmisserfolg. In: Sallat, S., Spreer, M. &. Glück, C. W. (Hrsg.): Sprache professionell fördern. Kompetent – vernetzt – innovativ (28–39). Idstein: Schulz-Kirchner.
Homburg, G. (2012): Institutionen. In: Braun, O. & Lüdtke, U. (Hrsg.): Sprache und Kommunikation – Behinderung, Bildung und Partizipation. Enzyklopädisches Handbuch der Behindertenpädagogik, Bd. 8 (564–576). Stuttgart: Kohlhammer.
Jampert, K. (2002): Schlüsselsituation Sprache. Hemsbach: Leske + Budrich, Opladen.
Jampert, K., Best, P., Guadatiello, A., Holler, D. & Zehnbauer, A. (2007): Schlüsselkompetenz Sprache: Sprachliche Bildung und Förderung im Kindergarten. 2., überarb. Aufl., Weimar, Berlin: Verlag das netz.
Julius, H., Schlosser, R. W. & Goetze, H. (2000): Kontrollierte Einzelfallstudien. Göttingen: Hogrefe.
Kauschke, C. (2012): Kindlicher Spracherwerb im Deutschen: Verläufe, Forschungsmethoden, Erklärungsansätze. Berlin: De Gruyter.
Kruse, S. (2002): Kindlicher Grammatikerwerb und Dysgrammatismus. Bern: Paul Haupt Verlag.
Lüdtke, U. (2012): Sprachdidaktiktheorie. In: Braun, O. & Lüdtke, O. (Hrsg.): Sprache und Kommunikation. – Behinderung, Bildung und Partizipation. Enzyklopädisches Handbuch der Behindertenpädagogik, Bd. 8 (449–491). Stuttgart: Kohlhammer.
Lüdtke, U. & Blechschmidt, A. (2015): Sprachtherapie in inklusiven schulischen Kontexten. Sprache. Stimme. Gehör, 39 (2), 86–92.
Lütje-Klose, B. (1997): Wege integrativer Sprach- und Kommunikationsförderung in der Schule. Konzeptionelle Entwicklungen und ihre Einschätzung durch amerikanische und deutsche Expertinnen. St. Ingbert: Röhrig
Lütje-Klose, B. & Urban, M. (2014): Professionelle Kooperation als wesentliche Bedingung inklusiver Schul- und Unterrichtsentwicklung. Teil 1: Grundlagen und Modelle inklusiver Kooperation. VHN 83 (2), 112–123.
Möller, D. & Spreen-Rauscher, M. (2009): Schritte in den Dialog: Frühe Sprachintervention mit Eltern. Stuttgart: Thieme.
Mußmann, J. (2014).: Beratung, Kooperation, Dialog. In: Grohnfeldt, M. (Hrsg.): Grundwissen der Sprachheilpädagogik und Sprachtherapie (355–362). Stuttgart: Kohlhammer.
Penner, Z. & Weissenborn, J. (1996): Strong continuity, parameter setting and trigger hierarchy. On the acquisition of the DP in Bernese Swiss German and High German. In: Clahsen, H. (Ed.): Generative perspectives on language acquisition (161–200). Amsterdam: John Benjamin publ.
Platzack, C. (2001): The vulnerable C-domain. Brain & Language, 77, 364–377.
Rausch, M. (2012): Schulversorgung und Gesundheitsversorgung für Kinder mit Sprachentwicklungsstörungen. In: Ringmann, S. & Siegmüller, J. (Hrsg.): Sprachentwicklungsstörungen in der Vorschulzeit – Handbuchreihe Spracherwerb und Sprachentwicklungsstörungen, Bd.1 (267–300). München: Elsevier.
Rausch, M. & Siegmüller, J. (2013): Kinderbild – Kindeswohl – Kinderrechte. In: Ringmann, S. & Siegmüller, J. (Hrsg.): Ethik in der interdisziplinären Therapieforschung bei Kindern mit Entwicklungsstörungen (121–138). Berlin: Peter Lang Verlag.
Rausch, M., Thelen, K. & Beudert, I. (2014): Kompetenzprofil der Logopädie. Frechen: DBL.
Rice, M. L. (2003): A unified model of specific and general language delay: grammatical tense as a clinical marker of unexpected variation. In: Levy, Y. & Schaeffer, J. (Eds.): Language competence across populations: towards a definition of Specific Language Impairment (63–95). Hillsdale: Lawrence Erlbaum Ass.
Ritterfeld U. (2007): Elternpartizipation. In: Schöler, H. & Welling, A. (Hrsg.): Handbuch der Sonderpädagogik. Bd. 1: Sonderpädagogik der Sprache (922–949). Göttingen: Hogrefe.
Rüttinger, B. & Sauer, J. (2000): Konflikt und Konflikt lösen. Kritische Situationen erkennen und bewältigen (3. Aufl.). Leonberg: Rosenberger Fachverlag.
Sallat, S. (2014): Versorgung. In: Fox-Boyer, A. (Hrsg.): Handbuch Spracherwerb und Sprachentwicklungsstörungen, Band 2: Kindergartenphase (207–220). München: Elsevier.
Sallat, S. & de Langen-Müller, U. (2014): Interdisziplinäre Versorgung sprachauffälliger und sprachentwicklungsgestörter Kinder. Kinder- und Jugendmedizin 14, 319–330.
Sallat, S. & Spreer, M. (2014): Förderung kommunikativ-pragmatischer Fähigkeiten in Unterricht und therapeutischer Praxis. Sprachförderung und Sprachtherapie in Schule und Praxis, 2014 (3), 156–166.
Sallat, S., Spreer, M. & Glück, C. W. (2014): Sprache professionell fördern. Kompetent – vernetzt – innovativ. In: Sallat, S., Spreer, M. & Glück, C. W. (Hrsg.): Sprache professionell fördern. Kompetent – vernetzt – innovativ (1–27). Idstein: Schulz-Kirchner.
Schäfer, G. E. (2006): Der Bildungsbegriff in der Pädagogik der frühen Kindheit. In: Fried, L. &

Roux, S. (Hrsg.): Pädagogik der frühen Kindheit (33–44). Weinheim: Beltz.

Schröder, G. (2009): Interprofessionalität in der Umsetzung. Pflegewissenschaft, 1/10, 18–23.

Siegmüller, J. (2002): Diagnostikmodelle bei Untersuchungen des Sprachentwicklungsstandes. In: Kolberg, T., Otto, K. & Wahn, C. (Hrsg.): Kongressbericht der XXV. Arbeits- und Fortbildungstagung der dgs. Halle, 3.–5. Oktober 2002 (525–536), Würzburg: edition von freisleben.

Siegmüller, J. (2014): Forschung und Praxis der Kindersprachtherapie in den letzten 30 Jahren: Annahmen zu Wirkmechanismen der therapeutischen Intervention. In: Sallat, S., Spreer, M. & Glück, C. W. (Hrsg.): Sprache professionell fördern. Kompetent – vernetzt – innovativ (40–53). Idstein: Schulz-Kirchner.

Sohns, A. (2003): Die Komplexleistung Frühförderung im Rehabilitationsgesetz. Frühförderung Interdisziplinär 22, 50–60.

Spieß, E. (2004): Kooperation und Konflikt. In: Birbaumer, N., Graumann, C. F. & Schuler, H. (Hrsg.): Organisationspsychologie – Gruppe und Organisation (193–247). Göttingen: Hogrefe.

Stephan, A. (2007): Emergenz – von der Unvorhersagbarkeit zur Selbstorganisation. 3. unveränderte Auflage. Dresden: Mentis-Verlag.

Tomasello, M. (1995): Language is not an instinct. Cognitive Development 10, 131–156.

Urban, M. & Lütje-Klose, B. (2014): Professionelle Kooperation als wesentliche Bedingung inklusiver Schul- und Unterrichtsentwicklung. Teil 2: Forschungsergebnisse zu intra- und interprofessioneller Kooperation. VHN, 83 (4), 283–294.

von Knebel, U. (2012): Interdisziplinäre Diagnostik. In: Braun, O. & Lüdtke, U. (Hrsg.): Sprache und Kommunikation. Behinderung, Bildung. Partizipation. Enzyklopädisches Handbuch der Behindertenpädagogik, Band 8. (523–528). Stuttgart: Kohlhammer.

Weinert S. (2010): Beziehungen zwischen Sprachentwicklung und Gedächtnisentwicklung. In: Trolldenier, H. P., Lenhard, W. & Marx, P. (Hrsg.): Brennpunkte der Gedächtnisforschung. Entwicklungs- und pädagogisch-psychologische Perspektiven (147–170). Göttingen: Hogrefe.

Weissenborn, J. (1999): The acquisition of V2 in German. In: Penner, Z., Schulz, P. & Wyman, K. (Eds.): Normal and impaired language acquisition II. Studies in lexical, syntactic and phonological development (109–138). Konstanz: Fachbereich Sprachwissenschaften der Universität Konstanz.

Werning, R. & Lichtblau, M. (2012): Sonderpädagogische Diagnostik. In: Werning, R., Balgo, R., Palmowski, W. & Sassenroth, M. (Hrsg.): Sonderpädagogik: Lernen, Verhalten, Sprache, Bewegung und Wahrnehmung (229–260). Oldenburg: Oldenbourg Verlag.

Herausgeber

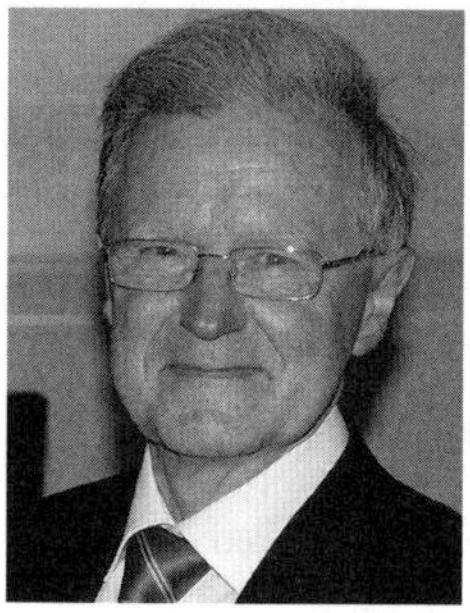

Prof. Dr. Manfred Grohnfeldt

Emeritierter Lehrstuhlinhaber für Sprachheilpädagogik und Sprachtherapie

Ludwig-Maximilians-Universität München
Leopoldstraße 13, 80802 München

grohnfeldt@lmu.de

Autorenverzeichnis

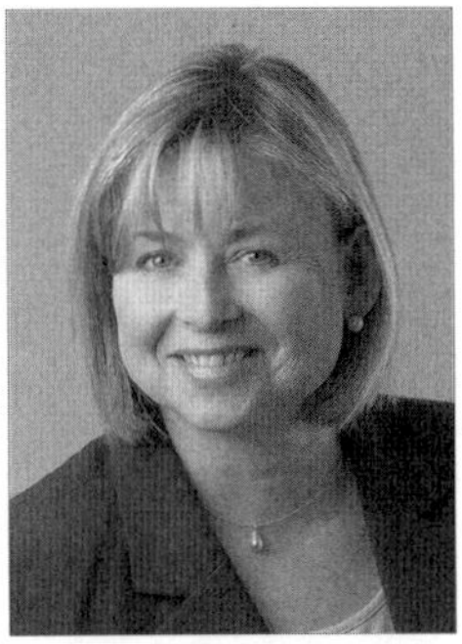

Prof. Dr. Ulla Beushausen

Professorin für Logopädie

HAWK – Hochschule Hildesheim/Holzminden/Göttingen
Goschentor 1, 31134 Hildesheim

ulla-marie.beushausen@hawk-hhg.de

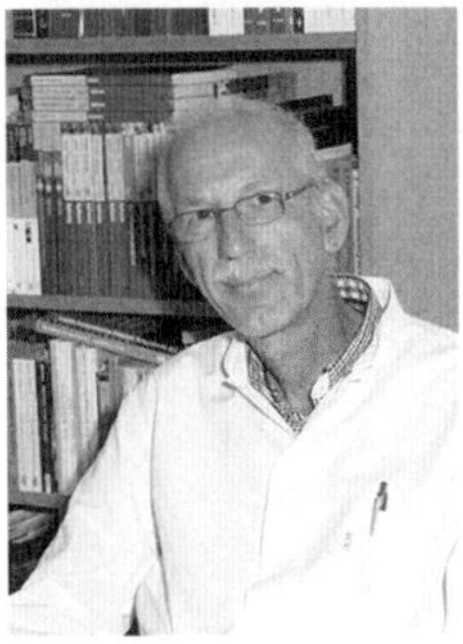

Holger Grötzbach

Leiter Sprachtherapie

Asklepios Klinik Schaufling
Hausstein 2, 94571 Schaufling

h.groetzbach@asklepios.com

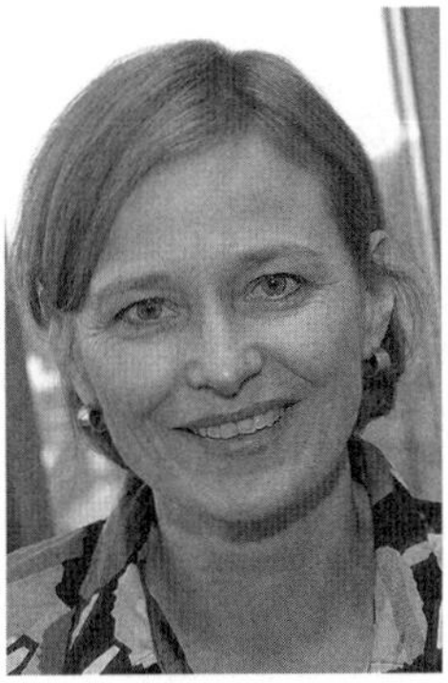

Prof. Dr. Hilke Hansen

Professorin für Logopädie

Hochschule Osnabrück
Caprivistraße 30a, 49076 Osnabrück

h.hansen@hs-osnabrueck.de

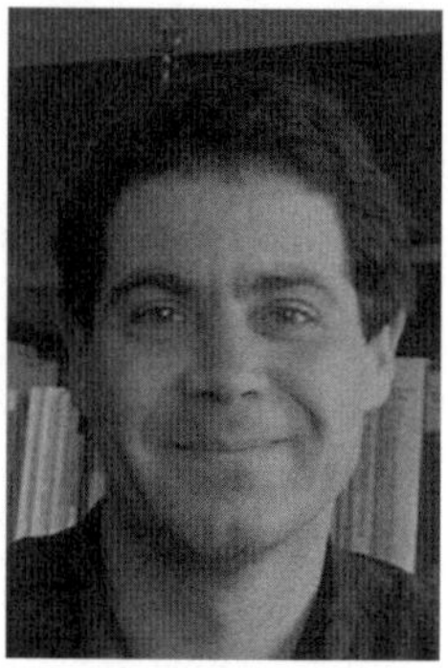

Prof. Dr. Erich Hartmann

Assoziierter Professor für Logopädie

Universität Freiburg
Department für Sonderpädagogik
Petrus-Kanisius-Gasse 21, CH – 1700 Freiburg

erich.hartmann@unifr.ch

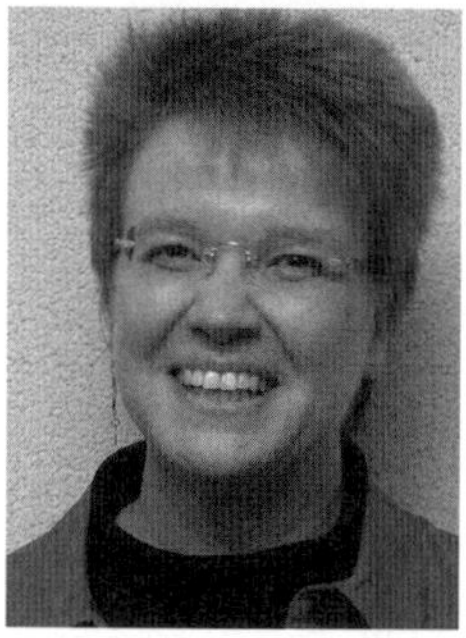

Dr. Claudia Iven

Akademische Sprachtherapeutin, Diplom-Sprachheilpädagogin

Am Spelzgarten 12, 50129 Bergheim

iven@dbs-ev.de

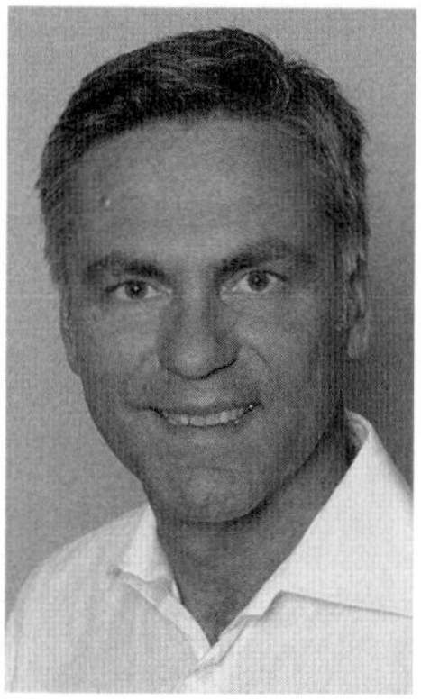

Prof. Dr. Jürgen Kohler

Dozent Studiengang Logopädie

Interkantonale Hochschule für Heilpädagogik
Schaffhauserstraße 239, Postfach 5850
CH – 8050 Zürich

juergen.kohler@hfh.ch

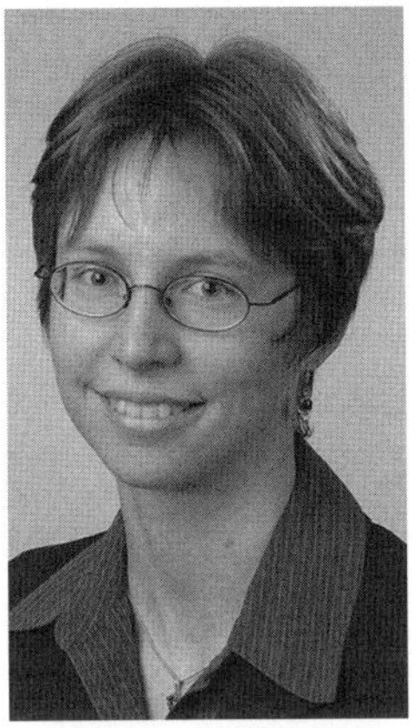

Dr. Karin Reber

Akademische Sprachtherapeutin (Sprachheilpädagogin, M. A.), Sonderschullehrerin (Sprachheilpädagogik, Informatik)

http://www.karin-reber.de
mail@karin-reber.de

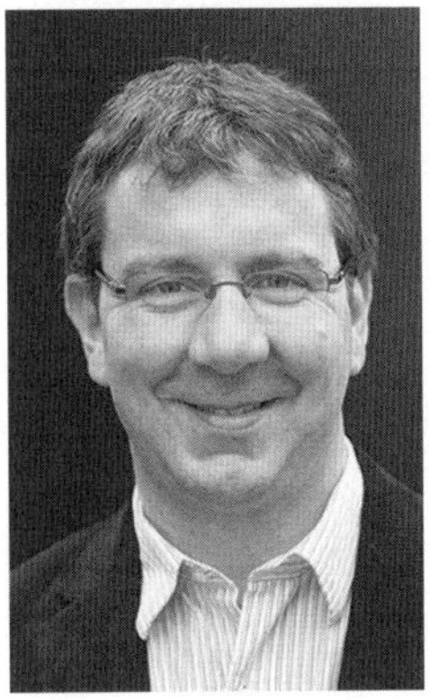

Jun.-Prof. Dr. Stephan Sallat

Juniorprofessor für Pädagogik des Spracherwerbs unter besonderen Bedingungen

Universität Erfurt, Erziehungswissenschaftliche Fakultät, Fachgebiet Sonder- und Sozialpädagogik
Nordhäuser Str. 63, 99089 Erfurt

stephan.sallat@uni-erfurt.de

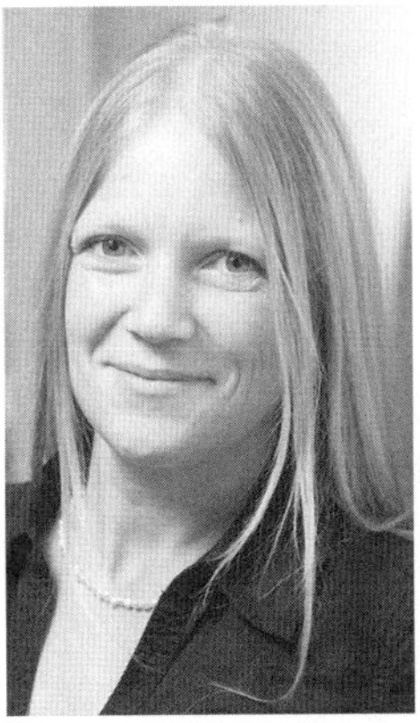

Prof. Dr. Steffi Sachse

Professur für Entwicklungspsychologie mit dem Schwerpunkt Sprachentwicklung

Pädagogische Hochschule Heidelberg
Institut für Psychologie
Keplerstraße 87, 69120 Heidelberg

sachse@ph-heidelberg.de

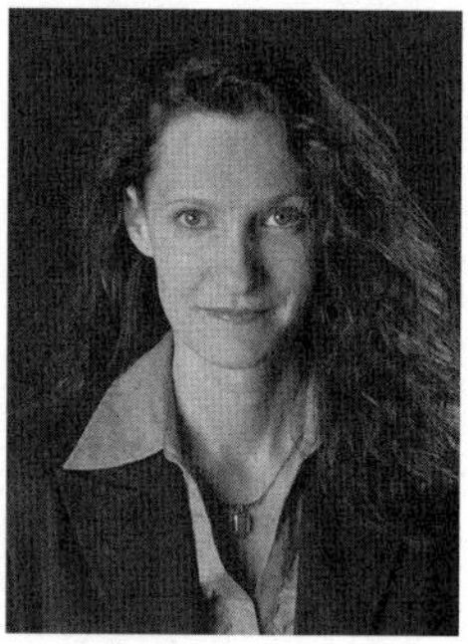

Dr. Wilma Schönauer-Schneider

Akademische Oberrätin

Lehrstuhl für Sprachheilpädagogik und Sprachtherapie
Ludwig-Maximilians-Universität München
Leopoldstraße 13, 80802 München

schoenauer@lmu.de

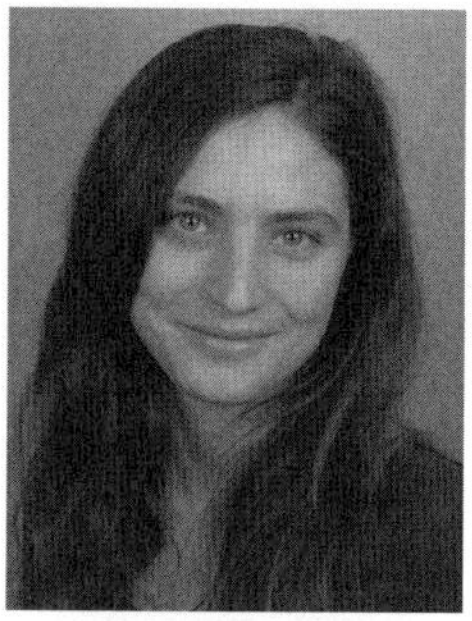

Dr. Sandra Schütz

Wissenschaftliche Mitarbeiterin

Lehrstuhl für Gehörlosen- und Schwerhörigenpädagogik
Ludwig-Maximilians-Universität München
Leopoldstraße 13, 80802 München

sandra.schuetz@edu.lmu.de

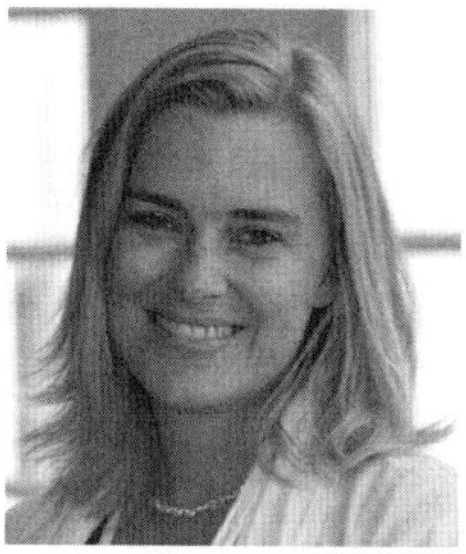

Prof. Dr. Julia Siegmüller

Dekanin des Fachbereichs Angewandte Gesundheitswissenschaften

Professur für Therapieforschung und -methodik
Europäische Fachhochschule Rhein/Erft GmbH
Werftstraße 5, 18057 Rostock

j.siegmueller@eufh.de

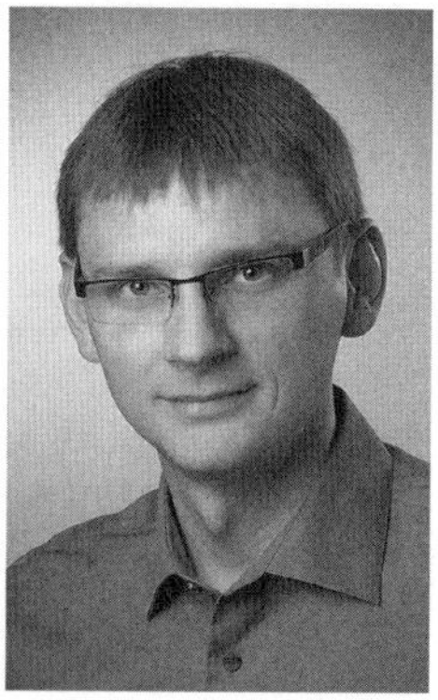

Jun.-Prof. Dr. Markus Spreer

Juniorprofessor für Pädagogische Prävention von
Entwicklungsbeeinträchtigungen und Frühförderung

Universität Leipzig
Marschnerstraße 29, 04109 Leipzig

markus.spreer@uni-leipzig.de

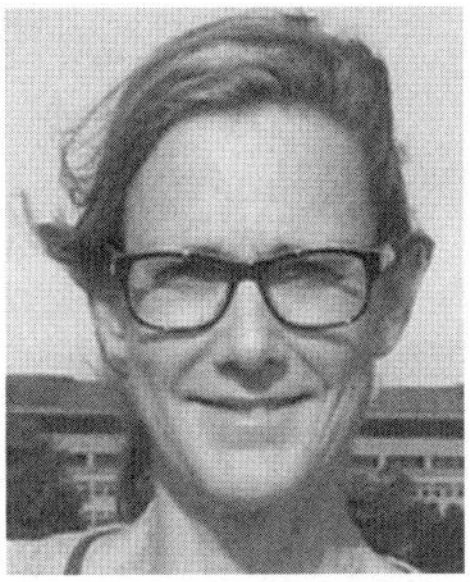

Dr. Nicole Stadie

Wissenschaftliche Mitarbeiterin

Universität Potsdam
Department Linguistik, Exzellenzbereich Kognitionswissenschaften
Karl-Liebknecht-Str. 24–25, 14476 Potsdam

nstadie@uni-potsdam.de

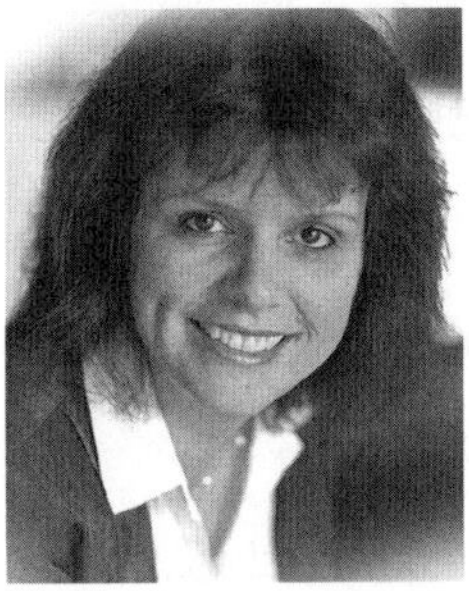

Dr. Elisabeth Wildegger-Lack

Praxis für Sprachtherapie

Hochfeldweg 13, 82256 Fürstenfeldbruck

http://www.wildegger-lack.de
info@wildegger-lack.de

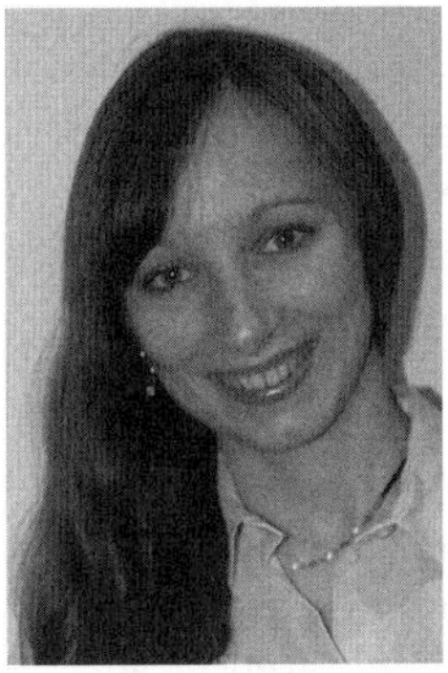

Cornelia Zeller

Akademische Sprachtherapeutin, M. A.; Doktorandin

Spatzenäckerweg 5/1, 74321 Bietigheim-Bissingen

cornelia.zeller@si-entertainment.com